GOLDMANN
Lesen erleben

Buch

Erholsamer Schlaf ist für viele keine Selbstverständlichkeit: Rund 40 Prozent der Deutschen klagen über Schlafprobleme. Der renommierte deutsche Schlafforscher Jürgen Zulley weiß wie kein Zweiter, was dagegen hilft: Ob wir am Tag fit sind, entscheidet nicht die Schlafdauer, sondern die Schlafqualität. Wer gut schlafen möchte, sollte über seinen Schlaf Bescheid wissen. Prof. Zulley präsentiert deshalb verblüffende Erkenntnisse aus der Schlafforschung und gibt all jenen, die über Schlafprobleme klagen, praktische Hilfen. (Wussten Sie etwa, dass wir jede Nacht ganze 28-mal aufwachen, ohne es zu merken, und dass unser Gehirn nachts oft aktiver ist als am Tag?) Er beschreibt Ursachen und Hintergründe von schlechtem Schlaf, wie man wieder richtig schlafen lernen kann und mit welchen Methoden die Schlafforscher behandeln. Ein differenzierter Test gibt Aufschluss darüber, welcher Schlaftyp man ist und ob man unter einer ernsthaften Schlafstörung leidet.

Autor

Jürgen Zulley ist Diplom-Ingenieur und Diplom-Psychologe, Professor für Biologische Psychologie an der Universität Regensburg, Leiter des Schlafmedizinischen Zentrums und Leitender Psychologe am Universitäts- und Bezirksklinikum Regensburg. Seit über 35 Jahren ist er auf den Gebieten der Schlafforschung, Chronobiologie und Klinischen Psychologie tätig. Er führt Diagnose und Behandlungen von Schlafstörungen durch, ist Begründer der Schlafschule und Präsident der Deutschen Akademie für Gesundheit und Schlaf (DAGS).

Prof. Dr. Jürgen Zulley

Mein Buch vom guten Schlaf

Endlich wieder richtig schlafen

unter Mitarbeit
von Gabriele Kautzmann

GOLDMANN

Alle Ratschläge in diesem Buch wurden vom Autor und vom Verlag sorgfältig erwogen und geprüft. Eine Garantie kann dennoch nicht übernommen werden. Eine Haftung des Autors beziehungsweise des Verlags und seiner Beauftragten für Personen-, Sach- und Vermögensschäden ist daher ausgeschlossen.

MIX
Papier aus verantwortungsvollen Quellen
FSC® C014496

Verlagsgruppe Random House FSC®N001967
Das für dieses Buch verwendete FSC®-zertifizierte Papier
Classic 95 liefert Stora Enso, Finnland.

4. Auflage
Vollständige Taschenbuchausgabe September 2010
Wilhelm Goldmann Verlag, München,
in der Verlagsgruppe Random House GmbH

Umschlaggestaltung: Uno Werbeagentur, München,
unter Verwendung eines Entwurfs von Georg Feigl
Umschlagfoto: Kai-Uwe Nielsen
Illustrationen: Verena Fleischmann, Jens Geiling, Kuniko Taguchi
Bildrecherche: Elisabeth Franz
Redaktion: Karen Guckes-Kühl, Gabriele Kautzmann
Satz: Barbara Rabus
Druck und Bindung: GGP Media GmbH, Pößneck
CB · Herstellung: IH
Printed in Germany
ISBN 978-3-442-17156-9

www.goldmann-verlag.de

Inhalt

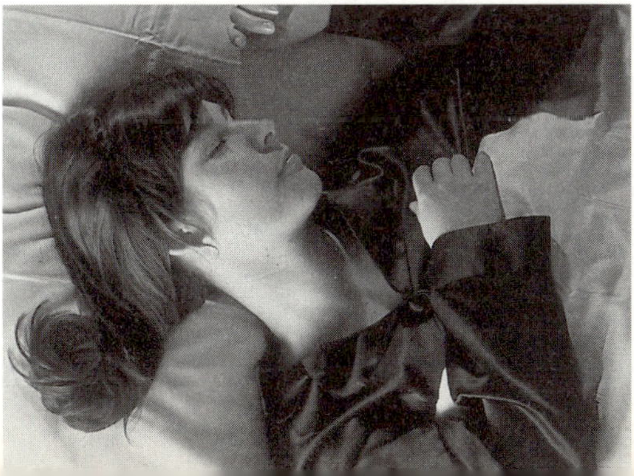

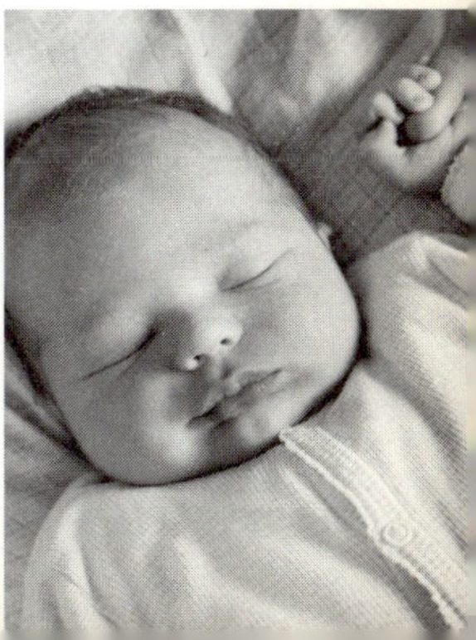

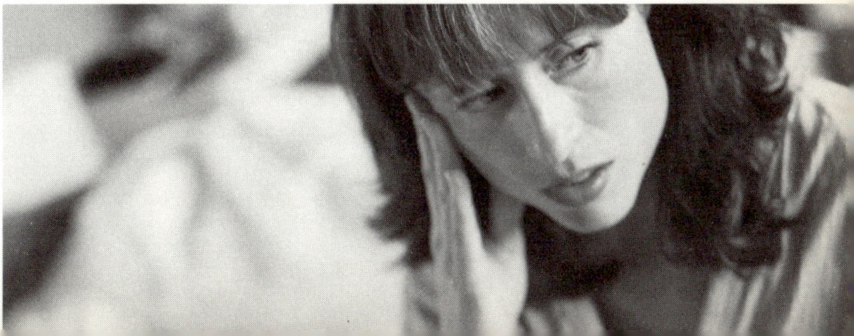

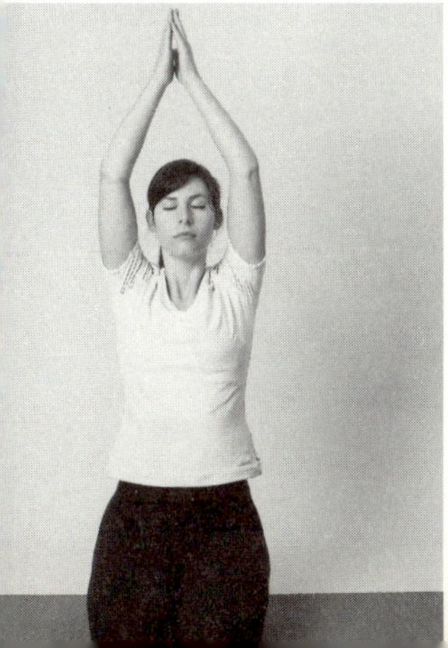

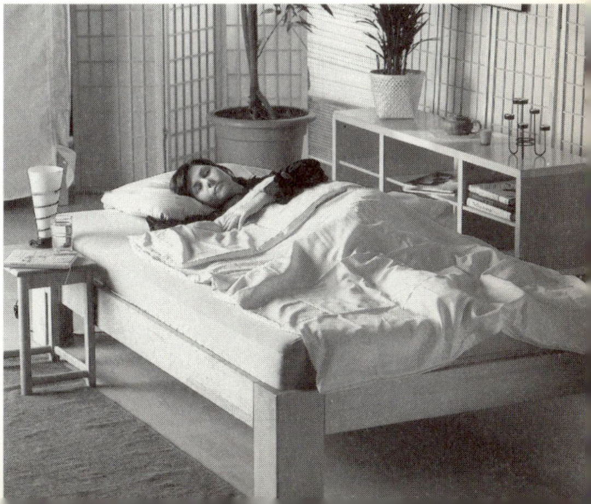

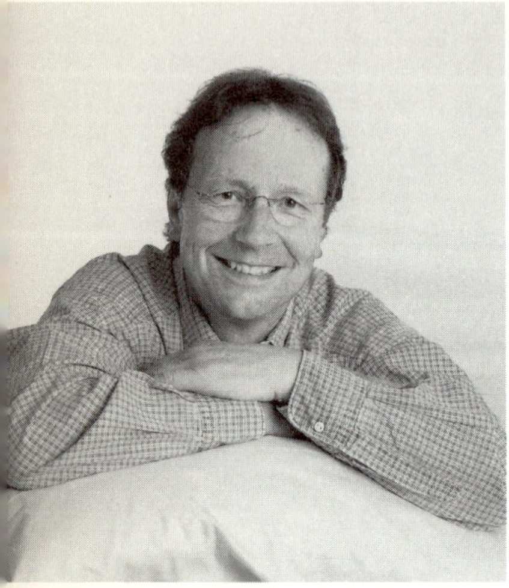

Liebe Leserin, lieber Leser,

auf die Frage nach dem idealen Schlaf würden sicherlich die meisten antworten, dass sie abends gern müde ins Bett fallen möchten, um dann sieben bis acht Stunden später ausgeschlafen und erholt wieder aufzuwachen. Keine schlechten Gedanken und keine plötzliche Unruhe würden sie mitten in der Nacht wecken und sie nur noch schwer oder gar nicht einschlafen lassen. Am nächsten Morgen sähe man ihnen an, wie gut sie sich in dieser durchschlafenen Nacht erholt hätten. Von solch einem Ideal träumen die Menschen seit Jahrhunderten und zu unseren Zeiten fast die Hälfte der Bevölkerung. So viele Männer, Frauen, Jugendliche und Kinder nämlich sind es, die unter leichten bis schweren Schlafproblemen leiden.

Grundbedürfnis Schlaf

Wenn wir krank sind, hilft oft viel Schlaf. Schlaf ist für unsere Gesundheit ein »Grundnahrungsmittel« – ohne ihn werden wir gereizt, depressiv oder krank. Tucholsky empfiehlt: »Gebt den Leuten mehr Schlaf – sie werden wacher sein, wenn sie wach sind.« Als Schlafforscher ist genau das mein Ziel. Ich möchte den Menschen, die Schlafprobleme haben, helfen, indem ich ihnen verständlich mache, was nachts wirklich in ihrem Körper und in ihrem Kopf abläuft, worauf es bei der nächtlichen Erholung ankommt, was den Schlaf fördert und was ihn behindert. Dieses Wissen allein wird helfen, dass 90 Prozent der Patienten wieder besser schlafen lernen und in der Folge tagsüber wach und munter sind.

Hausgemachte Probleme

Die überwiegende Zahl der Schlafstörungen ist quasi hausgemacht: Sie sind entstanden, weil ein ganz normales Schlafproblem, wie es fast jeder schon einmal in Krisenzeiten erlebt hat, sich nach überstandener Krise nicht wieder legt, sondern sich manifestiert und chronisch wird. Die Folge: Man kann nicht mehr ein- oder nicht mehr durchschlafen. Mit dem nötigen Wissen und mit Geduld ließen sich viele Störungen bereits im Vorfeld vermeiden. Und nicht selten tragen falsche Vorstellungen oder zu hohe Erwartungen der Betroffenen dazu bei, dass ihr Problem nicht wieder verschwindet und sie schließlich Hilfe brauchen.

Selbsthilfe – die beste Hilfe

Mit diesem Buch gebe ich Ihnen das Rüstzeug an die Hand, damit Sie wieder besser schlafen lernen können. Selbsthilfe ist stets die beste Hilfe, denn durch sie lernen wir unseren Körper kennen. Anders als bei der Einnahme von Schlafmitteln, wo wir die Ursache unberührt lassen und nur auf die

Symptome achten. Werden Sie also Ihr eigener Schlaflehrer. Sie finden in diesem Buch sowohl Hinweise, was Sie abends und nachts für einen guten Schlaf tun können, als auch die entscheidenden Regeln, die Sie bereits am Tag beachten sollten. Denn Probleme mit dem Schlaf werden zwar nachts akut, aber oft tags gemacht. Meine Soforthilfe und meine Anleitungen zum guten Schlaf geben Ihnen eine Vielzahl an erfolgreichen Empfehlungen, die Sie ausprobieren sollten. Ich zeige Ihnen ganz konkret, was Sie tun müssen, wenn Sie nachts wach werden.

Professionelle Hilfe bei ernsthaften Schlafstörungen

Natürlich gibt es auch schwerwiegende Fälle, bei denen Selbsthilfe allein nicht mehr ausreicht und die Betroffenen dann professionelle Hilfe benötigen. Welche Anzeichen für ernsthafte Schlafstörungen sprechen, ab wann Sie einen Arzt aufsuchen sollten und wie das Behandlungsspektrum der Schlafmedizin aussieht, ist einfach und nachvollziehbar erklärt. Außerdem befasse ich mich mit schulmedizinischen Behandlungsmethoden, aber auch mit ergänzenden Therapien, die in der Erfahrungsheilkunde, der fernöstlichen Medizin oder der Homöopathie ihren Ursprung haben. Denn schließlich geht es nicht allein um die isolierte Behandlung von Schlafstörungen, sondern um die Betrachtung des ganzen Menschen. Schlafstörungen haben oft seelische Ursachen, und da nutzt es wenig, wenn man nicht zuerst das heilt, was vielleicht an anderer Stelle schmerzt.

Ich wünsche Ihnen, dass Sie den Schlaf in all seinen Facetten besser verstehen, er ist ein Faszinosum, das die Menschen seit Jahrtausenden beschäftigt. Im Schlaf finden wir Ruhe und Entspannung. Er regeneriert uns für den Tag. In diesem Sinne: Schlafen Sie gut!

Herzlichst Ihr *Prof. Dr. Jürgen Zulley*

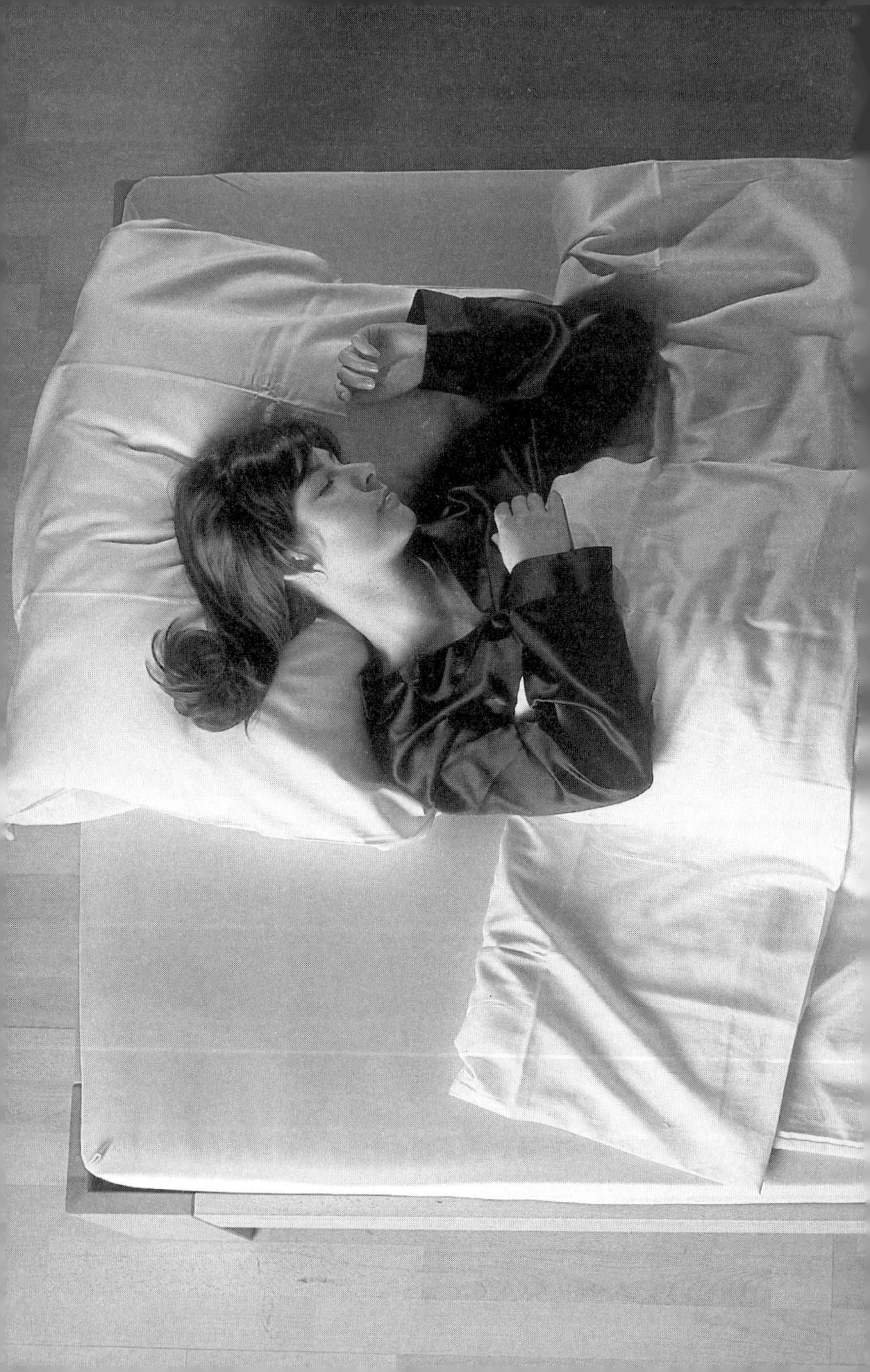

Phänomen Schlaf

Warum wir überhaupt schlafen, was wir nachts wahrnehmen und warum es das Durchschlafen in Wirklichkeit gar nicht gibt.

Wie die Menschen früher geschlafen haben, warum der Büroschlaf in Japan kein Zeichen von Arbeitsverweigerung, sondern eine Tugend ist, und wie Menschen in anderen Kulturen schlafen.

Wie sich der Schlaf im Lauf des Lebens ändert und warum Jugendliche solche Langschläfer sind.

Denkwürdige Beobachtungen rund um den Schlaf.

Unbekannte Nacht

Rund sieben Stunden verschlafen wir Tag für Tag, Nacht für Nacht als deutscher Otto-Normalschläfer. Auf unser ganzes Leben hochgerechnet, summieren sich die Stunden zu 25 Jahren – Schlaf hat einen ganz erheblichen Anteil an unserem Leben, und doch ist er weitgehend unbekannt. Wir glauben, unseren Schlaf gut zu kennen, zu wissen, wann wir geschlafen, wann wir gewacht und wann wir geträumt haben. Schließlich ist Schlafen keine Ausnahmesituation, sondern uns allen wohl bekannt – glauben wir.

Doch das ist ein Trugschluss. Während wir schlafen, geschehen in unserem Körper und Kopf unglaubliche Dinge. In jeder Nacht wachen wir durchschnittlich ganze 28-mal auf und haben am nächsten Morgen doch selten eine Erinnerung daran. Wir schwanken ständig zwischen Tief- und Traumschlaf und überlassen unseren Körper dem unbewussten Rhythmus der Nacht. Innere Uhren läuten die Phasen der Ruhe und jene für Aktivität ein. Unser Immunsystem öffnet seine Reparaturwerkstätten und macht klar Schiff in der Abwehr, damit wir den nächsten Tag in einer Umwelt voll mit Mikroorganismen überleben. Ab der biologischen Geisterstunde um etwa 3 Uhr erscheint ein Stresshormon auf der nächtlichen Bühne und fängt dann schon an, uns langsam aufzuwecken. In unserem Kopf trainieren wir nachts unbewusst all das, was wir am Tag erfahren haben, und lernen dabei ohne Mühe.

Obwohl wir im Schlaf nach außen hin den Anschein erwecken, als wären wir die Ruhe selbst, sind sowohl unser Körper als auch unser Geist im Rhythmus der Nacht aktiv, damit wir den nächsten Tag mit neuem Schwung und mit neuer Energie beginnen können.

Schlafen ist nicht Ruhe – es ist wie ein anderes Wachen. Nach acht Stunden Schlaf haben wir nur etwa 50 Kilokalorien weniger Energie verbraucht als im Wachzustand – so viel Energie, wie wir aus einer Scheibe Brot gewinnen.

Mythos Schlaf

Schlafen ist nicht Ruhe – es ist wie ein anderes Wachen. Denn Energie wird beim Schlafen praktisch nicht gespart. Nach acht Stunden Schlaf haben wir nur etwa 50 Kilokalorien weniger Energie verbraucht, als wenn wir wach gewesen wären. Das ist gerade mal so viel Energie, wie wir aus einer Scheibe Brot gewinnen. Zeitweilig verbraucht unser Gehirn sogar mehr Energie und ist reger als im Wachzustand. Der Schlaf ist also eine höchst aktive Angelegenheit. Schlaf ist auch kein einheitlicher Zustand. Vielmehr wechseln sich während des Schlafens zwei verschiedene Zustände systematisch ab. Sie sind so verschieden voneinander, dass wir sie eigentlich nicht beide mit dem Wort »schlafen« beschreiben sollten. Es reicht auch nicht, wenn wir nur »schlafen« von »wachen« unterscheiden. Wir brauchen drei Begriffe für die drei Zustände, in denen wir uns befinden können: wachen, tief schlafen und aktiv schlafen.

Es ist auch nicht normal, dass man durchschläft. Wir werden in jeder Nacht tatsächlich immer wieder wach. Manchmal schrecken wir spontan hoch, und manchmal durch ganz bestimmte Geräusche, die für uns wichtig sind. Das können ganz leise Geräusche sein, während viel lautere uns weiterschlafen lassen. Das ist ein Mechanismus aus alten Zeiten, als wir noch in Höhlen oder in der Savanne schliefen (siehe Seite 30). Er weckte uns bei Gefahr und ließ uns bei gewohnten Geräuschen weiterschlafen.

Die biologische Klimaanlage

Es gibt ein ganz deutliches Zeichen unserer nächtlichen Aktivität, das jeder von seinem Partner kennt oder auch von kleinen Kindern, die nachts ins Bett geschlichen kommen und uns dann nicht mehr ganz so ungestört schlafen lassen wie zuvor: In bestimmten Phasen der Nacht bewegen wir uns. Wir drehen uns hin und her, ohne dass wir diese Bewegungen kontrollieren könnten, und wechseln so unbewusst unsere Liegeposition. Diese Eigenschaft hat unser Körper recht klug eingerichtet, denn so regulieren wir in der Nacht zum einen unseren Wärmehaushalt: Uns ist zu warm – Bein raus; uns ist zu kalt – Arme unter die Decke. So versucht der Körper automatisch, die richtige Körpertemperatur einzustellen, die für einen erholsamen Schlaf wichtig ist. Zum anderen liegen wir durch die Drehungen abwechselnd auf verschiedenen Körperpartien. Unser Gewicht ruht dadurch mal auf dem einen Körperteil, mal auf dem anderen, und so wird verhindert, dass die auf der Matratze liegenden Partien durch den Druck auf Dauer zu wenig durchblutet werden. Ein weiterer Vorzug unserer nächtlichen Gymnastik liegt darin, dass

Dass wir uns nachts unbewusst bewegen, ist eine kluge Einrichtung unseres Körpers. Denn so regulieren wir unseren Wärmehaushalt und verhindern, dass die auf der Matratze liegenden Körperpartien auf Dauer zu wenig durchblutet werden.

wir unsere Muskeln wechselweise an- und entspannen, dehnen und entlasten. Würden wir die ganze Nacht über mit dem Kopf auf den gebeugten Armen lagern, hätten wir am nächsten Morgen Schmerzen. So aber können wir ausgeruht erwachen.

Traumhafte Aktivitäten

Im Schlaf ist nicht nur unser Körper aktiv, sondern auch unser Gehirn. Jeder kennt Träume, auch derjenige, der glaubt, nur sehr selten in einem solchen Traumzustand zu sein. Bizarre Gedanken schießen dann durch unser Bewusstsein und sind ein spürbarer Beweis für die Aktivität unseres Gehirns. Da wir, selbst während wir träumen, immer wieder wach werden, können wir dabei auch Reize aus unserer Umgebung wahrnehmen und sie in unseren Träumen verarbeiten. Je nach Intensität lassen solche Reize uns mitunter aufschrecken. Dann sind wir plötzlich wach und fragen uns, was uns wohl geweckt haben mag. Doch beides, unsere Träume und unsere Bewegungen, sind Zeichen für einen guten, erholsamen Schlaf – zumindest, solange der Schlaf hierdurch nicht deutlich gestört wird.

Nächtliche Rushhour

In den Traumphasen ist unser Körper sehr aktiv. Atmung und Herzschlag sind unregelmäßig, und unsere Augen bewegen sich schnell nach rechts und nach links (siehe Seite 140). Wenn wir aus dem Traum aufwachen, kann es sein, dass wir uns über unsere Unruhe ängstigen. Oder wir wundern uns darüber, dass wir sexuell erregt sind, ohne dass wir uns an einen heißen Traum erinnern können. Beim Mann kommt es in der Nacht regelmäßig zu Erektionen und bei der Frau zu einer erhöhten Durchblutung der Vagina. All das ist Ausdruck der »Rushhour« in unserem schlafenden Körper.

Wie die Rushhour im täglichen Verkehr kehren auch die nächtlichen Stoßzeiten regelmäßig wieder. Alle 90 Minuten ist in Kopf und Körper ein ständiges Hin und Her, aber diese Phasen werden immer wieder unterbrochen durch relativ ruhige Schlafabschnitte. Das heißt aber nicht, dass wir immer dann entspannt sind, wenn wir nach außen hin so wirken. Denn unsere Muskeln können komplett gelähmt sein, während wir im Kopf die wildesten Dinge erleben. Es gibt nämlich einen zentralen Steuerungsmechanismus im Gehirn, der unseren Körper während der Zeit der Träume immer wieder zwangsweise entspannt: Gelegentlich spüren wir diese »Lähmung« (totale Entspannung), wenn wir kurz wach werden, und merken, dass wir uns nicht bewegen können. Manchmal bauen wir auch dieses Phänomen in die Geschichte ein, die wir gerade träumen, und können dann vor einer Gefahr nicht weglaufen.

Alle 90 Minuten ist in Kopf und Körper ein ständiges Hin und Her, aber diese Phasen werden immer wieder unterbrochen durch relativ ruhige Schlafabschnitte.

Ausgeschaltete Antennen

Warum ist denn unser Gehirn nachts wach, während wir schlafen? Offensichtlich sind wir den ganzen Tag über damit beschäftigt, auf die Umwelt zu reagieren. Wir sehen, hören und riechen, wir denken, planen und handeln, alles in Auseinandersetzung mit der Welt um uns herum oder mit unserem eigenen bewussten Denken. Tagsüber bleibt kaum Zeit für Erholung oder für die Verarbeitung dessen, was uns ständig beschäftigt. Dafür brauchen wir die Nacht. Im Schlaf schalten wir dann sozusagen unsere Antennen nach außen ab. Nur neue oder auch intensive Geräusche gelangen durch kleine Seitentürchen zu uns, denn sie könnten ja Gefahr bedeuten, gewohnte Geräusche lassen uns nicht wach werden. Wir richten uns nach innen und beschäftigen uns mit unserem Körper und dem Geist. Überflüssige Denkinhalte werden gelöscht, Schlacken entsorgt, Brauchbares verdaut, Energie aufbereitet und an den richtigen Ort gebracht. Das dient der Verarbeitung des abgelaufenen Tages, inneren Reparaturarbeiten und der Vorsorge für den nächsten Tag. Auch wenn es nach außen nicht so scheint: In uns ist im Schlaf die Hölle los.

Wenn dem Schlaf nicht die Bedeutung zukommt, die er in unserem Leben hat, dann können die Folgen genauso fatal sein wie bei schweren und unfreiwilligen Schlafstörungen – ein fataler Fehler in unserer Leistungsgesellschaft.

Leistung durch Schlaf

Schlaf ist also alles andere als eine Zeit der Ruhe, denn das Gehirn schläft nie. Und das birgt Risiken in sich, denn ein waches, hochaktives Gehirn ist anfällig für Störungen. Wenn äußere oder innere Reize den Schlaf behindern, dann kann auch der nächtliche Verarbeitungsprozess ins Stocken kommen, und die Reparatur- und Erholungsvorgänge finden nicht vollständig statt. Dabei spielt es weniger eine Rolle, ob das freiwillig oder unfreiwillig geschieht. Wenn wir unseren Schlaf für überflüssig halten, wenn wir ihn gar als Zeitverschwendung ansehen oder als Arbeitsverweigerungshaltung, und wenn deswegen dem Schlaf nicht die Bedeutung zukommt, die er in unserem Leben hat, dann können die Folgen genauso fatal sein wie bei schweren Schlafstörungen – ein fataler Fehler in unserer Leistungsgesellschaft.

info Unser Schlafbedürfnis nimmt mit andauernder Wachheit zu. Haben wir eine Nacht nicht geschlafen, sind wir spätestens am nächsten Abend auf einmal sehr müde. Den Zustand nennt man auch »Schlaftrunkenheit«, und das kommt nicht von ungefähr. Nach 24 Stunden ohne Schlaf verhalten wir uns unter diesen Bedingungen wie mit einem Promille Alkohol im Blut, inklusive Selbstüberschätzung.

Nachts aufwachen – völlig normal

Ein durchschnittlicher Schläfer wird pro Nacht 28-mal wach, und zwar so wach, wie Sie jetzt beim Lesen dieses Buches sind. Wahrscheinlich sagen Sie sich jetzt: »Ich wache viel seltener auf.« Das wäre verständlich, aber nicht ganz korrekt. Würden Sie stattdessen sagen: »Ich kann mich nicht erinnern«, dann widerspreche ich Ihnen nicht. Denn um zu merken, ob wir nachts wach geworden sind, müssen wir uns am Morgen daran erinnern: »Heute Nacht wurde ich wach.« Wenn wir uns umgekehrt nicht daran erinnern, dann hat es für uns einfach nicht stattgefunden. Aber das ist eine Täuschung. Wir Schlafforscher können nämlich im Schlaflabor messen, ob ein Schläfer wach ist oder nicht. Wenn er uns dann am nächsten Morgen über die Nacht erzählt und wir unsere Messungen damit vergleichen, dann stimmt das sehr oft nicht überein.

Trotzdem erinnern wir uns an bestimmte Wachzeiten im Bett. Wie passt das zusammen? Wenn wir uns daran erinnern, dass wir in der vergangenen Nacht wach waren, dann waren wir das einfach lange genug. Entscheidend ist nämlich die Dauer des jeweiligen Wachliegens, die bestimmt, ob wir uns daran erinnern, wach gelegen zu sein. Liegen wir länger als drei Minuten wach, erinnern wir uns morgens daran. Liegen wir dagegen kürzer wach, erinnern wir uns nicht daran und meinen, wir wären nicht wach gewesen. Während einer solchen kurzen Wachzeit können wir Dinge tun, sprechen oder uns bewegen, und am Morgen der festen Überzeugung sein, nichts von dem getan zu haben – Irrtum. Aus diesem Grunde sollten wir morgens, wenn sich der Partner über unsere nächtlichen Aktionen belustigt, nicht sagen: »Ich habe nichts getan« oder «Ich habe nichts gesagt«, sondern: »Ich kann mich nicht daran erinnern«.

Ein durchschnittlicher Schläfer wird pro Nacht 28-mal wach. Doch nur wenn wir länger als drei Minuten wach liegen, erinnern wir uns morgens daran – ein Relikt aus der frühen Evolution der Menschheit.

Lebensrettender Alarm

Aber warum hat die Natur diese »Störung« des nächtlichen Wachwerdens in unseren normalen Schlaf eingebaut? Die Antwort liegt schon in diesem Wort »Natur«, denn das Phänomen ergibt sehr wohl einen Sinn – in manchen Situationen. Dass wir diesen Sinn heute nicht mehr sofort erkennen, liegt an unserer Zivilisation, die uns in aller Regel einen sehr sicheren Schlaf beschert hat. Wir müssen nicht mehr fürchten, nachts angegriffen zu werden. Doch das war während sehr langer Zeiten in unserer menschlichen Entwicklung der Normalfall. Solange unsere Vorfahren in der Wildnis an einem nur ungeschützten Ort schlafen mussten, konnte es ein überlebenswichtiger Vorteil sein, wenn man nachts hin und wieder wach geworden ist und wahrgenommen hat, ob noch alles in Ordnung ist.

Bei Naturvölkern in Papua-Neuguinea schlafen die Männer heute noch nachts draußen um ein Feuer. Beobachtungen haben gezeigt, dass immer wieder einer der Schläfer wach wird, aufsteht, Holz nachlegt und nach wilden Tieren Ausschau hält. Da die einzelnen Männer zu unterschiedlichen Zeiten aufwachen, ist immer mindestens einer wach, während die anderen schlafen – ein perfektes Wach- und Alarmsystem. Es läuft »automatisch« ab, sodass keine Wachen eingeteilt werden müssen. Dieses spontane Erwachen erfüllt also eine wichtige Schutzfunktion und sichert das Überleben. Es ist sehr wahrscheinlich, dass diese Fähigkeit so bedeutend war, dass die Evolution diesen Mechanismus tief in unser Gehirn eingegraben hat, sodass er heute noch funktioniert.

Sinnvoller Mutterinstinkt

In manchen Lebensabschnitten hat dieses archaische Überbleibsel dennoch auch heute noch seinen Sinn. Etwas Vergleichbares können wir beispielsweise bei Müttern mit kleinen Kindern finden. Sie wachen immer wieder in der Nacht auf, auch ohne dass das Baby einen Mucks getan hat. So können sie in regelmäßigen Abständen »instinktiv« überprüfen, ob mit ihrem Kind noch alles in Ordnung ist. Spätestens wenn die Kinder dem Säuglingsalter entwachsen sind, ist das in unseren Schlafzimmern aber nicht mehr nötig. So konnte die Vorstellung entstehen, dass das Durchschlafen die Norm sei. Doch das ist falsch: Häufiges nächtliches Erwachen ist ganz natürlich und keineswegs ungesund, wenn es nur kurz dauert. Und meistens erinnern wir uns nicht an diese kurzen Wachphasen, es sei denn, wir ärgern uns darüber und bleiben wach.

Mütter mit kleinen Kindern wachen immer wieder in der Nacht auf, auch ohne dass das Baby einen Mucks getan hat. So können sie in regelmäßigen Abständen »instinktiv« überprüfen, ob mit ihrem Kind noch alles in Ordnung ist.

Unruhe in fremden Betten

In fremder Umgebung aktiviert unser Körper wieder dieses Sicherheitssystem: Wir bleiben oft ungewollt länger wach, weil unser Gehirn auf eine erhöhte Wachsamkeitsstufe schaltet, um die neue Umgebung zu prüfen. Das hat zur Folge, dass ich beispielsweise im Hotel schlechter schlafe als im eigenen Bett. Wenn ich auch weiß, woher das rührt und dass der nächtliche Sicherheits-Check in den meisten Hotels inzwischen überflüssig ist, kann ich mich doch nicht gegen meine in Jahrmillionen gewachsene Natur wehren.

Falsche Erwartungen

Das regelmäßige nächtliche Erwachen geschieht während oder nahe unseren Traumschlafphasen. Auch hier ist unsere Erinnerung an einen Traum davon abhängig, wie lange wir während des Traums oder an seinem Ende wach waren. Waren es mehr als drei Minuten, dann »haben wir geträumt«. Waren es weniger, glauben wir, nicht geträumt zu haben. Aber auch wenn wir uns nicht erinnern, haben wir geträumt. Das wissen wir Schlafforscher inzwischen aus Messungen an vielen tausend Testpersonen, die die Nacht in einem Schlaflabor »verkabelt« verbracht haben, unter unserer Aufsicht und dokumentiert durch unsere Messgeräte. Auch das Zwischenstadium kennt fast jeder: Wir werden nachts wach, erinnern uns an den gerade abgelaufenen Traum, wollen ihn am nächsten Morgen erzählen, doch dann wissen wir nur noch, dass wir einen Traum erzählen wollten – aber welchen? Keine Ahnung mehr. Wir haben ihn vergessen, weil unsere Wachphase zu kurz war. Aber wir wissen davon, weil wir gerade lange genug wach waren, um uns zu erinnern, dass wir einen Traum erzählen wollten. Wahrscheinlich waren wir in solchen Fällen gerade drei Minuten wach.

Keiner von uns schläft nachts durch. Wenn Sie also das nächste Mal nachts wach werden, denken Sie daran, dass das in Ordnung ist, drehen sich um und schlafen weiter.

Normalfall Aufwachen

Bei Menschen, die Probleme mit dem Durchschlafen haben, kann diese Drei-Minuten-Grenze einen fatalen Teufelskreis in Gang setzen, denn drei Minuten sind lang genug, um beim ganz normalen nächtlichen Aufwachen wieder eine Durchschlafstörung zu vermuten. Vielleicht ärgert man sich dann, dass man wieder wach liegt, bleibt deswegen auch wach und bestätigt damit die eigene Befürchtung. Eine selbsterfüllende Prophezeiung: Weil wir befürchten, wach zu bleiben, bleiben wir wach. Die Hauptursache für diese Schwierigkeit beim Einschlafen liegt in dem völlig falschen Glauben, dass Durchschlafen normal und dass nächtliches Erwachen eine Störung sei. Doch sogar häufiges nächtliches Aufwachen ist normal, und wer das akzeptiert, hat meistens kein Problem damit.

Im mittelalterlichen Europa, aber auch noch in der Landbevölkerung im 20. Jahrhundert galt es als normal, dass man nach einem ersten Schlaf von drei bis vier Stunden für ein bis zwei Stunden wach lag. Dies wurde nicht als Störung empfunden, im Gegenteil. So heißt es in einem alten englischen Lied: »Wenn du aus dem ersten Schlaf erwachst, lass dir einen heißen Trunk bereiten, und wenn du aus dem nächsten Schlaf erwachst, wird jede Sorge dir entgleiten.«

Phänomen Ammenschlaf

Elterliches Schlafzimmer, später Abend: Die junge Mutter schläft seit einer Dreiviertelstunde. Sie hat großen Nachholbedarf, weil das Baby nachts noch öfter aufwacht. Der Vater des Babys kommt herein, schaltet ein kleines Licht an, zieht sich um, geht ins Bad, kommt wieder und legt sich neben sie. Sie schläft tief und fest. Kaum hat er das Licht gelöscht, meldet sich das Baby. Es schreit nicht, man hört nur ein leises Quäken aus dem Nachbarzimmer, dessen Tür offen steht. Sofort ist die Mutter wach und lauscht, ob das Kind sie braucht.

Aus früheren Zeiten, in denen Babys nicht bei ihren Müttern, sondern bei Ammen schliefen, stammt die Bezeichnung Ammenschlaf für dieses Phänomen. Es ist ein selektives Erwachen auf bestimmte Geräusche hin, während uns andere, durchaus lautere Geräusche ruhig weiterschlafen lassen. Während wir schlafen, nehmen wir unbewusst Geräusche wahr. Unser Gehirn bewertet sie instinktiv und teilt sie in wichtig und unwichtig ein. Wichtig ist zum Beispiel alles, was das eigene Baby betrifft. Aber auch neue Geräusche und solche, die wir für potenziell gefährlich halten, machen uns oft wach. Unser Gehirn hält also eine schwebende Aufmerksamkeit bereit, obwohl das Bewusstsein im Schlaf abgeschaltet ist. Durch diesen Stand-by-Betrieb ist es möglich, dass wir auf manche Störungen reagieren, auf andere aber nicht.

Die Reaktionsschwelle hängt dabei von der Schlaftiefe ab, in der wir uns gerade befinden. Im Tiefschlaf muss das Ge-

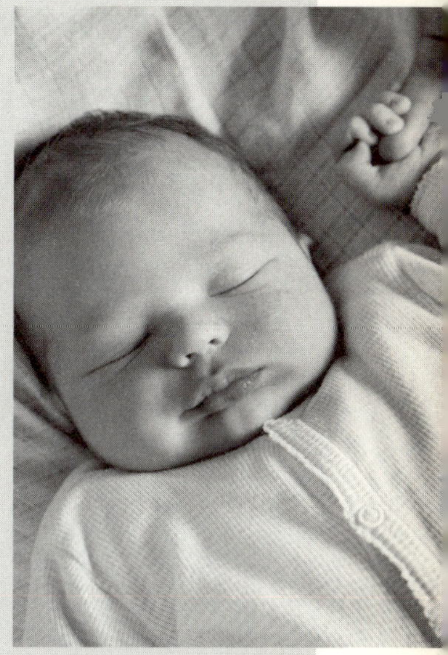

räusch viel lauter sein, damit wir erwachen, als wenn wir gerade träumen oder nur leicht schlafen: Der Ammenschlaf folgt unserer nächtlichen Schlafkurve mit ihrem 90-Minuten-Rhythmus (siehe Seite 79).

Er funktioniert nicht nur bei jungen Eltern, sondern in jeglicher Schlafsituation, in der wir einen Rest von Kontrolle über die Situation brauchen. Jeder von uns hat schon einmal erfahren, dass er in Hotelbetten schlechter schläft als zu Hause, vor allem in den ersten ein, zwei Nächten. Auch das ist teilweise auf den Ammenschlaf zurückzuführen.

Zur Falle kann der Ammenschlaf dann werden, wenn wir uns erst einmal angewöhnt haben, uns über ein bestimmtes Geräusch zu ärgern, beispielsweise über die Musik des Nachbarn oder sein morgendliches Duschen. Unbeabsichtigt lernen wir dabei, dass dieses Geräusch etwas Wichtiges ist, und kaum hören wir es im Schlaf, schon wachen wir auf und ärgern uns wieder. Will man dabei nicht in einen Teufelskreis geraten, hilft nur, gelassen zu bleiben.

Andere Länder – andere Schlafgewohnheiten

Deutschland ist Europameister. Im Früh-zu-Bett-Gehen, im Frühaufstehen und auch beim Mittagsschlaf befinden wir uns weit vor den klassischen südlichen Siesta-Ländern. In Deutschland werden europaweit die meisten Nickerchen gehalten. Trotzdem sind wir zusammen mit den Briten die schlappsten Europäer: In kaum einem anderen Land behaupten derartig viele Menschen, dass sie tagsüber müde sind. Das hängt natürlich mit dem relativ frühen Arbeitsbeginn hierzulande zusammen. Dass aber wir und nicht die mediterranen Länder in der Siesta-Hitliste vorn liegen, ist verblüffend.

Doch die südliche Siesta ist ja nicht gleichbedeutend mit Schlafen: Sie ist eine Ruhepause, die nach Möglichkeit zu Hause verbracht wird. Was die Menschen dann tun, steht auf einem anderen Blatt. Mit Schlafen verbringen jedenfalls die wenigsten ihre Siesta.

In Deutschland werden europaweit die meisten Nickerchen gehalten. Trotzdem behaupten in kaum einem anderen Land derartig viele, dass sie tagsüber müde sind.

Mittagsschlaf als Kulturgut

In Deutschland dagegen ist nach dem Mittagessen das große Gähnen angesagt, vor allem bei den Rentnern. Mehr als ein Fünftel der Bevölkerung hält mehr als dreimal pro Woche einen Mittagsschlaf, und wenn unsere Arbeitswelt den Mittagsschlaf nicht systhematisch unterdrücken würde, kämen bei derartigen Untersuchungen wahrscheinlich viel höhere Anteile heraus.

In den Ländern in Nord- und Mitteleuropa genauso wie in Nordamerika gilt seit der Industrialisierung die Maxime: Einmal schlafen muss reichen. Maschinen schlafen auch nicht zwischendurch, also hat auch der arbeitende Mensch mittags nicht schlappzumachen. Ganz allmählich erkennt man auch hier, dass müde Menschen weniger leisten, mehr Fehler machen und unaufmerksamer sind, sodass die Unfallgefahr steigt. Wie lange es dauern mag, bis sich derartige Einsichten in den täglichen Arbeitsabläufen niederschlagen, steht freilich noch in den Sternen. Doch in den Ländern, die an sich die Siesta-Kultur pflegen, sich aber zunehmend industrialisieren, läuft der Trend umgekehrt: Die mittägliche Ruhepause wird mehr und mehr abgebaut. In Griechenland etwa haben die Menschen die Gewohnheit des Mittagsschlafs mittlerweile weitgehend aufgegeben. Dabei hat der Mittagsschlaf gerade in einer Leistungsgesellschaft seinen berechtigten Platz. Im Wirtschaftsboomland China etwa wird weiterhin der Mittagsschlaf in Ehren gehalten. Der Arbeitnehmer hat dort sogar ein gesetzlich verbrieftes Recht auf seinen Mittagsschlaf am Arbeitsplatz.

Schlafgewohnheiten der Europäer					
	Deutschland	*England*	*Italien*	*Spanien*	*Portugal*
Schlafdauer	7 Std. 8 Min.	6 Std. 50 Min.	7 Std. 5 Min.	7 Std. 25 Min.	7 Std. 13 Min.
Zu Bett gehen	22.47 Uhr	23.12 Uhr	23.08 Uhr	23.43 Uhr	23.39 Uhr
Aufstehen	6.23 Uhr	6.53 Uhr	6.56 Uhr	7.36 Uhr	7.23 Uhr
Tagesmüdigkeit	24,7%	25,2%	7,3%	3,5%	7,9%
Mittagsschlaf	21,8%	14,7%	16,4%	7,9%	9,1%

Schlafen und Wachen mit Yin und Yang

Vor allem im Süden des alten China war der Mittagsschlaf sehr verbreitet. Übers Jahr hinweg waren die Schlafzeiten unterschiedlich lang: »Frühes Aufstehen und spätes Zu-Bett-Gehen sind natürlich für den bequemen Sommer, während frühes Zu-Bett-Gehen und spätes Aufstehen natürlich sind für den Winter«, schrieb der chinesische Arzt Zhu Zhen-Heng im 14. Jahrhundert. Zwischen dem antiken China und dem antiken Europa gab es einen großen Unterschied in der kulturellen Bedeutung des Schlafs: Während der Schlaf in Europa als Bruder des Todes gesehen wurde und sich daraus manche negative Einstellung gegenüber dem Schlaf entwickelte, sahen die Chinesen Schlafen und Wachen nach dem Yin-Yang-Prinzip als sich gegenseitig ergänzende Zustände an. Dabei ist Yang männlich und entspricht dem wachen Zustand, während Yin weiblich ist und für den Schlafzustand steht. Beide Zustände werden aber immer als mehr oder weniger gleichzeitig vorkommend gesehen. So gibt es auch Wachheit während des Schlafs wie auch kurze Schlafphasen während des Wachseins. In einem 24-Stunden-Tag ist mal Yin, mal Yang stärker, beide sind aber immer vorhanden. Generell galt Schlaf dort als erholsame Ruhezeit und der Mittagsschlaf als gesund und förderlich für ein hohes Lebensalter, eine Einstellung, die sich in China bis heute erhalten hat.

Während der Schlaf in Europa als Bruder des Todes gesehen wurde und sich daraus manche negative Einstellung gegenüber dem Schlaf entwickelte, sahen die Chinesen Schlafen und Wachen nach dem Yin-Yang-Prinzip als sich gegenseitig ergänzende Zustände an.

Öffentlich Schlafen in Japan

Eine Nation, die noch stärker dem Nickerchen fröhnt, obwohl sie hoch industrialisiert ist und obwohl die Menschen als extrem fleißig gelten, ist Japan. Dort gibt es keine so strikte Trennung zwischen Schlafen und Wachen, weder in der Öffentlichkeit noch im privaten Bereich. Es ist selbstverständlich, dass Gäste eines privaten Abendessens sich zwischendurch zum Schlafen hinlegen.

Die Neigung der Japaner, bei jeder sich bietenden Gelegenheit auch am Tag ein Nickerchen einzulegen, ist nicht zu verkennen. Diese Miniatur-Auszeiten sind dort aber keineswegs Zeichen einer Arbeitsverweigerung, sondern im Gegenteil gleichbedeutend mit hoher Arbeitsleistung. Während bei uns öffentliches Schlafen geächtet wird (»Penner«), sind in Japan die so genannten »inemuri« während der Arbeitszeit und durchaus auch in aller Öffentlichkeit eher ein Zeichen dafür, dass der Betreffende sich in seiner Arbeit so sehr engagiert hat, dass er sogar am Tage einschläft, also ein Zeichen seines Arbeitseifers. Witze über schlafende Beamte, wie sie in Deutschland gern gemacht werden (»Lieblingslied des deutschen Beamten? Wake me up, before you go-go ...«) würden Japaner deswegen überhaupt nicht verstehen.

Schlaf sogar im Stehen

Im Gegenteil. Die U-Bahnen in Tokio sind gefüllt mit schlafenden Menschen, manche schlafen sogar im Stehen, eine Schlafhaltung, die bei uns allenfalls aus dem Militär überliefert ist. Eigentlich nehmen Menschen, sobald sie einschlafen, durch die Muskelerschlaffung eine entspannte Haltung ein. Trotzdem sind manche in der Lage, im Sitzen, Stehen und sogar beim Gehen zu schlafen, offenbar dann, wenn eine äußerst große Müdigkeit vorliegt. Aus Filmen kennen wir Cowboys, die reitend im Sattel schlafen. Das wird übrigens auch Napoleon nachgesagt. Aus Japan wiederum wird von marschierenden Soldaten der kaiserlichen Armee berichtet, die schlafend gegen Bäume liefen. Amerikanische Militärs nennen diesen Zustand »droning«, ein monotones, automatisches Gesteuert-Sein.

Die Tatsache, dass man auch im Stehen schlafen kann, mag so manchen verwundern, der noch nicht mal im Liegen schläft. Dass aber Menschen auch unter den seltsamsten Umständen schlafen können, zeigt, dass offenbar nicht allein äußere Einflüsse den Schlaf stören können, sondern eher die eigene Haltung zum Schlafen bzw. Nichtschlafen entscheidend dafür ist, dass aus der natürlichsten Sache der Welt ein Problem werden kann.

Bitte nicht stören beim Dachsschlaf

Ich selbst erlebte einmal, wie ein japanischer Kollege, der im Sekretariat warten musste, sich stehend gegen ein Büroregal gelehnt hatte und, als ich eintrat, schlief. Möglicherweise praktizierte er aber auch etwas, was die Japaner »Dachsschlaf« nennen. Man begibt sich in den Halbschlaf, signalisiert dies durch Augenschließen und gibt damit zum Ausdruck, dass man nicht anwesend ist und keinen Kontakt zu Anwesenden wünscht. Wir kennen diese Haltung von Kindern: Augen zu, und man ist nicht mehr da. Es gibt in Japan

Die Tatsache, dass man auch im Stehen schlafen kann, mag so manchen verwundern, der noch nicht mal im Liegen schläft. Sie zeigt aber, dass nicht allein äußere Einflüsse den Schlaf stören können, sondern eher die eigene Haltung entscheidend dafür ist, wie gut man schläft.

sogar eine Stütze, auf der man das Kinn ablegen kann und so die nötige Entspannung erreicht. Ansonsten pflegen diesen entspannten Umgang mit Müdigkeit und Schlaf, der mehrere Schlafperioden am Tag zulässt, ausschließlich Naturvölker.

Schlafprägendes Klima

Schlafgewohnheiten sind jedoch nicht nur kulturell gewachsen, sondern auch eine Frage des Klimas. In Ländern, in denen es mittags sehr heiß ist, ruhen die Menschen sinnvollerweise während der heißesten Zeit des Tages. In mittleren Breitengraden mit warmen Sommern und kalten Wintern kommt diese Sitte nur auf den Sommer beschränkt vor, auch wegen der kürzeren Nächte, in denen dann weniger geschlafen wird. Sowohl bei uns als auch in Kulturen wie die der Eskimos, bei denen sich die Tageslichtdauer über das Jahr stärker verändert, unterscheidet sich die Schlafdauer übers Jahr gesehen deutlich. Kulturelle Unterschiede bezüglich der Schlafdauer spielen hier dagegen eine kleinere Rolle.

Andere Zeiten – andere Betten

Wie schliefen die Neandertaler und die Frühmenschen? Wahrscheinlich so, wie man es heute noch in den USA bei den gut erhaltenen Lagerstätten der Indianer der Mesa Verde besichtigen kann: Sie bauten sich Lagerstätten bevorzugt unter Felsüberhängen. Den Schlafplatz umgaben sie mit Holzgerüsten oder Steinwällen, verkleideten diese mit Tierhäuten und polsterten ihre Betten zusätzlich mit Heu oder Gras. Später, viel später, als der Mensch aus den Höhlen in Häuser zog, bauten unsere sesshaften Vorfahren Holzgestelle, die mit einer gepolsterten Fläche versehen wurden: unser Bett. Im warmen Süden Europas genügte das, im kalten Norden musste man aus klimatischen Gründen aufwändiger arbeiten. Die Betten bekamen Seitenwände, um größere Mengen isolierendes Heu und Stroh aufzunehmen.

Die Schlafstätte als Lebenszentrum

Im alten Rom wandelte sich das Bett von der Schlafstätte zum Genussmöbel. Die wohlhabenden Römer frönten der Lektüre auf Leseliegen, sie aßen liegend auf dem Speisesofa, Gäste empfingen sie auf Konversationsliegen und luden die Besucher ein, sich dazuzulegen. Die Superreichen ließen sich sogar von ihren Dienern in ihren Betten liegend durch die Straßen tragen. Selbstverständlich hatten sie zu Hause separate Schlafgemache, und sogar getrennte Schlafzimmer für Ehepaare waren damals schon in Mode gekommen. Wer es sich leisten konnte, trieb einen wahren Bettenkult, sodass die einstige Schlafstätte zum beliebtesten Mobiliar und zu einem Zentrum des Lebens avancierte. Diese gesteigerte Bettenkultur der Römer übernahm später der europäische Adel. Auch hier empfing man Gäste im Bett, allerdings ohne sie zum Mitliegen aufzufordern, man arbeitete und man speiste dort. Entsprechend luxuriös fielen die damaligen Betten aus, denn man repräsentierte ja darin. Wer Macht und Reichtum erlangt hatte, hielt sich sogar einen »Kämmerer«, der ausdrücklich und nur für das Schlafzimmer zuständig war.

info Den Begriff »Schlaflosigkeit« gab es im Mittelalter noch nicht. Man sprach damals vom »unrechten Wachen« und vom »Wachen zur falschen Zeit«. Man nahm aber schon an, dass der Mensch eine innere Uhr besitze, der man folgen müsse, um dauerhaft gesund zu bleiben. Benedikt von Nursia, der Vater des abendländischen Mönchstums, hat in seiner Ordensregel eine genaue Tagesstruktur festgelegt, nach der sich die Mönche zu richten hatten. Es entstand ein fester Wechsel von Besinnung und Gebet, von aktiven Phasen und von Ruhephasen, der noch heute in den meisten Klöstern üblich ist.

Die mittelalterliche Wohnschlafküche

Im Mittelalter gab es beim gemeinen Volk noch keine Schlafzimmer, mit Hilfe derer man den Schlaf vom übrigen Leben getrennt hätte. Geschlafen wurde damals in einem Gemeinschaftsraum, der gleichzeitig als Küche und auch als Wohnraum diente, also in einer Art »Wohnschlafküche«. Dort schlief nicht nur die Familie, sondern auch Knechte und Mägde, ja sogar Besucher. Sie alle lagen im gleichen großen Bett. Anders als heute wurde der Schlaf zu dieser Zeit eben nicht als etwas Privates gesehen. Schlafen in der Öffentlichkeit und in der Gemeinschaft war vielmehr die Norm.

Wenn Platznot herrschte, um in einem kleinen Raum nicht noch ein eigenes Bettmöbel aufstellen zu müssen, schliefen manche sogar im Schrank, in einem Alkoven, wie man sie heute noch in einigen Bauernhäusern in Norddeutschland findet.

Anders als heute wurde der Schlaf im Mittelalter eben nicht als etwas Privates gesehen. Schlafen in der Öffentlichkeit und in der Gemeinschaft war die Norm.

Schlafen in Schichten

Später, im 17. Jahrhundert, war es in den Herbergen wegen der Raumnot sogar üblich, in Schichten zu schlafen: Ein Teil der Gäste schlief bis Mitternacht, und dann konnte der andere Teil zu Bett gehen. Im 19. Jahrhundert begann dann der Siegeszug der Schlafzimmer, die bis dahin nur bei Hofe üblich waren. Schlafen und Wachen wurden erstmals räumlich getrennt. In der Folge wurden Schlafzimmer zu privaten, intimen Räumen, zu denen Gäste keinen Zugang mehr hatten. Zunächst war das ein ausgesprochener Luxus, ohne Störungen durch andere schlafen zu können, aber gleichzeitig machten die Schlafzimmer allmählich eine Rückwärtsentwicklung durch. Der Raum, in dem man schlief, war bald schon kein Repräsentationsraum mehr. So wurde das Schlafzimmer nicht nur zum privatesten Raum eines Hauses, sondern auch zu dessen schmucklosestem. Das Zimmer, in dem man die Nacht verbrachte, wurde immer unwichtiger, immer kleiner, und mit den Quadratmetern des Schlafzimmers schrumpfte zugleich auch die Bedeutung, die dem Schlaf selbst zugemessen wurde.

Schlaf im Industriezeitalter

Mit Beginn des industriellen Zeitalters wurden Schlafen und Wachen dann auch zeitlich streng getrennt. Bis dahin war tagsüber zu schlafen so normal wie nachts. Als noch keine Maschinen unser Leben bestimmten, gingen die Menschen mit dem Schlaf hierzulande ebenso um, wie wir es heute noch in Japan und bei Naturvölkern finden, nämlich ganz entspannt. Doch nun ging es um Profit und um die Leistung jeden Arbeiters, und Schlafen während der Arbeitszeit kam nicht mehr in Frage. Unser ureigener natürlicher Schlafrhythmus, in dem es ebenso normal ist, nachts zwischendurch wach zu sein wie tagsüber zwischendurch zu schlafen, wurde durch den Rhythmus von Maschinen und Produktionsstätten ersetzt. Man hatte nun gefälligst tagsüber durchgehend zu arbeiten und die Nacht zum Schlafen zu nutzen. Doch die war kurz. Fabrikarbeiter kamen nach langen Heimwegen oft gegen 23 Uhr abends zur Ruhe, und der nächste Tag begann schon wieder um 4 Uhr. Trotzdem war ein Nickerchen tagsüber verpönt – eine schlaffeindliche Haltung, die nicht für den Menschen und seine Gesundheit gedacht war. Die Arbeiter sollten stattdessen Geld bringen und nicht auf »dumme Gedanken« kommen. Bei den Arbeitgebern der damaligen Zeit war die Meinung weit verbreitet, dass Tagschlaf mit einer Arbeitsverweigerungshaltung gleichgesetzt wurde. Nur beim Arbeiter, versteht sich, denn wer es sich leisten konnte, ruhte weiterhin auch tagsüber, wann immer ihm danach war: »Für einen richtigen Gentleman nehmen wir 10 Uhr als die früheste Stunde, zu welcher er daran zu denken beginnt, sein Kissen zu verlassen« (englisches Zitat um 1900). Doch die Obrigkeit – weltliche wie kirchliche – wetterte ungeachtet eigener Vorlieben gegen das Laster des üppigen Schlafs.

Mit Beginn des industriellen Zeitalters war ein Nickerchen tagsüber verpönt – eine schlaffeindliche Haltung, die nicht für den Menschen und seine Gesundheit gedacht war. Die Arbeiter sollten stattdessen Geld bringen und nicht auf »dumme Gedanken« kommen.

Kirchliche Verteufelung

Dieses Feld, das die Industriellen nun fröhlich beackerten, hatte die Kirche mit ihren Moralvorstellungen schon einige

Zeit früher bestellt. Der französische Priester und Lehrer Jean Baptiste de La Salle schrieb im Jahre 1703: »Es ist ein Laster, zu viel zu schlafen. Es ist schändlich und verwerflich, wenn uns die Sonne bei ihrem Aufgang noch im Bett vorfindet. Es heißt auch die Ordnung der Natur ändern und umkehren, wenn man den Tag zur Nacht und die Nacht zum Tage macht, wie etliche es tun; der Dämon ist es, der uns dazu treibt, so zu verfahren; da er weiß, dass die Dunkelheit Gelegenheit zur Sünde gibt, ist er erfreut, wenn wir unser Tun und Treiben des Nachts erledigen. Die Schlafensstunde ist auf etwa zwei Stunden nach dem Abendmahl festgesetzt. Etwa sieben Stunden sind ausreichend, um den Körper auszuruhen, sofern man nicht außergewöhnlich schwer hat arbeiten müssen. (…) Bleibt niemals im Bett, wenn ihr nicht mehr schlaft, es wird eurer Tugend zugute kommen. Die schon im jüngsten Alter angenommene Angewohnheit der Trägheit wird sich im Lauf des ganzen weiteren Lebens auswirken.«

Bruder Tod und Bruder Schlaf

Die Vorstellungen über den Schlaf und seine Bedeutung sind in der europäischen Geschichte auch immer von Mythos, Glauben und Religion geprägt worden. In der griechischen Mythologie galten Schlaf und Tod als Brüder. Die Götter Hypnos (Schlaf) und Thanatos (Tod) waren beide Söhne der Göttin Nyx, die für die Nacht zuständig war, weshalb die Begriffe »schlafen« und »Tod« oft gleichgesetzt wurden. Noch heute ist diese semantische Verwandtschaft zu finden, wenn von

Tod und Sterben die Rede ist: Wenn ein Toter nur »entschlafen« ist, klingt es weniger hart für die Trauernden.

Auch die christliche Haltung gegenüber dem Schlaf ist keine positive. Drohende Bibelworte wie »Wie lange liegst du, Fauler! Wann willst Du aufstehen von deinem Schlaf. (...) Dass du schlafest, so wird dich die Armut übereilen« (Sprüche 6,9) oder »Liebe den Schlaf nicht, dass du nicht arm werdest« (Sprüche 20,13) zeugen von einer Einstellung, die nicht zuletzt dazu geführt hat, dass der Schlaf in unserer Gesellschaft ein so schlechtes Ansehen hat. Im unchristlichen Fernen Osten hingegen wurde der Schlaf von jeher positiv gesehen, entsprechend wohlwollend tritt man Schlafenden gegenüber.

In der griechischen Mythologie galten Schlaf und Tod als Brüder. Die Götter Hypnos (Schlaf) und Thanatos (Tod) waren beide Söhne der Göttin Nyx, die für die Nacht zuständig war, weshalb die Begriffe »schlafen« und »Tod« oft gleichgesetzt wurden.

Frühe Schlafgelehrte und ihre Erklärungen

Gelehrte und Ärzte konnten dem negativen Image des Schlafs zunächst wenig entgegensetzen, dabei stammen die ersten medizinischen Erklärungen des Schlafs aus dem antiken Griechenland. Hippokrates und Aristoteles erklärten die Notwendigkeit von Schlaf damit, dass die Körpertemperatur über den Blutkreislauf im Schlaf geregelt werden müsste. Aristoteles meinte auch, dass der Schlaf notwendig sei, um die Verdauung zu fördern. Dabei blieb es in Europa sehr lange Zeit, und weder Hildegard von Bingen (1098–1179) noch Paracelsus (1493–1541) kamen über fundamentale Statuten und pragmatische Empfehlungen hinaus. Hildegard von Bingen erklärte im Mittelalter den Schlaf zu einem der beiden fundamentalen Lebensprozesse, der andere war ihr zufolge das Essen. Paracelsus empfahl sechs Stunden Schlaf, der die Müdigkeit beseitige und erfrische. Man solle weder zu lang noch zu kurz schlafen und mit Schlafen und Wachen dem Gang der Sonne folgen.

Das vermeintliche Schlafgift

Erst die Epoche der Aufklärung stellte mit Alexander von Humboldt (1796–1859) wieder wissenschaftlichere Fragen. Doch auch er stocherte weitgehend im Nebel und gab als Ursache für den Schlaf einen Mangel an Sauerstoff an. Anfang des 20. Jahrhunderts kam schließlich die Idee auf, dass sich im Wachzustand Substanzen anreichern, die das Gehirn langsam, aber sicher vergiften und dadurch Schlaf verursachen. Diese Substanzen sah man als Zwischenprodukte des Stoffwechsels an, die im Schlaf dann wieder abgebaut wurden. Mittlerweile hatte sich das Experiment als probates Mittel der Wissenschaft durchgesetzt, und man hielt sich eine Reihe von Versuchshunden und hinderte sie über längere Zeit am Schlafen. Daraufhin entnahm man ihnen Hirnflüssigkeit und injizierte diesen vermeintlich mit »Schlafgift« angereicherten Extrakt anderen Hunden, die ausreichend geschlafen hatten. Prompt schliefen die eigentlich ausgeschlafenen Hunde ein, womit die Hypothese scheinbar bewiesen war. Auch wenn andere Forscher weitere biochemische Substanzen fanden, die uns Abend für Abend müde machen, so wissen wir heute aber, dass die Idee eines Schlafgifts grundsätzlich nicht falsch war, aber wir sind nun einmal viel komplizierter gebaut, als dass wir so etwas Grundlegendes wie Schlaf mit dem Wirken einer einzigen Substanz umfassend erklären können.

info Vielleicht ist das Wachsein gar nicht gesund? So dachten jedenfalls 1913 die Gelehrten, allen voran der Pariser Physiologe Henri Piéron. Er war der Ansicht, dass wir uns im Wachzustand langsam vergiften. Durch eine Substanz, die sich tagsüber aufbaue, stelle sich Müdigkeit ein. Beim Schlafen werde diese Substanz abgebaut und wir »entmüden«. Er nannte sie »Hypnotoxin«, also Schlafgift, und begab sich auf die Suche danach. Er wurde sogar in Tierexperimenten fündig, oder zumindest glaubte er es. Auch wenn die These heute nicht mehr haltbar ist, hat Piéron doch als Erster eine neurochemische Schlafregulation vermutet.

Die Suche nach der Schlafzentrale

Zu Beginn des 20. Jahrhunderts, als man anfing, sich mit dem menschlichen Gehirn naturwissenschaftlich in größerem Umfang zu beschäftigen, begann die Suche nach einem Schlafzentrum im menschlichen Körper, das Schlafen und Wachen steuern könnte. Diese Suche dauert bis heute an.

Die ersten Experimente

Auch der Schlaftiefe versuchten die Forscher vor rund hundert Jahren auf die Spur zu kommen, indem sie neben schlafenden Menschen Kugeln aus unterschiedlichen Höhen fallen ließen. Das Geräusch, dachten sie, sei neutral und besitze für den Schlafenden keine besondere Bedeutung, weswegen es sich für eine solche Versuchsreihe eignen würde. Man maß so den Aufwand, den es zu unterschiedlichen Zeiten brauchte, um einen Menschen aufzuwecken. Je größer die Höhe, aus der die Kugel fallen musste, desto tiefer der Schlaf. Man stellte hierbei fest, dass es zwei Schlaftypen gibt: Bei dem einen erreicht die Schlaftiefe schon nach etwa einer Stunde ihr Maximum und nimmt dann nach einigem Schwanken ab; bei dem anderen erreicht die Schlaftiefe ihr Maximum erst nach zwei bis drei Stunden und nimmt dann ganz langsam ab. Diese Menschen schlafen generell weniger tief. Typ 1, stellte man fest, pflegt nach dem Erwachen am frischesten und am »tüchtigsten zur Arbeit« zu sein, Typ 2 erreicht dagegen erst gegen

Abend die größte Leistungsfähigkeit und geistige Beweglichkeit. Dieses Experiment war der erste (vor-)wissenschaftliche Beleg dafür, dass es Morgen- und Abendmenschen gibt (siehe Seite 174).

Wenn auch 70 Jahre Schlafforschung mittlerweile eine Flut von Erkenntnissen zutage gefördert haben, bleibt die Wissenschaft bis heute die Antwort auf die Frage schuldig, was Schlaf eigentlich ist.

Die Geburt der modernen Schlafforschung

Die moderne Schlafforschung, die unser heutiges Wissen um den Schlaf entscheidend voranbrachte, begann schließlich an der Harvard University in den USA im Jahr 1935. Damals schlief zum ersten Mal ein Mensch in einem Labor, mit Elektroden am Kopf, die alles Messbare registrierten, um so dem Schlaf sein Geheimnis zu entreißen. Doch wenn auch 70 Jahre Schlafforschung mittlerweile eine Flut von Erkenntnissen zutage gefördert haben, kann bis heute noch nicht beantwortet werden, was Schlaf eigentlich ist.

Tierisch guter Schlaf

Der zivilisierte Mensch glaubt, für einen erholsamen Schlaf ein Bett zu brauchen und eine warme Decke, Ruhe und möglichst auch Dunkelheit. Denn der Mensch ist ein tagaktives Lebewesen, er schläft mithin hauptsächlich in der Nacht. Dass es aber auch ganz anders und dennoch gut gehen kann mit dem Schlaf, zeigen uns die Tiere, deren Schlaf mitunter völlig anderen Regeln folgt.

Forscher in Schlafnöten

Dabei ist es gar nicht so einfach, den Schlaf von Tieren wissenschaftlich zu erforschen, denn über ihr subjektives Empfinden können sie uns ja nicht berichten, und ob das, was wir objektiv messen, für die Tiere von Bedeutung ist, können wir auch nur vermuten. Außerdem ist es bei der einen oder anderen Tierart nicht so einfach, sie zum Schlafen im Labor zu bewegen. Bei Menschen wird der Schlaf dort über Veränderungen der elektrischen Hirntätigkeit (mit einem EEG) gemessen. Aber nicht bei allen Tierarten ist das möglich. Insofern stützen sich die Biologen hauptsächlich auf Verhaltensstudien. Sie beobachten die schlafenden Tiere und beschreiben zum Beispiel typische Schlafhaltungen.

Doch da fängt das zweite Problem an: Woher weiß man, ob die Tiere wirklich schlafen oder vielleicht nur mit geschlossenen Augen entspannt vor sich hin dösen? Fragen kann man sie ja nicht. Aus diesem Grund haben Biologen Verhaltenskriterien für den Schlaf definiert: Regungslosigkeit mit einer typischen Körperhaltung und eine erhöhte Weckschwelle, um die Tiere wieder in Bewegung zu bringen. Auf diese Art hat man sogar Erkenntnisse über das Schlafverhalten bei Insekten und Skorpionen gefunden. Wenn man sie an dieser Bewegungslosigkeit hindert, dann folgt eine längere Phase der Bewegungslosigkeit, also eine Art Erholungsschlaf. Und lässt man Fliegen über längere Zeit aktiv sein, verlängert sich die anschließende Ruheperiode – sie holen wohl ihren Schlaf nach.

Damit man weiß, ob Tiere wirklich schlafen, haben Biologen Verhaltenskriterien für den Schlaf definiert: Regungslosigkeit mit einer typischen Körperhaltung und eine erhöhte Weckschwelle, um die Tiere wieder in Bewegung zu bringen.

Nachtjäger und Tagschläfer

Der Schlaf-wach-Rhythmus der Tiere wird wie bei uns Menschen von einer inneren Uhr erzeugt und passt sich in eine bestimmte Tages- oder Nachtzeit ein, die für das jeweilige Lebewesen optimal ist. Für uns ist das eben die Nachtzeit, denn aufgrund unserer körperlichen und geistigen Ausstattung sind wir nicht für ein aktives Nachtleben geeignet. Jedenfalls nicht in der Natur. Das zeigt uns allein schon die Tatsache, dass wir nachts eine relativ helle Umgebung benötigen, um gut sehen zu können. Wir sind damit in guter Nachbarschaft mit dem Hund und der Kuh. Die Katze jedoch sieht noch, wenn es für uns völlig dunkel ist. Aber sie kann ihre Pupille auch an die Helligkeit anpassen. Deswegen sind sie auch Schlafzeit-Allrounder, zumindest wenn sie noch nicht zu sehr domestiziert sind.

Zu den ausschließlich nachtaktiven Tieren gehören zum Beispiel auch Hamster, Ratten und Fledermäuse. Ihre Augen sind für die Dunkelheit wie geschaffen, aber nicht so für den Tag. Und schließlich gibt es noch jene Tiere, die in der Dämmerung unterwegs sind: unser Rotwild, der Siebenschläfer oder auch Skorpione. Diese Vorliebe hat allerdings eher etwas damit zu tun, dass ihre Feinde dann seltener unterwegs sind und sie gerade dann genügend Beutetiere finden, um ihren Hunger zu stillen.

Kein echter Schlaf: der Winterschlaf

Manche von uns würden gern den Winter komplett verschlafen und erst im Frühjahr ins aktive Leben zurückkehren. Nur leider ist in unserem Körper kein Winterschlaf-Mechanismus eingebaut, denn der Winterschlaf der Tiere ist nicht einfach nur ein verlängerter Schlaf. Wenn das Tier nur beobachtet wird, lässt sich kaum ein Unterschied feststellen. Durch genaue Messungen der Gehirnaktivität wissen wir aber, dass sich der eigentliche Winterschlaf von einem normalen Schlaf unterscheidet. Die hohe Gehirnaktivität, die man bei einem normal schlafenden Tier messen kann, ist beim Winterschläfer praktisch nicht vorhanden. Auch Körpertemperatur, Atmung und Blutdruck verringern sich stärker als im regulären Schlaf. Manche Nagetiere, wie das mit dem Eichhörnchen verwandte Ziesel, wachen während ihres Winterschlafs alle paar Wochen auf. Dabei brauchen sie einen Großteil ihrer Fettreserven für das Aufheizen ihrer Körpertemperatur, und wenn sie wach sind, gehen sie »richtig« schlafen. Sind sie ausgeschlafen und erholt, dann begeben sie sich wieder in den Winterschlaf. Schlaf muss also ein sehr wichtiger Prozess sein, wenn dafür der Winterschlaf extra unterbrochen und fast die gesamte Energie verbraucht wird.

Der Winterschlaf der Tiere ist nicht einfach nur ein verlängerter Schlaf – das weiß man durch Messungen der Gehirnaktivität. Denn während das Gehirn bei einem normal schlafenden Tier hoch aktiv ist, ist diese rege Tätigkeit beim Winterschläfer praktisch nicht vorhanden.

Langschläfer Löwe und Kurzschläfer Elefant

Wie lange Tiere schlafen müssen, damit sie am nächsten Morgen oder Abend wieder fit für die nächste Jagd oder die Balz sind, hat die Wissenschaftler im Hinblick auf den Menschen schon immer interessiert. Mehr als 150 Tierarten haben sie daraufhin untersucht und doch keine allgemeine Regel gefunden.

Es gibt Lang- und Kurzschläfer im Tierreich, solche die 18 bis 20 Stunden schlafen und andere, die nur zwei oder drei Stunden pro Tag benötigen. Kurzschläfer sind der Elefant, die Kuh, das Pferd oder die Giraffe, und Langschläfer die Fledermaus und der Igel.

Die großen Elefanten schlafen nur drei bis sechs Stunden pro Nacht, davon zwei im Stehen. Kleinere Säugetiere schlafen oft wesentlich länger. Deswegen vermutete man eine Zeit lang, dass die Schlafdauer mit der Größe des Tieres zusammenhängt: Je größer das Tier, desto kürzer der Schlaf. Aber ganz so einfach ist es wohl nicht. Aber wovon hängt es dann ab, wie lange Tiere schlafen?

Vielleicht davon, wie viel Schlaf sie sich leisten können, ohne sich in allzu große Gefahr zu begeben? Löwen sind Jäger und schlafen 12 bis 16 Stunden am Tag. Gazellen hingegen sind Beute und schlafen insgesamt pro Tag höchstens zwei Stunden, denn es ist gefährlich für sie, nicht mehr auf die natürlichen Feinde reagieren zu können. Deswegen kann die Gazelle auch nur wenige Minuten schlafen, um dann wieder zu erwachen. Dass Beutetiere mit einem höheren Risiko leben, zeigt sich nicht nur in ihrer kurzen Schlafdauer, sondern auch mit ihrem Lebenstempo überhaupt. Bei Gazellen vollzieht sich alles sehr schnell, Fressen und Trinken, die Zeitspanne von der Geburt bis zum Laufenkönnen und selbst der Paarungsakt. Doch die Sicherheits-Hypothese steht im krassen Gegensatz zum Schlafverhalten des Elefanten, dem ja auch keine unmittelbare Gefahr droht, und der trotzdem so wenig schläft.

Seltsame Schlafgewohnheiten der Tiere

Wenn Sie ein Haustier haben, erkennen Sie an der typischen Haltung, dass das Tier schäft. Die Katze ruht meistens in Seitenlage oder eingerollter Bauchlage, wie sie die meisten Tiere einnehmen. So schlafen auch gern Hunde, sogar Pferde und Kühe, wenn es die menschengemachten Umstände oder die Natur erlauben. Typisch für manche Tiere ist auch ein Einkringeln, wie wir es bei Schlittenhunden oder beim Fuchs beobachten können. Das nennt sich »eingerollte Seitenlage« und dient gleichzeitig der Wärmeisolation. Löwen und Bären schlafen dagegen gern auf dem Rücken. Sie können es sich erlauben, denn kein anderes Tier würde es wagen, die offene Flanke auszunutzen und zuzubeißen. Diesen Luxus teilen wir durchaus mit dem König der Tiere. Die meiste Zeit verbringen wir auf dem Rücken schlafend – in unserem Schlafzimmer, wo ja keine Gefahr droht. Ansonsten pflegen auch wir die eingerollte Seitenlage, die ja grundsätzlich eine entspannte Haltung ermöglicht.

Andere Schlafpositionen aus der Tierwelt sind für uns Menschen denkbar ungeeignet, so die der Fledermaus, die sich zum Schlafen kopfüber an den Füßen aufhängt.

Im Stehen und im Fliegen

Viele Tiere schlafen zeitweilig im Stehen. Untersuchungen haben gezeigt, dass sie dies aber nicht die ganze Nacht lang tun können, sondern nur während bestimmter Schlafphasen.

Wenn sie dagegen den Schlafzustand erreichen, bei dem die Muskelspannung der Haltemuskulatur völlig absinkt, müssen auch sie sich hinlegen. Daher haben beispielsweise Vögel, die sich zum Schlafen auf Äste eines hohen Baumes niederlassen, den muskelentspannten Schlaf gar nicht oder nur so kurz, dass in dieser kurzen Zeit die Muskelspannung nicht völlig abfällt.

Das können wir uns als Menschen nur schwer vorstellen, aber Vögel vollbringen ja auch noch ganz andere Kunststücke während des Schlafs: Manche können mit offenen Augen schlafen und manche scheinbar gar nicht, wenn sie auf Reisen sind. Doch auch Zugvögel müssen während ihres Flugs schlafen, selbst wenn sie auf einem Langstreckenflug über den Atlantik sind und keine Ruhepause einlegen können. Dann wenden sie sehr wahrscheinlich einen Trick an.

Abwechselnd rechts und links

Manche Tiere haben nämlich die Fähigkeit, für kurze Zeit mit nur einem geschlossenen Auge zu schlafen. Dies ermöglicht ihnen, eine Gehirnhälfte ruhen zu lassen und mit der anderen weiterhin aktiv zu sein. Während also die eine Gehirnhälfte schläft, wacht die andere und ermöglicht die Bewegung und Orientierung im Flug. Diese Vermutung – denn darum handelt es sich immer noch – wurde durch neuere Untersuchungen an Enten bestätigt. Sie können in der Tat abwechselnd mit der rechten und der linken Gehirnhälfte schlafen.

Erschwerte Bedingungen

Bereits seit längerer Zeit ist das auch von Delphinen bekannt und tatsächlich durch Untersuchungen gesichert. Delphine schlafen generell nur mit einer Gehirnhälfte und schwimmen während des Schlafs im Kreis, wobei sie gelegentlich an die Oberfläche kommen. Dieses »Luftholenmüssen« ist auch der Grund, warum Delphine niemals vollständig schlafen können. Denn die Steuerung der Atmung geschieht nicht wie beim Menschen über zwei Atemzentren, wovon das eine unbewusst abläuft und das andere über das Bewusstsein funktioniert. Den Delphinen fehlt das Zentrum für unbewusstes Atmen, und so müssen sie immer »daran denken«, sonst würden sie ersticken. Während sie ruhen, schlafen also Delphine mit der einen Gehirnhälfte und mit der anderen, wachen Hälfte atmen und schwimmen sie. Nach ein bis drei Stunden wechseln sie die Seiten.

Obwohl ein solcher Mechanismus auch für uns mitunter seine Vorteile hätte, brauchen wir uns keine Hoffnung zu machen, dass wir so etwas erlernen könnten. Was aber auch für uns gilt, ist dies: Es schläft niemals das ganze Gehirn, sondern immer nur Teile davon. Die übrigen Teile bleiben ebenfalls wach und aktiv, auch wenn wir das nicht mitbekommen.

Das Geheimnis der Schlafdauer

Nur wovon hängt es dann ab, wie lange Tiere schlafen? Vielleicht von der Zeit, die sie neben Futtersuche und Fressen noch zum Schlafen finden? Große Tiere brauchen viel Nahrung und viel Zeit für die Futtersuche. Andererseits läuft die Nahrungsverarbeitung im Stoffwechsel bei großen Tieren vergleichsweise langsamer als bei kleinen. Eine Maus muss im Verhältnis zu ihrem Körpergewicht viel mehr fressen als ein Elefant, eben wegen ihrer höheren Stoffwechselrate. Deswegen muss sie auch viel länger schlafen. Müssen also Elefanten deswegen so wenig schlafen, weil ihr Körper im Schneckentempo arbeitet?

Die Wissenschaftler streiten sich noch. Schläft die Giraffe nur so eine kurze Zeitspanne, weil sie sonst leichter Beute des Löwen würde, der so lange schlafen könnte, bis er hungrig wird?

Offensichtlich gibt es mehrere Gründe. Auf jeden Fall scheint der Erholungswert zweitrangig zu sein, wenn Tiere so unterschiedlich lang schlafen. Für uns Menschen bedeutet dies: Die Schlafdauer ist nicht ausschlaggebend für den Erholungswert des Schlafs.

Der Erholungswert scheint zweitrangig zu sein, wenn Tiere so unterschiedlich lang schlafen. Für uns Menschen bedeutet dies: Die Dauer des Schlafs ist nicht ausschlaggebend für seinen Erholungswert.

Tiere als Symbole für guten Schlaf

Schlafende Tiere lösen bei uns gewisse Assoziationen aus, die sich in sprichwörtlichen Vergleichen wiederfinden. Sie sagen alle etwas Positives aus und heben die Fähigkeit hervor, sich ganz dem Schlaf hingeben zu können:

Du schläfst wie ein Murmeltier

Das Murmeltier hält einen echten Winterschlaf und zwar für sechs Monate. Dann lässt das Tier seine Körpertemperatur bis auf 4 °C sinken, drosselt seinen Herzschlag von normalerweise 200 auf jetzt 20 Schläge pro Minute und die Atmung auf zwei Züge pro Minute. Dadurch senkt das Murmeltier seinen Energieverbrauch auf weniger als 10 Prozent und lebt von seinen Fettreserven. In dieser Zeit ist es praktisch nicht aufzuwecken – wer wie ein Murmeltier schläft, hat also einen guten Schlaf.

Du schläfst wie ein Bär

Auch der Bär ist, wenn er einmal schläft, nicht leicht zu wecken. Er hält allerdings keinen echten Winterschlaf, sondern eher eine Winterruhe. Auch bei ihm sinkt die Körpertemperatur, aber mit einem Abfall von 5 °C nicht so extrem wie bei einem Tier im echten Winterschlaf. Für diese Umstellung, die durch Kälte und Nahrungsmangel ausgelöst wird, braucht der Bär etwa zwei Wochen. Sein Energieverbrauch sinkt währenddessen um die Hälfte. Ganz selten unterbricht er seine Winterruhe, um zu fressen oder die Jungen zu säugen.

Schlafrituale der Tiere

Und noch etwas können wir von den Tieren lernen: Sie lieben Schlafrituale. Sie suchen einen geeigneten, sicheren Platz und machen es sich bequem. Viele drehen sich ein, sodass im Gras oder am Boden ein »Nest« entsteht. Sie »fallen« nicht plötzlich in den Schlaf, sondern bereiten sich auf ihre Nachtruhe vor. Tiere, die keine Einzelgänger sind, schlafen lieber in der Gruppe. Da auch der Mensch kein Einzelgänger, sondern ein soziales Wesen ist, wäre auch für uns der »Gruppenschlaf« mit mehren Personen in einem Raum das Natürliche und Angemessene, so wie dies ja auch früher üblich war und so wie Kinder das am allerliebsten haben.

Unser Organismus hat sich im Lauf der Evolution darauf eingestellt, tagaktiv zu sein: Wir haben inzwischen ein fest verdrahtetes biologisches Programm, welches unseren Schlaf-wach-Rhythmus steuert, ohne dass uns das immer bewusst ist.

Der Mensch – ein tagaktives Lebewesen

Tiere haben ihre festen Schlafzeiten und Schlafrituale, weil sie sich so auf ihre Umwelt einstellen und ihre Überlebenschancen erhöhen. Wir Menschen haben uns durch unsere Zivilisation weit von der Natur entfernt, sodass Uhrzeit und Dauer unseres Schlafs nicht mehr darüber bestimmen, wie viel wir zu essen bekommen oder wie gefährlich wir leben. Trotzdem schlafen wir immer noch nachts, zumindest überwiegend, und sind tagsüber wach, mehr oder weniger.

Wir gehören zu den tagaktiven Lebewesen, und der helle Tag ist unser natürlicher Lebenszeitraum, unsere Ökonische, in der wir uns sicher fühlen. Und unser visuelles System ist unser wichtigstes Sinnessystem: Rund 80 Prozent der Umwelt nehmen wir mit den Augen wahr, den Rest mit allen anderen Sinnen zusammen. Wie nötig wir das Licht brauchen, hat schon jeder erlebt, der einmal in stockfinsterer Nacht draußen unterwegs war. Die Dunkelheit verunsichert, sie schränkt uns erheblich ein, und die Verletzungsgefahr ist dann um einiges größer. Von daher war es schon für unsere Vorfahren angebracht, sich in dieser Zeit der Finsternis zurückzuziehen und abzuwarten, bis die äußeren Verhältnisse wieder günstiger waren für das Tagesgeschäft.

So hat sich unser Organismus im Lauf der Evolution darauf eingestellt, tagaktiv zu sein. Wir haben inzwischen ein fest verdrahtetes biologisches Programm, welches unseren

Schlaf-wach-Rhythmus steuert, ohne dass uns das immer bewusst ist. Dieses innere Steuerungssystem funktioniert wie alle inneren Uhren, welche unabhängig von der Uhrzeit und von den äußeren Bedingungen unseren Organismus auf Ruhe oder Aktivität schalten.

> *info* Pflanzen schlafen auch. So breitet die Bohne ihre Blätter aus, wenn sie »wach« ist, und hebt sie, wenn sie »schläft«. Andere Blumen öffnen ihre Blüten und schließen sie, meist im Einklang mit dem Tageslicht. Aber auch im dunklen Keller würden sie regelmäßig »schlafen« und »wachen«. Ruhe und Aktivität gibt es bei allen lebenden Organismen und ist somit ein Grundprinzip allen Lebens.

Aufwachen nach durchwachter Nacht

Stellen Sie sich zum Beispiel einmal vor, Sie haben eine Nacht durchgemacht, also gar nicht geschlafen. Wie geht es Ihnen am nächsten Morgen? Genau, Sie werden wieder wacher, auch wenn Sie nicht eine Sekunde geschlafen haben. Unsere innere Uhr schaltet wieder auf wach, obwohl Sie keinen Schlaf hatten. Warum?

Weil unser Körper auch ohne unser bewusstes Wissen um die Uhrzeit »weiß«, was die Uhr geschlagen hat. Aus demselben Grund wachen wir morgens ohne Wecker auf und werden abends müde, obwohl wir doch inzwischen genügend elektrisches Licht haben.

Wenn Sie eine Nacht durchgemacht haben, werden Sie am Morgen trotzdem wieder wacher, auch wenn Sie nicht eine Sekunde geschlafen haben. Unser Körper »weiß«, was die Uhr geschlagen hat.

Fast ein Perpetuum mobile

Der Wechsel von Aktivität und Ruhe ist ein für alle Lebewesen zentraler Prozess. Wir können nicht ununterbrochen aktiv sein und etwas leisten. Selbst Maschinen laufen nur so lange, bis bei ihnen ein Fehler auftritt und sie repariert werden müssen. Dafür besitzen wir aber eine Fähigkeit, die keine Maschine besitzt: Wir reparieren uns selbstständig. Wir ersetzen verbrauchte Energie in einem komplizierten Vorgang, wir sind unser eigenes Ersatzteillager und tauschen verbrauchte Zellen aus, wir speichern Erfahrungen regelmäßig ab und versuchen, denselben Fehler nicht zweimal zu machen.

Wir müssen hierzu nichts beitragen, außer das System nicht zu stören. Denn wenn unser Organismus nach innen aktiv ist, kann er keine Leistung nach außen bringen. Wenn wir sie trotzdem fordern, gibt es Probleme. Versuchen Sie einmal nach einem guten Essen, wenn der Körper Energie zur Verdauung benötigt, einen Marathonlauf zu absolvieren. Ihnen wird richtiggehend schlecht. Denn ein Energieverbrauch nach außen ist gleichzeitig nicht möglich. Genauso stören wir den inneren Regenerationsprozess, wenn wir nicht ruhen und zu wenig schlafen.

Der Siebenschläfer

Der Begriff des Siebenschläfers hat zwei verschiedene Bedeutungen. Er bezieht sich zum einen auf das Nagetier, ähnlich dem Eichhörnchen, das überwiegend am Tag schläft, weniger in der Nacht, und in der Dämmerung aktiv ist. Da es überwiegend schläft, wenn unsereins wach ist, galt es als Langschläfer. Der Eindruck von einem ständig schlafenden Tier wird dadurch bestärkt, dass es sieben Monate und damit mehr als die Hälfte des Jahres Winterschlaf hält.

Die zweite Bedeutung des Begriffs Siebenschläfer bezieht sich auf sieben Heilige, die sich bei einer Verfolgung durch den römischen Kaiser Decius im 3. Jahrhundert n. Chr. in eine Berghöhle flüchteten. Leider wurden sie dort entdeckt, und der Höhleneingang wurde zugemauert. Daraufhin schliefen sie der Sage zufolge 195 Jahre lang, bis sie am 27. Juni im Jahre 446 zufällig entdeckt und geweckt wurden. Die Siebenschläfer wurden als Patrone gegen Schlaflosigkeit verehrt. In der Nähe von Passau gibt es eigens Wallfahrten zu einer nachgebauten Berghöhle. Der Verehrung der Siebenschläfer, die Eingang in verschiedene Religionen gefunden hat, ließ aber mit der Zeit nach und die katholische Kirche hat diese Heiligen aus ihrem Generalkalender gestrichen. So haben all jene mit Schlafstörungen heutzutage keinen Schutzpatron für ihre Leiden mehr.

Geblieben ist einzig eine Bauernregel, die an den kirchlichen Kalender anknüpft und sich im Lauf der Zeit zu dem entwickelte, was sie heute ist. Sie ist nichts anderes als ein »Wetterlos«, das darüber entscheidet, wie der Sommer wird: Jedes Kind weiß, dass »wenn's an Siebenschläfer gießt, sieben Wochen Regen fließt«.

Das nächtliche Alternativ-Programm

Aus diesem Grund brauchen wir eine Ruhephase für unsere körperliche, geistige und psychische Gesundheit. Sie hat unser Körper für die Nachtzeit vorgesehen, ob wir schlafen oder nicht: Unsere innere Uhr schaltet alles ab, was wir tagsüber für unsere Leistung brauchen. Wir sind nicht mehr so konzentriert, haben nicht mehr so viel Kraft, wir können die Umgebung nicht mehr so wahrnehmen wie am Tag. Unsere Stimmung sinkt in den Keller. Wir sollten nur noch eines beachten, nämlich nichts mehr zu leisten. Denn dann kann das alternative Programm gestartet werden: Erholungsvorgänge ebenso wie Verdauung, Wachstum, Auffüllung von Energiespeichern, Reinigungsvorgänge und Speicherungsprozesse.

Dieses Umschalten von äußerer auf innere Leistung hängt nicht davon ab, dass es dunkel wird. Sie erfolgt davon weitgehend unabhängig, weil unsere innere Uhr ihren Rhythmus auch völlig ohne äußeres Zutun einhält. Nur gelegentlich stimmt sie ihr tägliches Auf und Ab mit unserem Sonnenstand ab, mit der Folge, dass wir nachts auf Regeneration schalten und tagsüber auf Aktivität umstellen. Darum sollten wir nachts schlafen.

Zu wenig Schlaf macht krank, dumm und dick?

Dass zu wenig Schlaf ungesund ist, leuchtet jedem ein, denn im Schlaf finden wichtige Erholungsprozesse statt, das Immunsystem stärkt sich, Nahrung wird verdaut und in Energie und in Baumaterial für all unsere Körperstoffe umgewandelt, etwa für Blut, Enzyme und Hormone. Diese Prozesse müssen ungestört ablaufen, und wenn sie daran gehindert werden, sind über kurz oder lang Störungen die Folge. Da die meisten dieser Erholungsprozesse in den ersten fünf Stunden des Schlafs stattfinden, benötigen wir dieses Minimum an Schlaf.

Gratwanderungen am Minimum sind aber gefährlich, und weil auch ein normaler Schlaf gestört werden kann, sollten wir immer eine gewisses Reservepolster einhalten. Deswegen sind sieben Stunden Schlaf ein Richtwert für eine gute Erholung.

Ob wir wollen oder nicht, unser Körper hat die Ruhephase für unsere körperliche, geistige und psychische Gesundheit für die Nachtzeit vorgesehen. Egal ob wir schlafen oder nicht: Unsere innere Uhr schaltet alles ab, was wir tagsüber für unsere Leistung brauchen.

Länger schlafen – länger leben?

Eine jahrzehntealte, aber sehr große amerikanische Untersuchung hat über viele Jahre hinweg den Zusammenhang zwischen den Schlafgewohnheiten und dem Lebensalter untersucht und erwartungsgemäß gefunden, dass von den Personen, die sieben bis acht Stunden schliefen, am Ende des untersuchten Zeitraums die meisten noch am Leben waren. Wer weniger schlief, hatte statistisch gesehen eine geringere Lebenserwartung. Verblüffenderweise stellte sich dabei aber auch heraus, dass Personen, die im Durchschnitt länger als acht Stunden schliefen, ebenfalls eine höhere Sterblichkeitsrate aufweisen. Leben Langschläfer also auch ungesund?

Eine gesunde Schlafdauer

Nicht unbedingt, denn erstens haben möglicherweise andere Faktoren mitgewirkt, die sowohl die Schlafdauer als auch die erhöhte Sterblichkeitsrate erklären, oder die Langschläfer haben sich in ihren Angaben verschätzt. Zweitens ist die Frage nicht geklärt, ob die Menschen krank wurden, weil sie lange schliefen, oder ob sie so lange schliefen, weil sie krank waren. Letzteres ist eher wahrscheinlich, denn kranke Menschen schlafen insgesamt mehr.

Als »gesündeste« Schlafdauer haben sich sieben Stunden erwiesen. Das ist aber ein Mittelwert, und wer etwas kürzer oder länger schläft, sollte sich nicht beunruhigen. Die beste Messlatte dafür, ob man zu wenig oder zu viel geschlafen hat, ist immer noch das eigene Empfinden am Folgetag: Wer sich ausgeschlafen und leistungsfähig fühlt, der hat sehr wahrscheinlich auch genug geschlafen.

Neuere Studien aus den USA, aus Japan und auch aus Deutschland haben ebenfalls bestätigt, dass zu langes wie zu kurzes Schlafen uns nicht so alt werden lassen und das Risiko zu erkranken erhöhen. Meine Kollegen aus den USA überlegen jetzt schon, ob Langschläfern geraten werden soll, weniger lang zu schlafen. Ich persönlich glaube nicht, dass viel schlafen krank macht, aber etwas anderes scheint mir hier wichtig: Mehr als genug schlafen nützt wenig.

Wenn Sie am Wochenende gern länger im Bett liegen, genießen Sie es, aber glauben Sie nicht, dass Sie sich dadurch besser erholt haben. Folgende Warnhinweise halte ich aber für wichtig:

1. *Zu wenig Schlaf macht krank.*
2. *Zu wenig Schlaf verkürzt das Leben.*
3. *Zu wenig Schlaf kann dumm machen.*

Als »gesündeste« Schlafdauer haben sich 7 Stunden erwiesen. Das ist aber ein Mittelwert – wer etwas kürzer oder länger schläft, sollte sich nicht beunruhigen.

Lernen im Schlaf

Wer für eine Prüfung oder für eine Schulaufgabe lernen muss, tut gut daran, anschließend zu schlafen, egal ob in der Nacht oder am Tag. Denn danach kann das vorher Gelernte besser wiedergegeben werden als ohne Schlaf. Wissenschaftler, die sich mit den Vorgängen im Gehirn befassen, haben auch eine Erklärung dafür: Während wir schlafen, werden die Erfahrungen und somit auch das Erlernte von unserem Gehirn wiederholt. Vernetzte Schaltkreise feuern im Schlaf genauso wie während des Lernens. Der Lernstoff wird so immer und immer wieder durch die Bahnen des Gehirns geleitet, sodass sich die Leitungsbahnen »einschleifen« und verfestigen. Selbst ungelöste Fragen versucht das Gehirn offenbar im Schlaf zu lösen. Sie werden dieses Phänomen vielleicht kennen. Sie gehen mit einem Problem zu Bett, wachen morgens auf und haben die Lösung. Ihr Gehirn hat im Schlaf die Sache für Sie erledigt. Hieraus lässt sich auch der Umkehrschluss ziehen, dass zu wenig Schlaf diesen Speichervorgang stört und wir Gelerntes leichter vergessen. Deswegen muss man zwar nicht gleich dumm werden, auf jeden Fall aber weniger klug.

> *Wer für eine Prüfung lernen muss, tut gut daran, anschließend zu schlafen, egal ob in der Nacht oder am Tag. Denn danach kann das vorher Gelernte besser wiedergegeben werden als ohne Schlaf.*

Abnehmen im Schlaf

Schlafen macht auch eine gute Figur, oder umgekehrt: Zu wenig Schlaf macht dick. Neuere Studien aus den USA haben belegt, dass Schlafstörungen zu Übergewicht führen können. Der Grund hierfür ist ein Hormon, das im Schlaf produziert wird und uns ein Sättigungsgefühl vermittelt. Ist Ihnen schon einmal aufgefallen, dass wir es nachts leicht acht Stunden aushalten, ohne vom Hunger überwältigt zu werden? Tagsüber würden wir das nicht schaffen.

Das Hormon, das dafür verantwortlich ist, heißt Leptin und sorgt dafür, dass wir durchschlafen können, ohne zum Kühlschrank laufen zu müssen. Sein Gegenspieler, das Ghrelin, sorgt für Hungergefühl, seine Produktion aber wird im Schlaf unterdrückt. Wenn wir zu wenig schlafen und wenig Nahrung zu uns genommen haben, steigt der Ghrelin-Spiegel an, und wir bekommen Hunger. Gleichzeitig wird dann weniger Leptin ausgeschüttet, es fehlt das Sättigungsgefühl und wir suchen uns etwas zu essen, auch wenn wir eine ausreichende Tagesration eigentlich schon im Körper haben.

Die Folge: Die Ursache für Übergewicht kann in schlechtem Schlaf liegen. Dieser Zusammenhang ist wissenschaftlich belegt. Dennoch ist meine Erfahrung mit all jenen, die

> *Zu wenig Schlaf macht dick. Der Grund hierfür ist ein Hormon, das im Schlaf produziert wird und uns ein Sättigungsgefühl vermittelt.*

Schlafprobleme haben, dass sie eher unter- als übergewichtig sind. Ich vermute, dass diese Menschen sehr unter Stress stehen, und dass der Stressfaktor letzten Endes stärker ist als das fehlende Sättigungshormon. Allerdings gibt es auch das Gegenteilige: Übergewichtige entwickeln Schlafstörungen wegen ihres Körpergewichts. Dies trifft vor allem auf eine bestimmte Schlafstörung zu, der Schlafapnoe (siehe Seite 365).

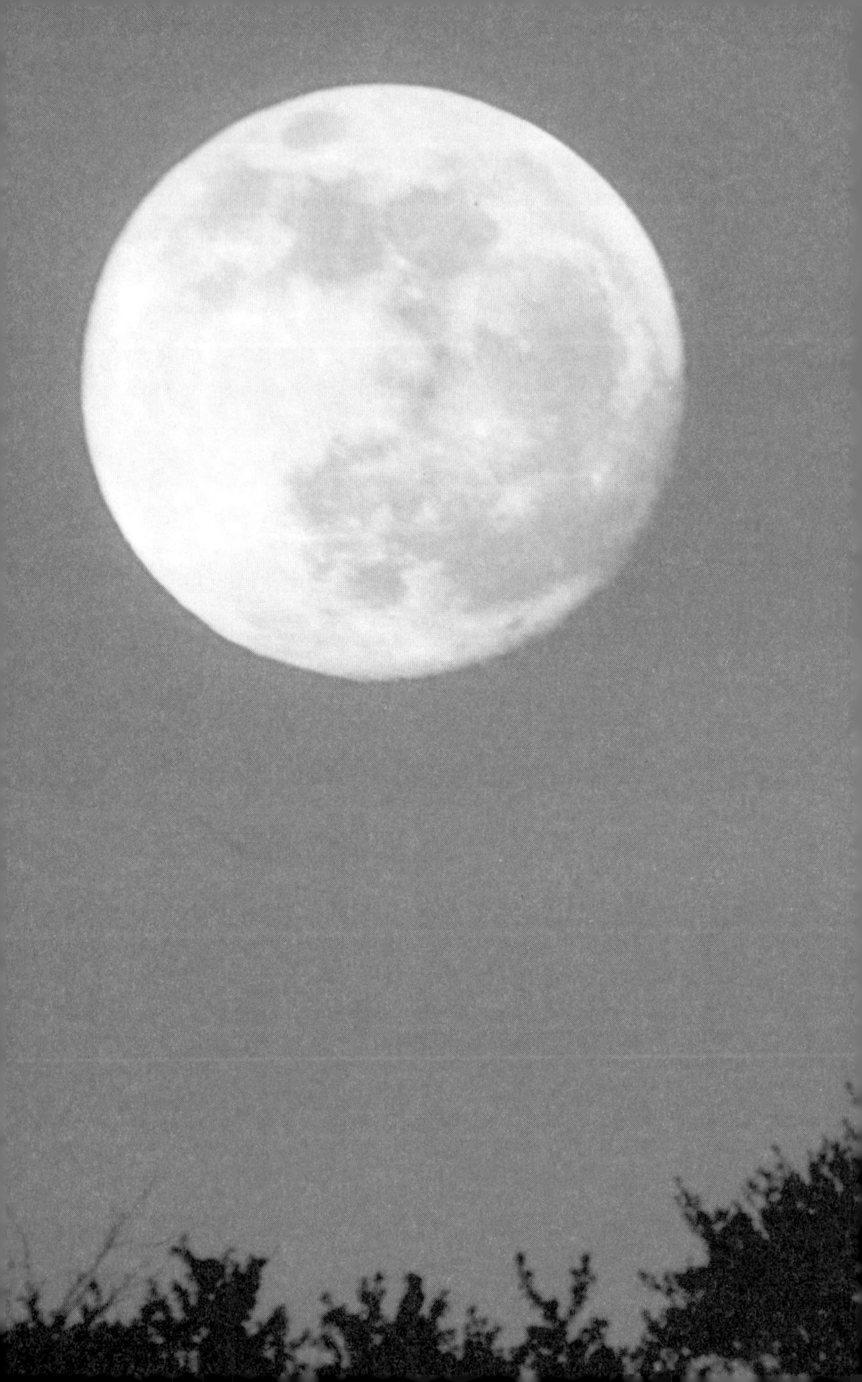

Fahrplan durch die Nacht

Wie wir zwischen aktiven und ruhigen Schlafphasen wechseln, warum wir 28-mal aufwachen, aber am nächsten Morgen nichts davon wissen, und warum unser Gehirn nachts zeitweise reger ist als am Tag.

Wo die innere Uhr steckt und wie wir im Schlaf lernen.

Wie uns das Immunsystem nachts gesund macht und warum wir im Schlaf keinen Hunger haben.

Tiefe Einblicke in die nächtlichen Stationen unseres Körpers.

Die innere Uhr

Der Mensch ist eindeutig ein tagaktives Lebewesen und ein Nachtschläfer. Jeder, der schon einmal eine Nacht durchgefeiert oder -gearbeitet und am Tag darauf versucht hat, den versäumten Schlaf nachzuholen, weiß, dass das nur bedingt möglich ist. Wenn man von seinem Tages-Nachholschlaf wieder aufsteht, fühlt man sich selten so frisch wie am Morgen nach einer Nacht mit ausreichend Schlaf. Dieses Gefühl ist auch wissenschaftlich belegt: Wir können unsere Schlafzeiten nicht frei wählen. Wenn wir uns tagsüber schlafen legen, ist unser Schlaf deutlich kürzer und weniger erholsam als nachts. Und wenn wir nachts arbeiten, sind wir wesentlich weniger leistungsfähig. Wir machen Fehler und kämpfen mit der Müdigkeit.

Unser Körper schaltet nämlich in der Nacht seine Leistungs- und Wahrnehmungsfunktionen herunter und setzt stattdessen Reparatur- und Erholungsvorgänge in Gang.

Wenn wir eine Nacht nicht geschlafen haben, dann werden wir wundersamerweise am Morgen nicht immer müder und müder, sondern – wieder wach! Das liegt daran, dass wir einem festen inneren Fahrplan folgen, der so genannten inneren Uhr.

Dann kommuniziert der Organismus nicht mehr wie tagsüber mit der Außenwelt, sondern ist mit sich selbst beschäftigt. Hat der Körper den Schlaf erfunden, weil Einflüsse von außen diese Vorgänge nur stören würden? Das ist sehr gut möglich, denn er macht die Kanäle nach außen dicht und verhindert so weitgehend, dass er beim Reparieren und beim Erholen gestört wird. Was für einen klugen Körper wir doch haben!

Tägliche Achterbahnfahrt der Fitness

Wenn wir aber einmal eine Nacht nicht geschlafen haben, dann werden wir wundersamerweise am Morgen nicht immer müder und müder, sondern – wieder wach! All das liegt daran, dass wir über Tag und Nacht einem festen inneren Fahrplan folgen und so eine tägliche Achterbahnfahrt mit ausgeprägten Hochs und Tiefs erleben:

- Die Höhepunkte unserer Leistungsfähigkeit erleben wir vor allem von 10 bis 12 Uhr vormittags und um 17 Uhr nachmittags (siehe Abbildung auf Seite 80).
- Um die Mittagszeit gegen 14 Uhr dagegen fährt unser Körper seine Leistungsbereitschaft etwas herunter, und wir erleben das wohl jedem bekannte kleine Tief nach dem Mittagessen.
- Unser absolutes Leistungstief haben wir in der Nacht zwischen 3 und 4 Uhr, in der »Stunde des Wolfs«, wenn die Nacht am kältesten und dunkelsten ist (und laut Volksmund die Wölfe kommen). Wenn wir zu dieser Stunde wach sind, ist unsere Wahrnehmung verzerrt, unsere Kon-

zentrationsfähigkeit am Boden, das Zeitempfinden durcheinander, und wir fühlen uns oft unwohl, weil unser Kreislauf jetzt nicht stabil arbeitet. Der ganze Organismus befindet sich in einem Gesamttief, ist ausgesprochen labil und arbeitet höchst uneffektiv. Gott sei Dank schlafen wir meistens um diese Zeit, weil wir passenderweise um diese Zeit so müde sind, dass wir uns kaum mehr auf den Beinen halten können.

Die tägliche Achterbahn registrieren wir nicht nur dadurch, dass wir uns müde oder wach, fit oder schlapp fühlen. Auch unser Schmerzempfinden ist morgens dreimal so hoch wie am Nachmittag, Medikamente wirken unterschiedlich, je nach Tageszeit der Einnahme, und auch andere Werte fahren auf der Achterbahn mit, etwa der Blutdruck, der morgens und abends hoch ist und dazwischen abfällt.

Taktgeber für die innere Uhr

Ursache dieser Achterbahn sind biologische Rhythmen. Sie geben uns ein festes Zeitraster vor, dem wir nicht entfliehen können und das all unsere Funktionen erheblich beeinflusst – ob Stimmung, Leistungsfähigkeit, Körperkraft, Schmerzempfinden oder Schlaf. Unsere Zeiten sind uns vorgegeben. Und nicht nur uns, sondern allen lebenden Organismen: Tieren, Pflanzen und selbst Bakterien. Mit diesen biologischen Rhythmen befasst sich die Wissenschaft der Chronobiologie (von griech. *chronos* = Zeit), nicht zu verwechseln mit der »Biorhythmik«, die zwar in aller Munde ist, aber kein wissenschaftliches Fach, sondern eher Kaffeesatzleserei ist. Die Chronobiologie suchte anfangs nach dem großen Taktgeber im Leben und fand ein ganzes Orchester davon, in dem eine Menge Solisten sich aufeinander einstellt und abstimmt, sodass das Ganze eine grandiose Sinfonie des Lebens ergibt.

Unsere biologischen Rhythmen geben uns ein Zeitraster vor, dem wir nicht entfliehen können und das all unsere Funktionen erheblich beeinflusst – ob Stimmung, Schmerzempfinden Körperkraft, Leistungsfähigkeit oder Schlaf.

Schlafstudien im Kloster

Dass wir Menschen einen inneren Taktgeber haben und unser Tagesrhythmus nicht allein von Helligkeit und Dunkelheit gesteuert wird, wissen wir seit den 60er-Jahren sicher. Damals begann eine legendäre Versuchsreihe im oberbayerischen Andechs, einem Ort mit einem berühmten Kloster und einem noch berühmteren Bier. Dort fanden sich immer wieder Freiwillige zusammen, die vier Wochen in absoluter Abgeschiedenheit leben sollten, gänzlich isoliert von der Umwelt und ohne natürliches Licht, denn sie sollten während dieser Wochen nur ihren eigenen, spontanen, inneren Rhythmus leben. Sie zogen sich allerdings nicht ins Kloster zurück, sondern in einen unterirdischen Versuchsraum, beobachtet von neugierigen Wissenschaftlern, zu denen ich seit den

70er-Jahren auch gehöre. Uns interessierte nur folgende Fragen: Welcher Schlaf- und Wachrhythmus stellt sich im Lauf der Zeit ein, wenn Menschen ohne äußere Einflüsse leben? Gibt es einen solchen Rhythmus überhaupt, oder leben wir dann völlig strukturlos und ohne jeden zeitlichen Halt in den Tag und in die Nacht hinein?

Die innere Uhr geht nach

Das eindeutige Ergebnis: Schlafen und Wachen sowie alle anderen gemessenen Funktionen wie Körpertemperatur oder Leistungsfähigkeit verliefen weiterhin sehr regelmäßig in einem ungefähren Tagesrhythmus. Es gibt also eine innere Uhr, die diesen Rhythmus festlegt. Aber: Sie geht etwas nach. Ein Tag dauert ohne äußere Einflüsse nicht mehr 24 Stunden, sondern eine Stunde länger. Verglichen mit der Uhrzeit und mit dem Kalender verschob sich also der innere Rhythmus der Versuchspersonen jeden Tag um eine Stunde nach hinten. Nachdem die vier Versuchswochen um waren, hatten die Freiwilligen also einen guten Tag weniger erlebt, als sie es unter normalen Bedingungen im Tageslicht getan hätten.

Eine innere Uhr legt den Rhythmus von Schlafen und Wachen und allen anderen Körperfunktionen fest. Aber: Da sie etwas nachgeht, benötigen wir das natürliche Licht, das als äußerer Uhrmeister unsere Uhr Tag für Tag ein Stückchen vorstellt.

Schlaf ist nicht gleich Schlaf

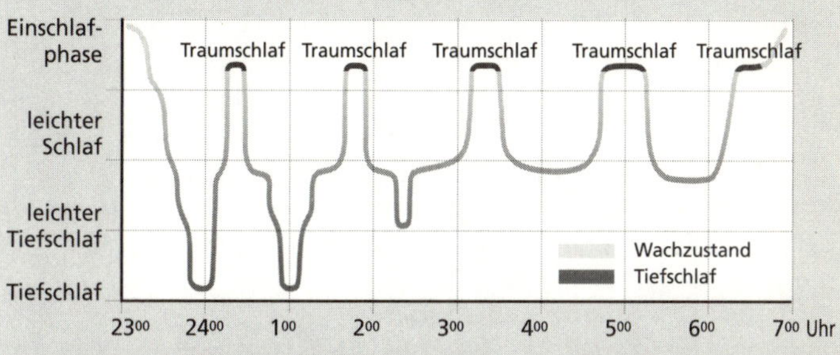

Der Schlaf ist kein einheitlicher Zustand, sondern wechselt zwischen verschiedenen Phasen mit mehr oder weniger Ruhe und Aktivität. Er gleicht eher einer Berg- und Talfahrt als einem gleichmäßigen Ruhezustand.

In der Schlafmedizin unterteilen wir den Schlaf in fünf verschiedene Phasen: Die Schlafstadien 1 und 2 (leichter Schlaf), das Stadium 3 (leichter Tiefschlaf) und das Stadium 4, den Tiefschlaf. Das fünfte Schlafstadium ist der Traumschlaf (REM-Schlaf). Eine typische Nacht, die gegen 23 Uhr beginnt, hat zwei bis drei Tiefschlafphasen in der ersten Nachthälfte. Unterbrochen wird der Tiefschlaf durch vier bis fünf Traumschlafphasen, die alle 90 Minuten wiederkehren und im Lauf der Nacht immer länger werden. Gegen Morgen liegt zwischen diesen Traumphasen nur noch leichter Schlaf. Normalerweise verträumen wir ein Viertel der Nacht – auch wenn wir das meist nicht mehr wissen – und liegen die Hälfte der Nacht in leichtem Schlaf, aus dem wir leicht erwachen.

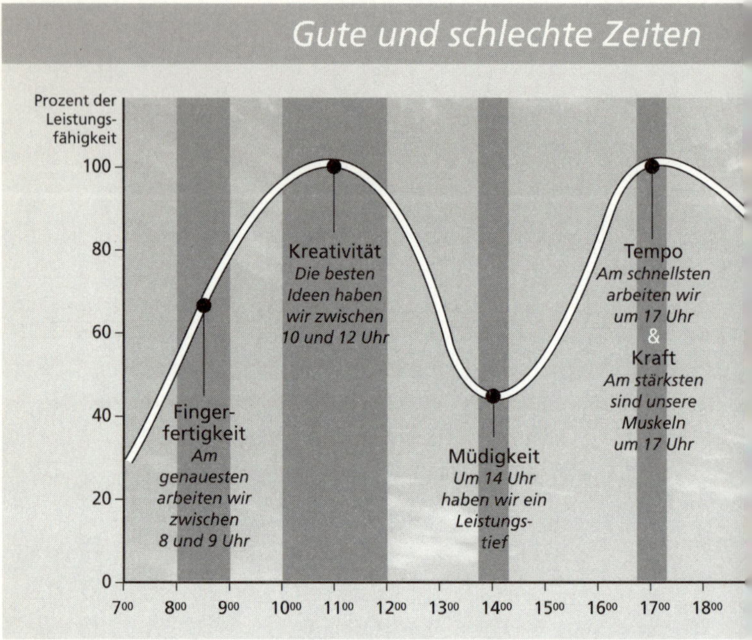

Das Licht als Uhrmeister

Wenn wir im normalen Leben mit Tageslicht und Uhren wegen der einen Stunde, die uns der äußere Tag weniger gönnt als unser innerer 25-Stunden-Tag, nicht verzweifeln, weil wir jeden Tag müder werden, dann haben wir das der Tatsache zu verdanken, dass die inneren Taktgeber jeden Tag angepasst werden. Ein äußerer Uhrmeister stellt also die Zeiger, die von Natur aus zu langsam laufen würden, jeden Tag immer wieder ein Stückchen vor. Deshalb macht es uns nichts aus, wenn der Tag nur 24 Stunden hat. Dieser Uhrmeister ist

für Arbeit und Freizeit

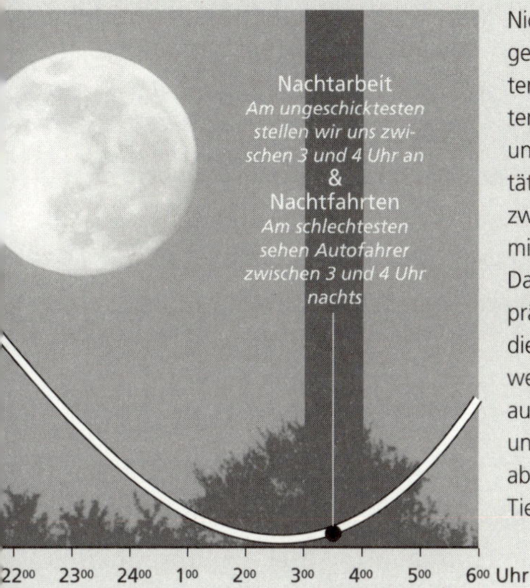

Nicht zur jeder Stunde des Tages können wir gleich viel leisten. Es gibt ganz typische Zeiten, zu denen wir topfit sind, und andere mit einem Aktivitätstief. Täglich erleben wir zwei Leistungshochs am Vormittag und am Nachmittag. Dazwischen liegt ein ausgeprägtes Tief um 14 Uhr – in dieser Zeit können wir nur wenig leisten und werden auch müde. Am Abend fällt unsere Leistungskurve stetig ab, bis zu ihrem absoluten Tief gegen 3 bis 4 Uhr nachts.

das Tageslicht. Sobald es heller ist als 2500 Lux (also fünf- bis achtmal so hell wie bei Raumbeleuchtung), macht er sich ans Werk und justiert unsere innere Uhr.

Der geheime Sitz der inneren Uhr

Dass es also eine innere Uhr gibt, war den Chronobiologen bald klar und ja auch Grundlage ihrer Arbeit. Nur – wo ist sie? Von wo aus wird der natürliche Tagestakt vorgegeben, kann man ein Organ finden oder einen Organteil, das sich als Sitz der inneren Uhr erweist?

Die Suche konzentrierte sich auf das Gehirn, und dort fand man nach vielen Tierversuchen einen winzigen Nervenknoten über der Kreuzung der beiden Sehnerven, der verantwortlich ist für den rhythmischen Verlauf der Körperfunktionen. Er heißt in der Wissenschaftssprache suprachiasmatischer Nukleus, abgekürzt SCN. Schon glaubte man, die innere Uhr gefunden zu haben, zumal auch bald die Informationswege gefunden wurden, auf denen die »Uhr« die Zeitgebersignale von der Außenwelt empfängt und ihre Taktsignale an den Organismus weitergibt, damit dieser im Rhythmus tickt, und zwar im richtigen.

Die Signale der Außenwelt erhält der SCN von den Augen, und seine Anweisungen gibt er zunächst per Nervenbahnen an die Zirbeldrüse (auch Epiphyse genannt, die im Zwischenhirn liegt) weiter, die unter anderem das Hormon Melatonin (siehe Seite 99) produziert. Indem die Melatoninproduktion verstärkt oder gedrosselt wird, teilt die innere Uhr dem Körper mit, in welchem Rhythmus er vorzugehen hat. Und indem die Tageslichtinformationen vom Auge zur inneren Uhr vordringen, bringen sie die Rhythmen in Einklang mit unserem Tag-Nacht-Wechsel. Das klang überzeugend. Die Uhr war gefunden – glaubte man.

Der Mensch – ein Uhren-Großkonzern

Aber dann kamen den Forschern Zweifel. Denn bei Tieren, denen der SCN entfernt worden war, stellte sich nach einiger Zeit wieder ein Rhythmus ein. Außerdem fanden Chronobiologen auch, dass es gar kein »Organ« braucht, um einen

Rhythmus im Körper zu erzeugen, sondern dass das sogar einzelne Körperzellen können. Praktisch jede Zelle in unserem Organismus besitzt die Fähigkeit, Tagesrhythmen zu erzeugen. Deswegen meinen Fachleute heute, dass wir nicht nur eine innere Uhr besitzen, sondern Milliarden davon in uns tragen. Die verschiedenen Uhren sind hierarchisch ge-

Die Schaltzentrale der inneren Uhr

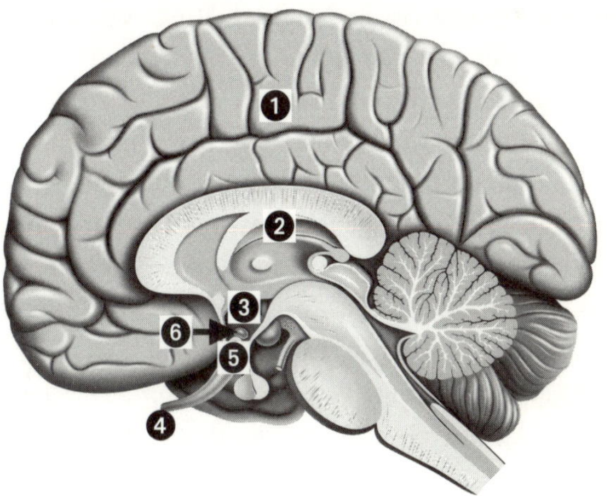

Die oberste Steuereinheit unserer inneren Uhr arbeitet mitten im Gehirn: Es ist ein Bündel von Nervenzellen oberhalb der Kreuzung der beiden Sehnerven aus dem rechten und dem linken Auge. In der Wissenschaftssprache heißt das Bündel suprachiasmatischer Nukleus, abgekürzt SCN.

❶ Großhirn ❷ Zwischenhirn ❸ Hypothalamus, oberste Hormonsteuerzentrale ❹ Sehnerv ❺ Kreuzungsstelle der Sehnerven ❻ SCN

ordnet und jedes Organ, etwa die Leber oder die Niere, besitzt seine eigene Uhrengruppe, die auf die interne zeitliche Koordination in der Leber oder Niere achtet. Die Uhrengruppen in den Körperorganen und -zellen tauschen sich gegenseitig aus und halten sich ständig im Gleichtakt.

Vorstandschef der inneren Uhren

Die oberste Steuereinheit aber ist der SCN im Gehirn. Wie der Dirigent eines vielstimmigen Orchesters oder wie der Vorstandschef in einem Großkonzern gibt er den Takt vor und sorgt für den richtigen Einsatz der verschiedenen Instrumente. Freilich ist er nicht blind und taub, sondern richtet sich nach dem Licht und auch danach, was wir gerade tun, worauf wir Lust haben und wie unsere Hormonlage ist, und außerdem ist er lernfähig. Sonst könnten wir nie in andere Zeitzonen fliegen und innerhalb kürzester Zeit unsere inneren Uhren umstellen. Der SCN als »Oberuhr« und alle seine »Unteruhren« in den Milliarden Zellen arbeiten also nicht wie eine physikalische Uhr stur vor sich hin, sondern passen sich eher wie ein Regelkreis den Umständen an.

> *Fachleute meinen heute, dass wir nicht nur eine innere Uhr besitzen, sondern Milliarden. Die verschiedenen Uhren sind hierarchisch geordnet und jedes Organ, etwa die Leber, besitzt seine eigene Uhrengruppe.*

Gene für den richtigen Takt

Doch keine biologische Wissenschaft, die im Zuge des generellen Gen-Booms der letzten Jahre nicht auch »ihr« Gen gesucht hätte. Die Chronobiologen wurden zuerst im Erbgut der Fruchtfliege *(Drosophila)* fündig. Bei diesen Fliegen gibt es Exemplare, deren Ruhe-Aktivitäts-Rhythmus vom 24-Stunden-Takt abweicht, und siehe da, es fand sich ein Gen, das dafür zuständig ist. Fliegen mit Normal-Gen haben den normalen Tagesrhythmus, Fliegen mit verändertem Gen einen anderen Rhythmus. Ein Gen ist aber nichts anderes als eine detaillierte Bauanleitung für ein Eiweißmolekül. Dieses Taktgen baut also sein Eiweiß in einem Tagesrhythmus auf und wieder ab, im Normalfall in 24 Stunden, im abweichenden Fall dauert es kürzer oder länger. So erzeugt es die Tagesrhythmen bei der Fliege. Mittlerweile hat man sogar nicht nur dieses eine, sondern noch weitere »Rhythmus«-Gene gefunden.

Dass auch wir Menschen ein Uhren-Gen haben, vermuteten Wissenschaftler schon, als sie Familien fanden, in denen alle Mitglieder eher Abendmenschen waren. Wie erwartet, fanden sie dann auch ein menschliches Uhren-Gen, das im Prinzip genauso funktioniert wie das der Fruchtfliege. So könnte man jetzt einen Gentest entwickeln, der etwas über unsere biologischen Tageszeit-Vorlieben aussagt, ob wir also Morgen- oder Abendtypen sind und ob wir uns etwa für Schichtarbeit oder für häufige Flüge in andere Zeitzonen eignen. Bisher gibt es einen solchen Test allerdings noch nicht.

Der Körper im Lauf der Nacht

Wie am Tag schwingt unser Körper auch in der Nacht weiter in seinem biologischen Rhythmus, der von den inneren Uhren vorgegeben wird. Das merken wir, wenn wir nachts aufstehen müssen – sei es, weil das Baby weint, weil der Wecker zur Frühschicht ruft oder weil wir zur Toilette müssen. Nicht zu jeder Zeit des nächtlichen Aufstehens fühlen wir uns gleich, nicht jedes Mal fällt uns das Aufstehen gleich schwer oder leicht. Denn der Körper verändert sich im Lauf der Nacht unentwegt, und je nachdem, in welchem Zustand wir ihn auf Touren bringen müssen, ist die Mühe größer oder kleiner. Das lässt sich auch messen, an den kleinen Schwankungen der Körpertemperatur, am Blutdruck oder an der Atmung.

Nicht zu jeder Zeit des nächtlichen Aufstehens fühlen wir uns gleich, nicht jedes Mal fällt uns das Aufstehen gleich schwer oder leicht: Der Körper verändert sich im Lauf der Nacht unentwegt, was man an den Schwankungen der Körpertemperatur, am Blutdruck oder an der Atmung messen kann.

Heiße und kühle Stunden

Entgegen dem oft in den Medien verbreiteten Eindruck, dass Nächte vor allem »heiß« zu sein haben, durchleben wir alle genau das Gegenteil: heiße Tage und kühle Nächte. Um das zu beweisen, bräuchten wir nur ein Fieberthermometer, das unsere Körpertemperatur durchgehend misst. Unsere heißeste Zeit erleben wir zuverlässig am Vormittag und noch einmal am frühen Abend, die kühlste Temperatur haben wir etwa um 3 Uhr nachts. Der Unterschied zwischen heiß und kalt beträgt aber gerade einmal 1,5 °C. Anders als der Körper von wechselwarmen Tieren, wie Fröschen oder Eidechsen, sind Warmblüter, wie der Mensch, ja darauf angewiesen, ihre Kerntemperatur immer etwa gleich zu halten. Dass wir es also im Lauf der Evolution auf eine Schwankung von nur noch 1,5 °C gebracht haben, ist schon eine reife Entwicklungsleistung unseres Körpers. Die 1,5 °C sind also eine Art normale Restschwankung, die im Lauf der Menschheitsentwicklung übrig geblieben sind. Liegt die Kerntemperatur deutlich darüber, wie bei hohem Fieber, oder deutlich darunter, wie bei Unterkühlung, kann das schnell sehr bedrohlich für uns Menschen werden.

Unsere Aktivitäten am Tage bringen allein schon durch die Muskelspannung und die Bewegung, aber vor allem unsere Stoffwechselenergie Wärme mit sich, die durch ein ausgeklügeltes Regelsystem gut abgeführt werden kann, aber zu einer geringen Erhöhung unserer Körpertemperatur führt. Nachts, wenn unser Körper in Ruhestellung ist und die Muskeln nicht mehr arbeiten, sinkt die Wärmeproduktion, wird aber durch die Stoffwechselprozesse so weit aufrechterhalten wie nötig. Die Körperwärme wird über unsere Durchblutung an die Haut abgeführt, die als Kühler dient. Die verbliebene Schwankung ist aber nicht nur eine Folge von Aktivität und Ruhe. Vielmehr steuert unsere innere Uhr über Hormone, vor allem das Melatonin (siehe Seite 99), auch die Körpertemperatur und nutzt sie als Signal, um Tag und Nacht einzuläuten.

- Wenn wir am Abend zur Ruhe kommen und unsere Körpertemperatur sinkt, ist das ein Zeichen, auf Schlaf zu schalten. Um das Abkühlen zu unterstützen, arbeitet die Haut jetzt verstärkt als Kühler, sie wird wärmer.
- Die steigende Körpertemperatur nach 3 Uhr nachts zeigt an, dass die tiefe Erholungsphase zu Ende geht und der Körper wieder langsam auf Aktivität umschaltet. Die Haut führt jetzt weniger Körperwärme ab und wird kühler.

Blutdruck und Herzschlag

Ein hoher Blutdruck und ein schneller Herzschlag sind beides Zeichen für Aktivität. Deswegen sind beide am Tag höher als in der Nacht. Während der Puls dann steigt, wenn wir tatsächlich aktiv sind und uns viel bewegen, zeigt ein hoher Blutdruck eher an, dass wir zu Aktivitäten bereit sind. Entsprechend sinkt er in der frühen Nacht um rund 20 Prozent ab und steigt in der zweiten Nachthälfte dann langsam wieder an. Der Puls ist in der Nacht auf rund 50 Schläge pro Minute abgefallen und kommt erst beim Aufstehen wieder durch unsere erhöhte körperliche Aktivität auf Touren.

Blutdruck und Herzschlag bestimmen, ob unser Kreislauf labil oder stabil ist. Dass der Kreislauf nachts labil ist, merken wir beispielsweise, wenn wir gegen 3 Uhr morgens aufstehen, denn dann wird uns in der Regel schwindlig. Daran können wir richtig handfest spüren, wie die biologischen Rhythmen uns prägen. Mit anderen Worten: Wir sind nachts nicht auf Aktivitäten programmiert, da unser Körper ja mit Erholung beschäftigt ist. Am Tag dagegen kann unser Kreislauf mit den meisten körperlichen Belastungen spielend umgehen, mit einer Ausnahme, in unserem Mittagstief gegen 13 bis 14 Uhr. Auch hier ist unser Kreislauf labil und wir sind ebenfalls müde, allerdings beides nicht so ausgeprägt wie in der Nacht.

Dass der Kreislauf nachts labil ist, merken wir beispielsweise, wenn wir gegen 3 Uhr morgens aufstehen, denn dann wird uns in der Regel schwindlig. Daran können wir richtig handfest spüren, wie die biologischen Rhythmen uns prägen.

Bizarre Zuckungen beim Einschlafen

Da wir, um schlafen zu können, entspannt sein müssen, bewegen wir uns nachts nur wenig. Beim Einschlafen kommt es zu den typischen Zuckungen, die völlig harmlos sind und die im Zusammenhang mit unserer Entspannung entstehen. Dann kann bereits ein minimaler Reiz oder sogar ein Gedanke an eine Bewegung einen einzelnen Muskel aktivieren, der die Entspannung der übrigen Muskulatur sozusagen »außer Kontrolle« geraten lässt. Sind wir dann eingeschlafen, bewegen wir uns kaum noch. In der Nacht drehen wir uns manchmal um, um unsere Haut auf der aufliegenden Körperseite nicht allzu sehr zu strapazieren, oder strecken einen Arm oder ein Bein aus, um uns wärmer zuzudecken oder abzukühlen. Das tun wir meistens vor oder nach dem Traumschlaf. Sind wir einmal im Tiefschlaf angekommen, bewegen wir uns fast überhaupt nicht mehr.

Natürlicherweise lässt nachts auch unsere Muskelspannung nach. Sie hält sich während der meisten Schlafphasen auf einem niedrigen Niveau und fällt im Traumschlaf völlig in sich zusammen. Dann sind wir zeitweise tatsächlich »gelähmt« (nicht starr, sondern bewegungsunfähig und total entspannt), was daher kommt, dass bestimmte Sorten von Nervenzellen, deren Aufgabe das Dämpfen von Bewegungsnerven ist, im Traumschlaf besonders aktiv sind. Diese Nerven schalten willentliche Bewegungen völlig ab und lassen nur noch unwillkürliche Zuckungen und beispielsweise auch die

Im Traumschlaf sind wir völlig bewegungsunfähig – fast wie gelähmt. Auch wenn uns das merkwürdig anmutet, schützt uns dieser Mechanismus davor, unsere Träume auszuleben – auch wenn wir das manchmal gern würden.

typischen schnellen Augenbewegungen zu (siehe Seite 142). Andere Bewegungen sind dann unmöglich. Dieser merkwürdig anmutende Mechanismus schützt uns davor, unsere Träume auszuleben. Auch wenn wir manchen schönen Traum gern erleben würden, begäben wir uns doch oft in die Gefahr, uns oder unsere Mitschläfer zu verletzen, weil wir um uns schlagen oder uns herumwerfen würden.

Atemrhythmus in der Nacht

Nachts benötigt unser Körper nicht dieselbe Sauerstoffmenge wie am Tag, denn der Energieverbrauch sinkt und damit auch der Verbrauch am »Brennstoff« Sauerstoff. Wir müssen deswegen nicht so tief atmen wie tagsüber. Auch die Lungen dürfen sich jetzt ausruhen, können ihre Leistung herunterfahren und auf eine Basisarbeit zurückschalten. Während der Phasen des Tiefschlafs atmen wir besonders ruhig in immer gleicher Geschwindigkeit – unabhängig vom Zeitpunkt in der Nacht.

Wenn wir bei einem schlafenden Menschen neben uns feststellen, dass er regelmäßig und sehr ruhig atmet, dann ist das Ausdruck dafür, dass er sich im Tiefschlaf befindet. Im Traumschlaf hingegen äußert sich die hohe Aktivität unseres Gehirns in unregelmäßigem Herzschlag und in unruhiger Atmung. Je nachdem, was wir gerade geträumt haben, lassen uns so manche Träume den Atem stocken – oder geradezu hecheln. Das kann so weit gehen, dass wir aus unseren Träumen atemlos erwachen und glauben, unser Herz habe ein ernsthaftes Problem. Doch keine Sorge, in der Regel ist das ganz normal und kann höchstens ein Hinweis darauf sein, dass wir tagsüber unter großen Belastungen stehen, die wir in unserem Träumen so heftig verarbeiten müssen.

Schmerzempfindlichkeit oder die Prinzessin auf der Erbse

Nachts Zahnschmerzen zu haben ist noch viermal schlimmer als am Tag. Das ist keine Einbildung, sondern erwiesen. Der Grund dafür liegt aber nicht darin, dass es dem schmerzenden Zahn selbst in der Nacht schlechter geht oder dass sich die Ursache verschlimmert hat, sondern dass unser Schmerzempfinden nachts anders ist als am Tag. Zahnschmerzen und andere Schmerzen, die durch Krankheiten entstehen (z. B. infolge von Entzündungen), quälen den Kranken nachts stärker. Dies ist wohl als Warnsignal zu verstehen, dass etwas nicht in Ordnung ist. Tagsüber können wir das übersehen, aber nachts »schauen« wir nach innen und bemerken dann eher, dass mit uns etwas nicht stimmt. Von daher ist die Behandlung dieser Schmerzen vor allem nachts von größerer Bedeutung als am Tag.

Doch auch das Gegenteil ist wahr: Manche Schmerzen lassen nachts nach, etwa der Wundschmerz und Druckschmerzen. Das ermöglicht uns, dass wir auch in Körperhaltungen schlafen, die uns im wachen Zustand Schmerzen bereiten würden, weil zum Beispiel Muskeln gedehnt werden oder harte Gegenstände gegen unseren Körper drücken. Oft merken wir erst am Morgen, wenn wir aufwachen, dass wir falsch gelegen haben. Während des Schlafs aber sind wir solchen von außen verursachten Schmerzen gegenüber unempfindlicher als tagsüber, wie auch gegenüber allen anderen Reizen, die von außen auf uns einströmen. Die Erbse unter der Matratze sollte von daher für keine Prinzessin problematisch sein, da wir sie nachts einfach nicht spüren würden.

Unser Schmerzempfinden ist nachts anders als am Tag. Zahnschmerzen und Schmerzen, die infolge von Entzündungen entstehen, quälen den Kranken nachts stärker. Dies ist wohl als Warnsignal zu verstehen, dass etwas nicht in Ordnung ist.

Das nächtliche Auf und Ab im Körper

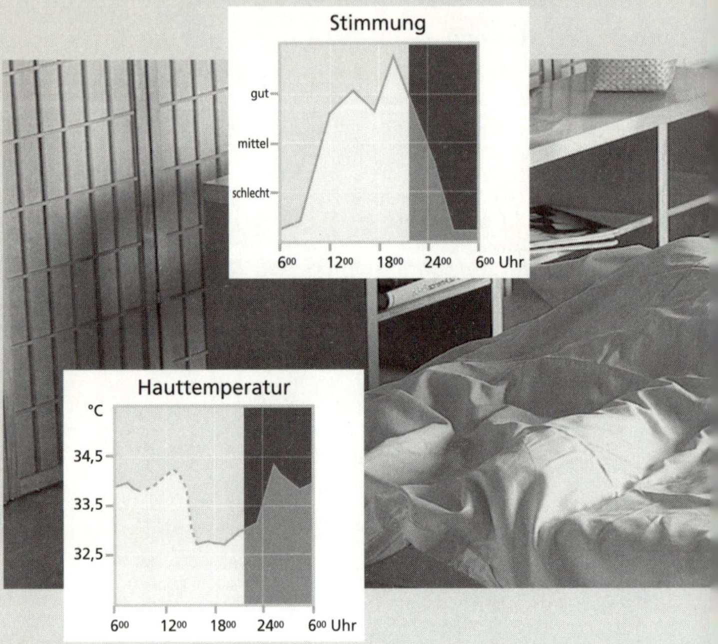

Nachts sind wir ein anderer Mensch als tagsüber. Unser Körper wird kälter, und der Kreislauf hat so manchen Schwächeanfall. Unter Zahnschmerzen leiden wir stärker, Druckschmerzen halten wir dagegen besser aus. Unsere Stimmung ist nachts in einem solchen Tief, dass wir fast von einer nächtlichen Depression sprechen können. Kurz: Körper und Geist befinden sich in einem Aktivitätstal – die ideale Voraussetzung dafür, dass wir

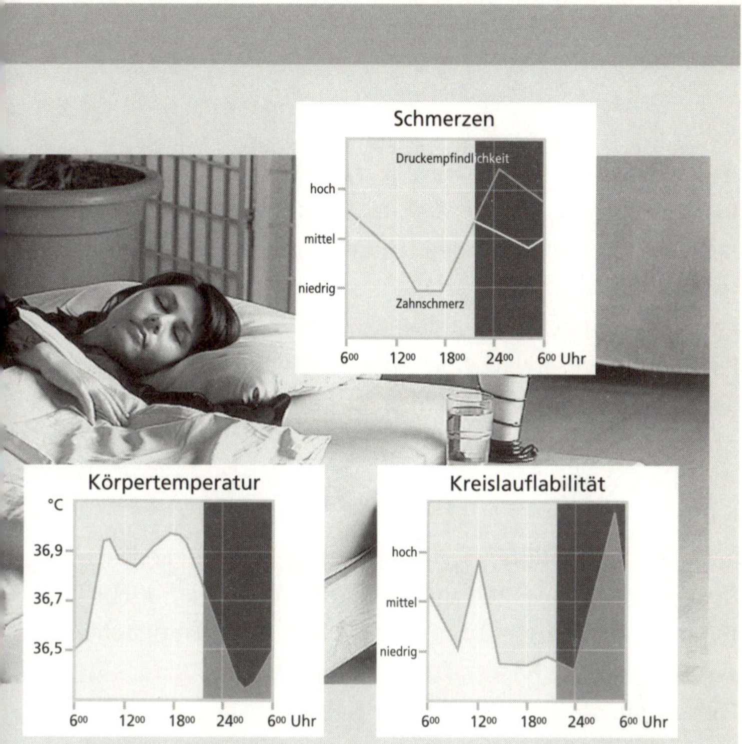

uns erholen können. Die gewaltigen Veränderungen zwischen Tag und Nacht durchlaufen wir nicht, weil wir liegen oder schlafen, sondern sie gehören zu einem festen biologischen Programm unseres Körpers. In weiser Voraussicht auf die Nacht, in der wir ohnehin nicht viel tun können, schalten unsere inneren Uhren die unterschiedlichsten Körperfunktionen in den Erholungsmodus um.

Hormone der Nacht

In der Nacht schaltet unser Körper auf einen anderen Arbeitsmodus um, dessen Ziele nun Ruhe und Erholung heißen und nicht mehr Leistung. Das Signal dazu, dass diese Umstellung am Abend erfolgen soll und am Morgen wieder zurückgeschaltet wird, geben die inneren Uhren. Die Boten jedoch, die diese Nachricht zu allen wichtigen Organen tragen, und die während der Nacht dafür sorgen, dass unser Körper in seinem nächtlichen Schlafrhythmus schwingt, sind Hormone. Unser Körper verfügt über ein ganzes Arsenal davon.

Ohne diese Hormone, die sowohl Aktivitäten auslösen als auch stoppen, könnten unsere Körperfunktionen nicht harmonisch aufeinander abgestimmt ablaufen. Sie entstehen in speziellen Zellen oder in Drüsen, etwa in der Schilddrüse, der Hirnanhangdrüse oder in den Nebennieren, und wandern

Das Wachstumshormon fördert die Erholung und – daher der Name – das Wachstum. Bei Kindern hat es eine ganz zentrale Bedeutung, denn die kleinen Körper müssen noch an Größe und Masse zulegen. Wenn sie auf Dauer zu wenig schlafen, stellen sich bald Wachstumsstörungen ein.

von dort aus in das umliegende Gewebe oder in die Blutbahn. Manche Hormone verändern den Schlaf, andere sorgen für Kontinuität und stellen sicher, dass der Körper in seinem nächtlichen Gleichgewicht bleiben kann. Haben sie ihren Dienst erfüllt, baut der Körper diese chemischen Signalstoffe wieder ab und ihre Wirkung erlischt.

Das Erholungshormon

Beim Einschlafen beginnt die Hirnanhangdrüse, das **Wachstumshormon** zu produzieren. Die Produktion endet erst in der zweiten Nachthälfte, in der wir keine ausgesprochenen Tiefschlafphasen mehr haben (siehe Abbildungen auf Seite 79 und 98). Das Wachstumshormon fördert die Erholung und – daher der Name – das Wachstum. Es baut Zellen auf, stellt energieliefernde Substanzen bereit, wie etwa Fettsäuren aus dem Fettgewebe, und baut den Müll des Körpers, die Schlackenstoffe, ab.

Auch bei Erwachsenen müssen sich die Körperzellen ja ständig vermehren, um abgestorbene Zellen zu ersetzen. Bei Kindern jedoch hat das Wachstumshormon eine ganz zentrale Bedeutung, denn die kleinen Körper müssen noch an Größe und Masse zulegen. Jedes Organ und jedes Körperteil wächst Nacht für Nacht um einen winzigen, fein abgestimmten Anteil. Kinder brauchen ihren Schlaf deshalb noch viel nötiger als wir Erwachsenen. Wenn sie auf Dauer zu wenig schlafen, stellen sich bald Wachstumsstörungen ein.

Hormone steuern den Schlaf

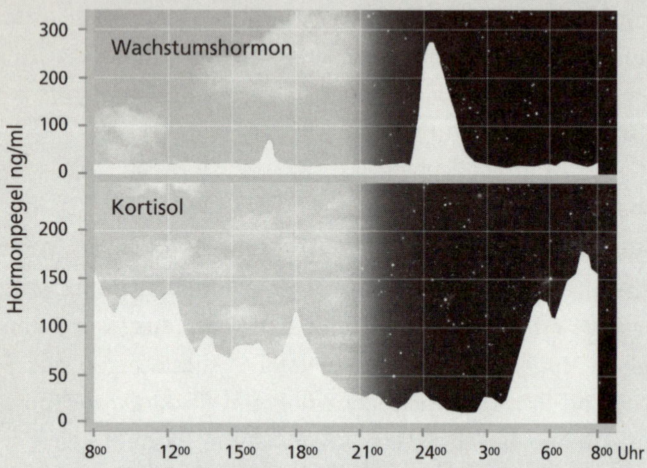

Ein ganzes Hormonorchester ist in der Nacht damit beschäftigt, uns fit für den nächsten Tag zu machen:

Das **Wachstumshormon** ist das wichtigste Hormon der Nacht. Es lässt Kinder ein Stück größer werden und regt bei Erwachsenen die Bildung neuer Körperzellen an, die auch sie täglich brauchen, für die Blutbildung, als Ersatz abgestorbener Hautzellen oder für die Wundheilung. Bei Erwachsenen ist es das Erholungshormon und besonders im Tiefschlaf aktiv.

Kortisol ist der Gegenspieler des Wachstumshormons. Schon mitten in der Nacht beginnt das Stresshormon mit dem Aufwachprogramm, das sich ab 3 Uhr bis zum Morgen steigert. Es weckt uns auf und stoppt die Erholung.

Das Schlafhormon **Melatonin** leitet die Nacht ein. Es fördert aber auch schlechte Laune und nächtliche Grübeleien.

Das männliche Geschlechtshormon **Testosteron** braucht die Nacht, um in Aktion zu treten. Es baut Muskeln auf und stimuliert die Spermienproduktion.

Der natürliche Appetitzügler **Leptin** sorgt dafür, dass wir nachts keinen Hunger bekommen. Gegen Morgen verdrängt das Hungerhormon Ghrelin das Leptin und macht uns Appetit auf das Frühstück.

Schlafhormon und Grübelhormon

Ein Hormon, das den Körper schläfrig macht und den Schlaf aufrechterhält, ist das Melatonin aus der Zirbeldrüse. Gesteuert von der inneren Uhr stellt das Schlafhormon **Melatonin** unseren Organismus auf die Nacht um und macht uns müde. Doch keine Wirkung ohne Nebenwirkung: Melatonin drückt auch die Stimmung und spielt sich als Miesepeter in den Vordergrund. Wenn wir schlafen, merken wir aber Gott sei Dank nichts von diesen negativen Einflüssen. Jeder von uns kennt jedoch etwas anderes: Wenn wir nachts wach liegen, quälen uns manchmal düstere Gedanken, die nur schwer zu vertreiben sind. Erst am Morgen verschwinden sie wieder und machen der Einschätzung Platz, dass es ganz so schlimm nun doch nicht aussieht. Deswegen ist das Melatonin auch das Grübelhormon. Es ist gottlob ein lichtscheuer Geselle. Die Zirbeldrüse stoppt seine Produktion sofort, wenn helles Licht ins Auge fällt und von dort aus die Information »Licht« über verschlungene Pfade im Gehirn an die Zirbeldrüse weiterfließt. So beendet das Licht am Morgen, wenn wir die Augen öffnen, über den Melatonin-Stopp den Schlaf endgültig, leitet den Wachzustand ein und sorgt dafür, dass wir allmählich wieder bessere Laune bekommen – der eine schneller, der andere langsamer.

Die Ausgangssubstanz, aus dem der menschliche Stoffwechsel das Melatonin herstellt, ist der Hirnbotenstoff Serotonin, der unsere Stimmung entscheidend beeinflusst. Haben wir einmal zu wenig Serotonin im Gehirn, dann sinkt unsere Stimmung und damit verschlechtert sich der Schlaf. Wie es zu einem solchen Serotoninmangel kommt, weiß die Wissenschaft noch nicht, und leider lässt sich ein Mangel im Gehirn – anders als einer im übrigen Körper – auch nicht einfach damit beheben, dass man Serotonin von außen zuführt. Immerhin gibt es Nahrungsmittel, die die Vorläufersubstanz des Serotonins in größeren Mengen enthalten, die Aminosäure Tryptophan. Das sind Bananen und Fleisch sowie Milch und zum Beispiel auch Schokolade, deren Verzehr ja angeblich glücklich machen soll, wahrscheinlich durch den Gehalt

Das Schlafhormon Melatonin stellt unseren Organismus auf die Nacht um und macht uns müde. Doch keine Wirkung ohne Nebenwirkung: Melatonin drückt auch die Stimmung und spielt sich als Miesepeter auf.

an Tryptophan. Ob allerdings Schokolade auch einen erholsameren Schlaf schenkt, liegt aufgrund dieses Zusammenhangs zwar nahe, ist aber wissenschaftlich nicht bewiesen. Vermutlich liegen die Dinge doch etwas komplizierter, als wir uns das wünschen.

Muskelzuwachs im Schlaf

Auch das Testosteron ist ein Hormon der Nacht, denn im Schlaf produzieren die Hoden besonders große Mengen dieses männlichen Geschlechtshormons. Es stimuliert die Produktion von Spermien und hilft den Muskeln dabei, stärker zu werden, indem es dort die Eiweißherstellung fördert. Schläft man(n) zu wenig, wird deutlich weniger Testosteron gebildet und deutlich weniger Muskeln. Es reicht also nicht, wenn ein Sportler viel trainiert und richtig isst, er muss auch genügend schlafen.

Wie das bei Sportlerinnen aussieht, ist bis heute wissenschaftlich nicht genau geklärt. Zwar produzieren die Eierstöcke und die Nebennierenrinde zu bestimmten Zeiten des weiblichen Zyklus ebenfalls etwas Testosteron, doch sind diese Mengen zu gering, um die Schlafqualität zu beeinflussen.

Sportler müssen nicht nur viel trainieren und richtig essen, sie müssen auch genügend schlafen. Schläft man(n) zu wenig, wird deutlich weniger von dem Sexualhormon Testosteron gebildet – und deutlich weniger Muskeln.

Ein Hormon zwischen Licht und Dunkelheit

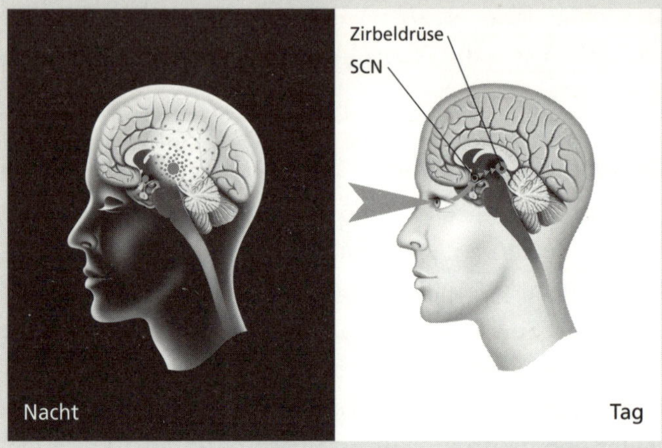

In der Dunkelheit der Nacht bildet die Zirbeldrüse tief in unserem Kopf ein Hormon und verteilt es im Gehirn – ein Signal an alle Schaltstellen, nun das Nachtprogramm zu starten. Dieses Schlafhormon ist das Melatonin. Es macht uns müde und aktiviert unser Immunsystem, sodass wir uns erholen können. Leider drückt Melatonin auch auf das Gemüt und verursacht, falls wir nachts wach liegen, düstere Gedanken.

Eine wichtige Schaltstelle, die darüber wacht, wie viel Melatonin gebildet wird und ob der Körper auf Nacht oder auf Tag schaltet, liegt vor der Zirbeldrüse und wird in der Wissenschaft SCN genannt (für suprachiasmatischer Nukleus). Direkt darunter kreuzen sich die beiden Sehnerven. Fällt morgens helles Licht in unser Auge, geben bestimmte Andockstellen in der

Netzhaut die Lichtinformation an den SCN weiter. Der informiert ab einer bestimmten Helligkeit die Zirbeldrüse, welche die Melatoninproduktion sofort stoppt. Nachdem das Schlafhormon uns nun nicht mehr müde macht, werden wir wacher und aktiver. Wir sind bereit für den Tag und bleiben das, bis es dunkel wird.

Stoffwechselhormone

Auch unsere Schilddrüse ist für Wachstum und Regeneration im weitesten Sinne zuständig und deswegen nachts aktiver als am Tag. Schilddrüsenhormone fördern den Stoffwechsel, leisten Aufbauhilfe für Eiweißstoffe und Zellen und bereiten den Organismus am Morgen auf Aktivität vor. Wer über längere Zeit zu wenig schläft, dem fehlen Schilddrüsenhormone, und das kann zu Müdigkeit, ja sogar zu Trübsinn bis hin zu einer echten Depression führen. Ein Zuviel an Schilddrüsenhormonen kann zu Schlafstörungen führen, dann werden wir zu »aktiv«.

Ein natürlicher Appetitzügler

Während wir schlafen, beeinflussen verschiedene Hormone unser Sättigungsgefühl. Würden wir tagsüber elf Stunden lang nichts essen, wären wir sehr hungrig. Nachts gelingt uns das aber leicht. Obwohl wir zum Beispiel um 20 Uhr zu Abend essen und erst elf Stunden später um 7 Uhr frühstücken, leiden wir zwischendurch nicht unter Hunger – eine sinnvolle Einrichtung, denn sonst könnten wir ja nicht durchschlafen und müssten nachts immer wieder zum Kühlschrank laufen. Ein Hormon namens Leptin sorgt diesbezüglich für ungestörte Nachtruhe, denn es vermittelt uns ein Gefühl der Sättigung, unabhängig davon, wie viel wir am Tag gegessen haben. Schlafen wir weniger oder wachen wir nachts für längere Zeit auf, hört die Ausschüttung von Leptin auf, und der Hunger kommt wieder. Menschen, die wegen Schlafstörungen über längere Zeit zu wenig schlafen, essen deswegen mehr und sind häufiger übergewichtig.

Der Gegenspieler des Leptins ist das Hormon Ghrelin, das uns ein Hungergefühl vermittelt. Es ist das Tageshormon und wechselt sich mit dem Leptin im Tag-Nacht-Zyklus ab.

Natürlich ist unser Hungergefühl nicht allein von der inneren Uhr gesteuert, sondern, wie alle Erfahrung zeigt, auch vom Füllungsgrad unseres Magens. Die tatsächliche Nahrungsmenge, die wir gerade verdauen, beeinflusst offenbar umgekehrt auch unseren Schlaf, denn sowohl wenn wir viel gegessen haben, als auch wenn wir fasten, schlafen wir anders als sonst (siehe Seite 120).

Das Weckhormon Kortisol

Stress hat im Schlaf nichts zu suchen, also auch das Stresshormon Kortisol nicht. In der Tat ist es in der ersten Nachthälfte kaum nachzuweisen. Doch wenn die biologische Mitternacht vorbei ist, es also nach 3 Uhr morgens ist, steigt der Kortisolspiegel bis zum Morgen deutlich an, und zwar unabhängig davon, ob wir schlafen oder nicht. Dieses Hormon wird nämlich direkt von der inneren Uhr gesteuert. Auch wenn wir erst um 2 Uhr schlafen gehen, fängt der Körper ab etwa 3 Uhr an, Kortisol zu produzieren – und dann ist es aus mit der reinen Erholung (siehe Seite 97). Kortisol unterdrückt nämlich die Ausschüttung des Wachstumshormons aus der ersten Nachthälfte, es erhöht den Blutzuckerspiegel und den Eiweißumsatz und aktiviert dadurch den Stoffwechsel. Außerdem hemmt es das Immunsystem, das bis dahin seine nächtlichen Hochleistungen ungestört verrichten konnte. Schließlich bereitet das Kortisol den Organismus auf das Aufwachen vor.

Es ist also ein Gegenspieler unseres erholsamen Schlafs. Wer in der zweiten Nachthälfte zu wenig schläft, ob freiwillig oder unfreiwillig, erhöht seinen Kortisolspiegel noch einmal und dann kann es zu viel werden, dann haben wir Stress. Umgekehrt bewirkt ein hoher Pegel, dass wir schlecht schlafen und immer wieder aufwachen. Wenn man unter Stress steht, wird hierdurch vermehrt Kortisol ausgeschüttet und zwar schon in der ersten Nachthälfte, wo Kortisol nichts zu suchen hat. Und dann werden wir hier schon wach gehalten – an erholsamen Schlaf ist dann nicht mehr zu denken.

Wenn es nach 3 Uhr morgens ist, steigt der Kortisolspiegel bis zum Morgen deutlich an, und der Körper wird auf das Aufwachen vorbereitet – auch wenn wir erst um 2 Uhr schlafen gehen.

Wie man einschläft, so liebt man

Sage mir, wie du schläfst und ich sage dir, wer du bist. Wer würde nicht gerne mehr über sich und seinen Partner herausfinden.

Ob die bevorzugte Stellung eines Schlafenden oder eines schlafenden Paares mehr über Charakter und Beziehung verraten, ist eine Frage, die sich zwischen Wissenschaft und Unterhaltung bewegt. Immerhin sind einige amerikanische und britische Psychologen und Schlafforscher tatsächlich auf manche Zusammenhänge gestoßen.

Bei schlafenden **Singles** gibt es eine Reihe von typischen Stellungen, die auf unterschiedliche Charaktermerkmale schließen lassen: Wer gerne in der **Fötus-Haltung** schläft, also seitlich mit angezogenen Knien, gilt als besonders sensibel und gefühlsbetont, als kreativ und praktisch veranlagt.

Das Gegenteil davon ist der **Rückenschläfer**: ein sehr selbstbewusster, manchmal selbstgefälliger Mensch, häufig ein Einzelkind oder ein tendenziell verwöhntes Nesthäkchen der Familie, neuen Erfahrungen gegenüber aufgeschlossen – und oft ein Schnarcher. Die »Soldatenhaltung«, auf dem Rücken mit angelegten Armen, gilt hingegen als Zeichen von Reserviertheit und hohen Ansprüchen.

Schlafenden in **Seitenlage** wird ein ausgeglichenes Gemüt und ein gesunder Menschenverstand attestiert. Wer oft in der »Klotz-Haltung« schläft, also seitlich mit den Armen am Körper, gilt als gesellig und steht gern im Mittelpunkt.

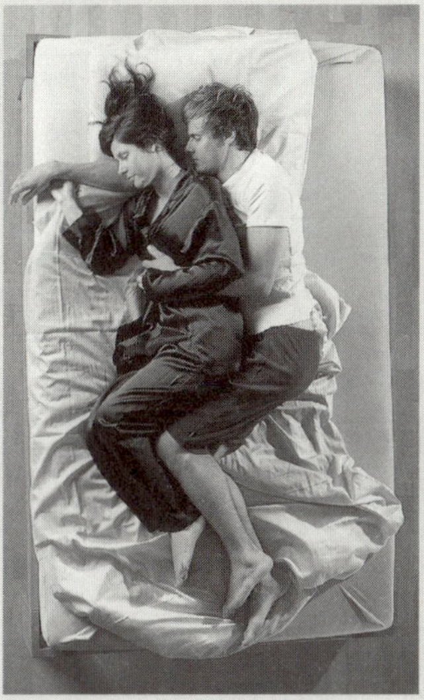

Wir gehören zusammen: Ein Paar, das in der Löffelchenstellung einschläft, ist verliebt und sehr vertraut. Aber nur, wenn der Mann hinten liegt. Liegt er vorn, will er womöglich seine Ruhe.

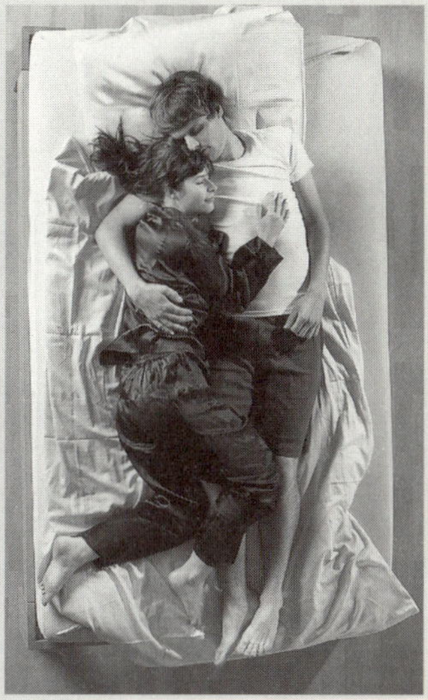

Ich beschütze dich: Wenn sich ein Paar beim Einschlafen umarmt, wollen sich die Partner gegenseitig beschützen und sich gemeinsam gegen die Außenwelt stark machen. Die Partner sind keine Rivalen, sondern ein Team.

Schließlich gibt es noch den seltenen **Bauchschläfer**, den ordentlichen, korrekten Perfektionisten, der gerne in geregelten Verhältnissen lebt; oder – gemäß anderen Interpreten – ein ungestümer, jedoch dünnhäutiger Zeitgenosse ist, wenn er in der »Freifall-Position« auf dem Bauch liegt und das Kissen umklammert. Gerade dieses letzte Beispiel zeigt, dass durchaus

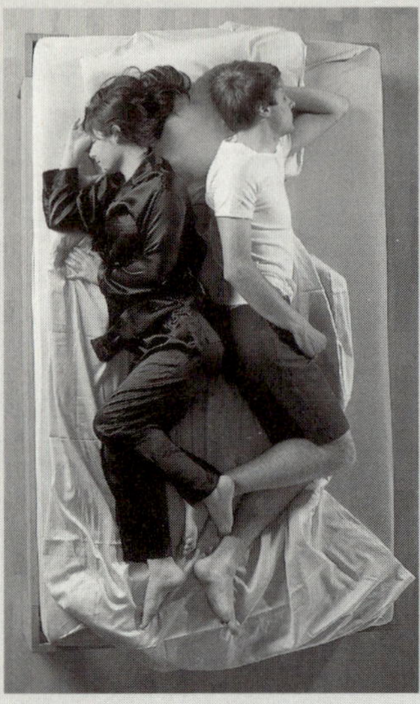

Ich weiß, dass du da bist: Starke, selbstständige Partner schlafen so ein. Sie kleben nicht aneinander, berühren sich aber an Po oder Füßen und zeigen sich so, dass sie einander wichtig sind.

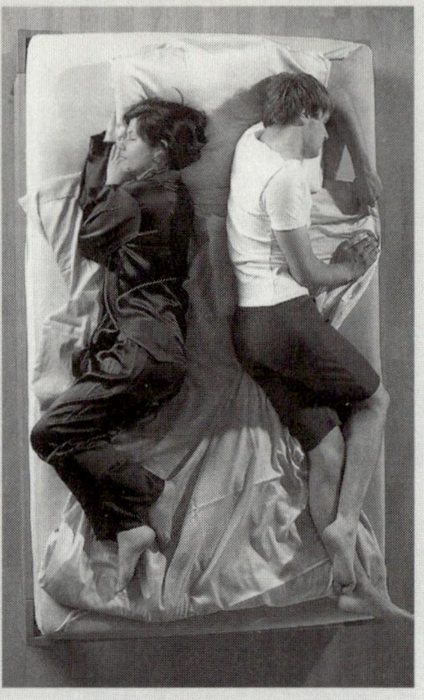

Ich will meine Ruhe: Jeder schläft für sich, kein Körperkontakt soll die Unabhängigkeit der Partner stören. Je weiter das Paar auseinanderrutscht, desto distanzierter ist die Beziehung und desto mehr Probleme haben die beiden.

Widersprüchliches über die Haltungen im Umlauf ist. Dennoch ist es anregend, sich darüber Gedanken zu machen, besonders auch bei **Paaren**.

Hier haben vor allem amerikanische Forscher vier Grundpositionen (siehe Fotos) erkannt, denen sie bestimmte Beziehungsqualitäten zuordnen. Je umschlungener das Paar einschläft, desto größer nicht unbedingt die Liebe, aber die Leidenschaft. Am Anfang einer Beziehung kann die Umarmung beim Einschlafen gar nicht eng genug sein. Wie sich das Paar dann weiterentwickelt, könnte auch im Schlaf ablesbar sein. Rücken die Partner etwas auseinander, bleiben aber in Körperkontakt oder sind einander zugewandt, gilt dies als Zeichen von Nähe und Wertschätzung des jeweils anderen. Je größer aber der Abstand wird, womöglich noch mit zugekehrten Rücken, desto entfernter sind die Partner auch im übertragenen Sinn. Eine sehr eingängige Interpretation, über die man sich als Paar immerhin austauschen kann, auch wenn man nicht jeden Abend in der gleichen Stellung einschläft.

Schlafen Sie sich gesund!

Sobald wir uns eine Erkältung einfangen, werden wir müde und schlapp und sind längst nicht mehr so leistungsfähig wie gewohnt. Es zieht uns ins Bett, wo wir – vor allem im Tiefschlaf – schlafen, schlafen, schlafen. Denn dann kommt unsere körpereigene Abwehr so richtig auf Touren und wehrt sich mit ihrem ganzen Waffenarsenal gegen die krank machenden Eindringlinge.

Zuständig für die Abwehr von Infektionen ist das Immunsystem. Es ist eigentlich schon ein richtiges Organ, obwohl man es als solches auch mit dem besten bildgebenden Verfahren nicht sehen kann. Die Milliarden von Zellen, die unser Immunsystem bilden, sind nämlich sehr mobil und über den ganzen Körper verteilt. Die weißen Blutkörperchen gehören dazu, die Lymphgefäße, aber auch die Rachenmandeln. Gemeinsam mit den Antikörpern im Blut und mit speziellen Bo-

Dass wir müde werden, sobald wir krank zu werden drohen, ist eine sinnvolle Reaktion. Im Schlaf kann das Immunsystem seine Arbeit mit voller Kraft und ungestört aufnehmen. Deswegen kann zu Beginn einer Infektion mehr Schlaf die Abwehr unterstützen, vor allem der Tiefschlaf.

tenstoffen erkennt und bekämpft das Immunsystem Eindringlinge in den Körper wie Bakterien, Viren oder Parasiten. Außerdem macht es als Biopolizei auch körpereigene Übeltäter unschädlich, zum Beispiel erste Krebszellen, die immer wieder entstehen und vergehen, ohne dass wir das merken. Es repariert beschädigte oder veränderte Zellen und seine Bestandteile und schützt uns so jeden Tag vor Infektionen und vor Krebs. Außerdem erholt sich das Immunsystem selber im Schlaf, indem es sich auf »Vordermann« bringt und den Bestand an Botenstoffen auffrischt.

Die Stunden des Immunsystems

Damit es das wirkungsvoll tun kann, braucht es Schlaf. Denn am Tag benötigen wir viel Energie für unsere körperliche und geistige Leistungskraft, für unsere Arbeit, für die Wahrnehmung unserer Umwelt und für die Reaktion darauf – kurz: für das Bestehen in der Außenwelt. Im Schlaf dagegen werden diese Energien frei und das Immunsystem kann seine Arbeit mit voller Kraft und ungestört aufnehmen. Deswegen kann zu Beginn einer Infektion oder Krankheit mehr Schlaf die Abwehr unterstützen, vor allem der Tiefschlaf. Dass wir also müde werden, sobald wir krank zu werden drohen, ist eine sinnvolle Reaktion. Wer dann trotzdem weiterarbeitet, bezahlt diese Rücksichtslosigkeit gegenüber dem eigenen Körper oft damit, dass die Infektion so richtig ausbricht und man dann erst recht ans Bett gefesselt ist. Hätte man gleich zu Beginn auf die Zeichen geachtet, wäre einem wahrscheinlich die Zwangspause erspart geblieben. Übrigens wird das Immunsystem auch aktiv, wenn wir zu lange wach sind. Als eine Art Selbstschutz werden wir daraufhin müde und werden damit in den Zustand »Schlaf« versetzt, den das Immunsystem braucht, um sich »aufzuladen«.

Müdigkeit als Warnsignal

Oft spüren wir die Müdigkeit ja schon, bevor die Nase läuft oder der Hals kratzt, denn sobald das Immunsystem eine kritische Menge an Krankheitserregern zu bekämpfen hat, verschafft es sich sein Recht auf Energie und macht uns müde. Insofern kann plötzlich auftretende Müdigkeit, der keine Ursache zuzuordnen ist, ein Warnsignal sein – Schonung ist angesagt. Ist dieser erste Teil der Abwehr erfolgreich, der Eindringling vernichtet, dann geht es uns bald wieder besser, und wir haben, möglicherweise ohne es zu merken, eine Infektion überstanden. Wir waren lediglich etwas müde.

Haben wir es aber mit einem hartnäckigen Eindringling zu tun oder mit sehr vielen, dann müssen stärkere Geschütze aufgefahren werden. Dann wird die Körpertemperatur bis zum Fieber erhöht, das Stresshormon Kortisol wird in die

> *Das Immunsystem wird auch aktiv, wenn wir zu lange wach sind. Als eine Art Selbstschutz werden wir daraufhin müde und werden damit in den Zustand »Schlaf« versetzt, den das Immunsystem braucht, um sich »aufzuladen«.*

Blutbahn geschickt und dann kann es passieren, dass wir plötzlich schlecht schlafen, obwohl wir todmüde sind und Erholung bitter nötig haben.

Nachrüstung im Tiefschlaf

Auch wenn wir ganz gesund sind, ist unser Immunsystem ständig damit beschäftigt, Eindringlinge abzuwehren. So betrachtet, stehen wir eigentlich immer kurz davor, krank zu werden, was sich auch an immungeschwächten Patienten zeigt, bei denen unentwegt Infektionen ausbrechen, mit denen ein gesunder Mensch mit einem intakten Immunsystem spielend fertig würde. Unser Immunsystem schützt uns also jeden Tag unbemerkt und so muss es sich auch irgendwann einmal regenerieren. Auch das macht es im Schlaf. Vor allem im Tiefschlaf schafft es den Müll der erfolgreich bekämpften Erreger beiseite, produziert neue Botenstoffe, Antikörper und Immunzellen und füllt seine Vorratslager auf. Lassen wir ihm dazu zu wenig Zeit, indem wir zu wenig schlafen oder zu spät schlafen gehen, dann schwächen wir unser Immunsystem.

Die Nacht im Zeitraffer

Die erste Nachthälfte

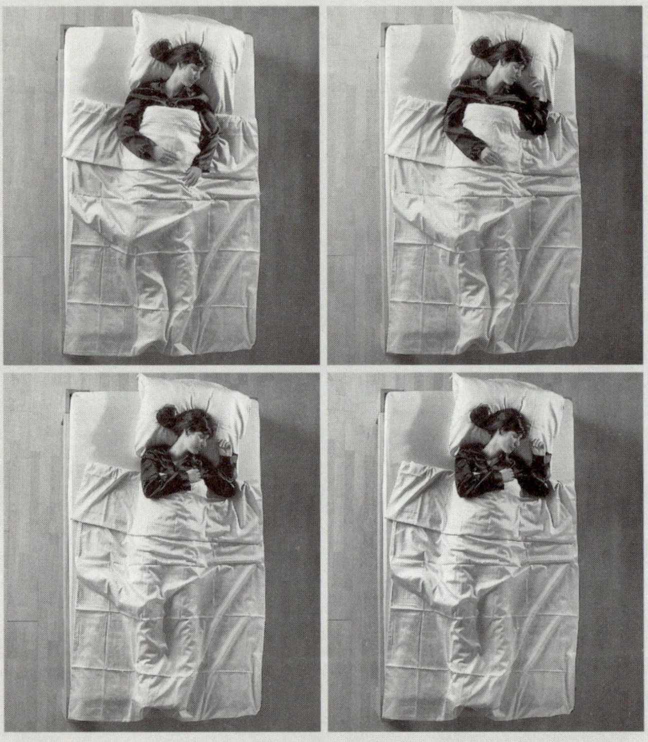

23 bis 24 Uhr *Einschlafen:* Aus der Schläfrigkeit wird Schlaf. Wir gleiten über mehrere Stufen sanft in die Welt des Tiefschlafs und der Erholung. Die wenigen Bewegungen hören bald auf. Wir atmen ruhig und langsam.

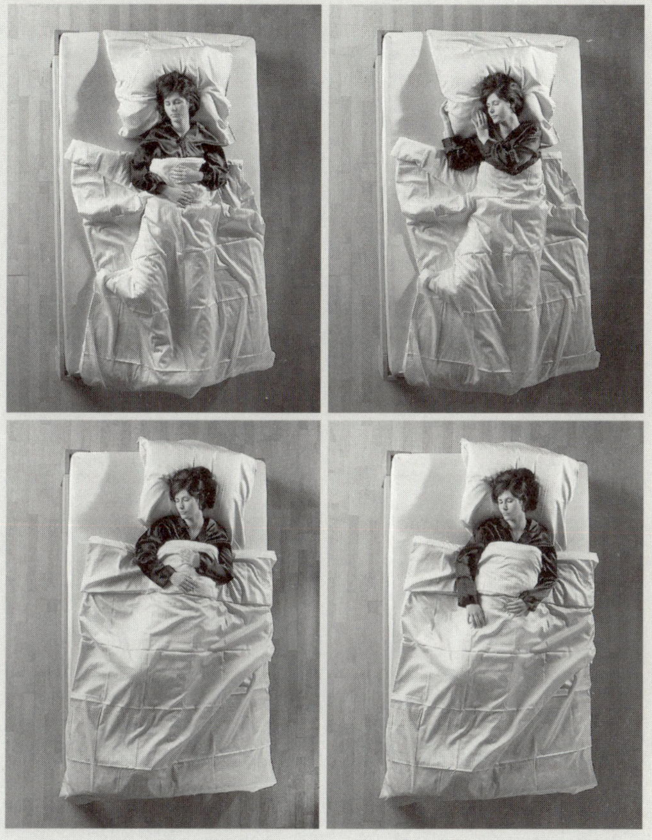

24 bis 1 Uhr ***Tief schlafen:*** Aus der tiefen Ruhe wird vorübergehend Unruhe. Wir träumen den ersten kurzen Traum, bewegen uns dabei, drehen uns um und fallen gleich wieder in tiefen Schlaf.

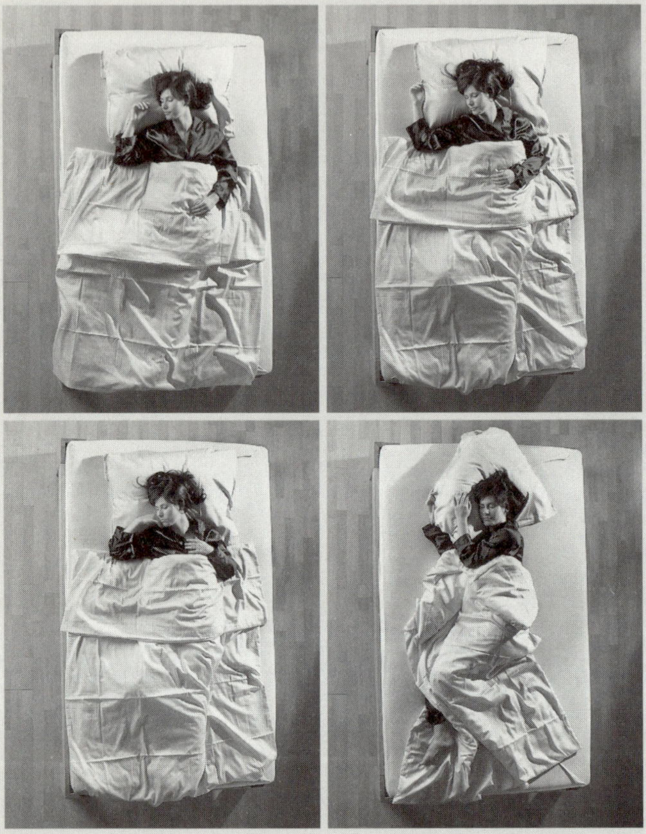

1 bis 2 Uhr ***Erholen:*** der Körper ist nun auf maximale Erholung geschaltet. Durch sparsame Bewegungen helfen wir ihm unbewusst, sich abzukühlen. Der nächste Traum kommt, diesmal schon länger und intensiver.

Die zweite Nachthälfte

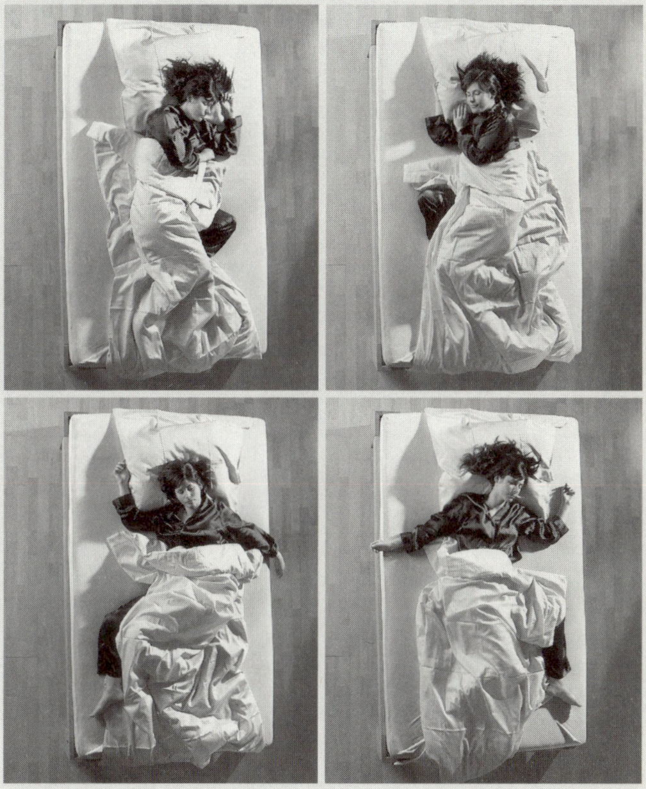

2 bis 3 Uhr *Auftauchen:* Nach dem zweiten Traum verflacht unser Schlaf. Wir beginnen jetzt schon, langsam aus der Erholung aufzutauchen. Wir werden unruhiger und drehen uns öfter um.

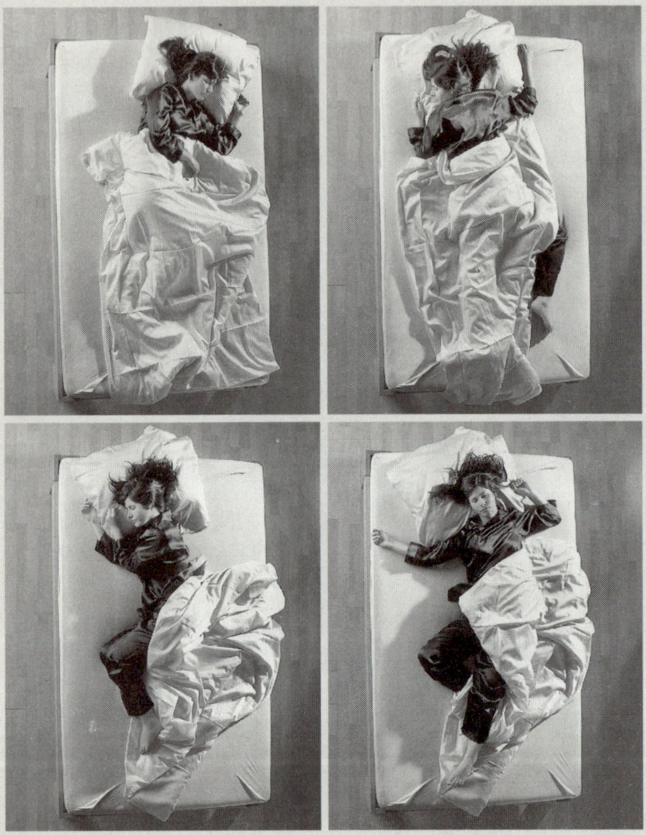

3 bis 5 Uhr ***Träumen:*** Zur biologischen Geisterstunde beginnt die Zeit der wilden Träume. Wir werfen uns hin und her und wachen zwischendurch immer wieder auf. Oft wissen wir am Morgen nichts davon.

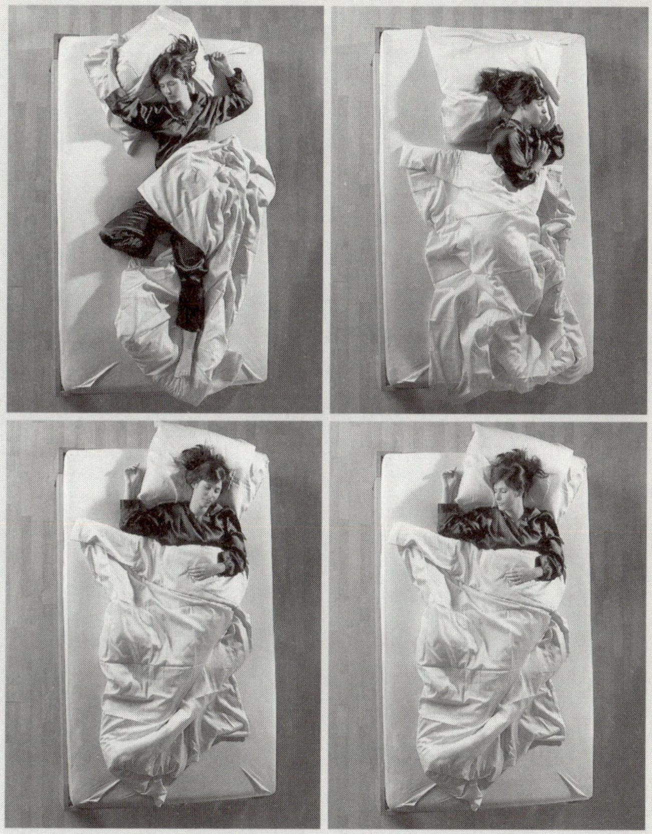

5 bis 7 Uhr *Aufwachen:* Wir schlafen nur noch oberflächlich und träumen unseren wildesten, letzten Traum. An ihn werden wir uns wahrscheinlich erinnern. Aus dem letzten, unruhigen Schlaf wachen wir auf.

Verdauung im Schlaf

Gäbe es den Schlaf nicht, dann hätten wir unter anderem ein gewaltiges Verdauungsproblem. Obwohl wir ja auch im Wachzustand ständig etwas verdauen, würden wir einen immensen Verdauungsstau produzieren, wenn wir die Nacht nicht als Ruhezeit hätten. Denn Verdauung ist nicht gleich Verdauung, sondern fein säuberlich in zwei verschiedene Prozesse getrennt. Unser Körper hat daher zwei grundlegend verschiedene Verdauungsarten, die eine für den Tag, und die andere im Prinzip für die Nacht, oder genauer gesagt, für Zeiten ohne Nahrung, was die Nacht ja auch ist.

Wir brauchen die Ruhezeit in der Nacht, damit unsere Nahrung auch richtig zu Ende verdaut und für den Körper nutzbar gemacht werden kann.

Nach dem Abendessen

Die erste Phase der Verdauung fängt gleich nach dem Essen an und dauert bis zu vier Stunden. Der Magen-Darm-Trakt kommt in Bewegung, und eine Reihe von Drüsen gibt jeweils ihr Verdauungssekret dazu. Dabei rutscht die Nahrung von oben nach unten und wird mit den typischen Verdauungssäften versehen, aus der Speicheldrüse, aus dem Magen, der

Galle und der Bauchspeicheldrüse. Sind die Sekrete zugefügt, schaltet der Körper wieder auf mehr Darmbewegung, und die Nahrung wandert ein Stück weiter, bis zur nächsten Station.

Gründlich erst nachts

Essen wir dann nicht wieder und setzen das Ganze nicht erneut in Gang, dann kommt die zweite Art von Verdauung zum Zug, eine Art Langzeit- oder Endverdauung. Der Magen drosselt die Magensäureproduktion, der Magen-Darm-Trakt wird stärker durchblutet und später auch unser Entgiftungsorgan, die Leber. Der obere Teil der Verdauungsorgane arbeitet jetzt langsamer, der untere mit unveränderter Geschwindigkeit weiter. Zu dieser Art von Endverdauung kommen wir in unserem Luxusleben, in dem es fast immer etwas zu essen gibt, nur in der Nacht. Denn am Tag haben wir selten nahrungslose Zeiten von mehr als vier Stunden. Sobald wir wieder etwas essen, beginnt die primäre Verdauung von neuem und hindert die Endverdauung an ihrer Arbeit. Wir brauchen also die Ruhezeit in der Nacht, damit unsere Nahrung richtig zu Ende verdaut und für den Körper nutzbar gemacht werden kann.

Der ideale Abstand zwischen Essen und Schlafen

Da die Verdauung im Wesentlichen von den gleichen inneren Uhren geregelt ist wie Schlafen und Wachen, hängen Verdauung und Schlaf eng miteinander zusammen: Der Rhythmus der Verdauung beeinflusst unseren Schlaf, und der Rhythmus des Schlafs reguliert die Verdauung. Sobald die Verdauung gestört oder zu sehr beschäftigt ist, kann es zu Schlafstörungen

Die Organuhr

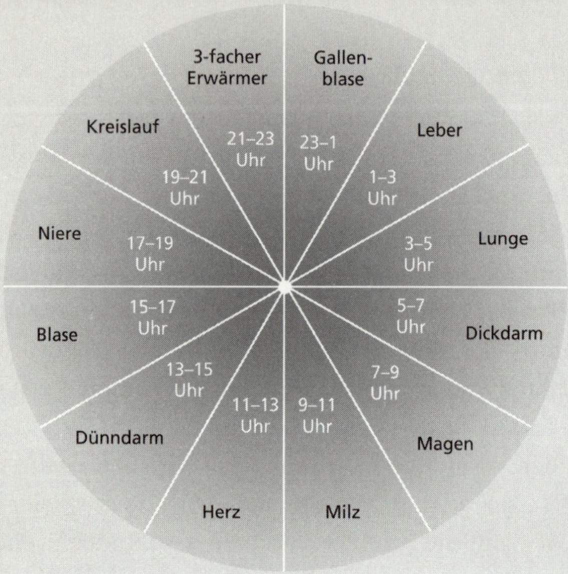

Die Vorstellung der Organuhr stammt aus der chinesischen Medizin und beruht auf der Tatsache, dass nicht jedes Organ zu jeder Tages- und Nachtzeit gleich aktiv ist. Vielmehr hat jedes Körperorgan sein Tageshoch zu einer bestimmten Uhrzeit, zu der es am aktivsten ist, und eine auf der Uhr gegenüberliegende Passivzeit, zu der es kaum aktiv ist. Dabei stellen sich die Chinesen ein Zifferblatt vor, das nicht in 12 Stunden eingeteilt ist, sondern in 24 Stunden. Ein Zifferblatt zeigt also einen ganzen Tag und eine ganze Nacht.

Diagnostik nach der Organuhr

Die chinesische Medizin benutzt die Organuhr zur Diagnostik. Indem man darauf achtet, zu welcher Tages- oder Nachtzeit bestimmte Beschwerden häufig oder regelmäßig wiederkehren, kann man auf der Organuhr nachsehen, welches Organ zur Zeit der Beschwerden seinen höchsten Energiedurchfluss hat. Das aktive Organ, jenes mit dem höchsten Energiefluss, ist zu dieser Zeit belastet und könnte der Verursacher der Beschwerden sein, zusammen möglicherweise mit den auf der Organuhr angrenzenden Organen. Treten die beschriebenen Beschwerden oder ein Teil davon zu der genannten aktiven Organzeit auf, könnte das der chinesischen Heilkunde zufolge ein Zeichen für eine Störung in gerade diesem Organ sein. So hat zum Beispiel unser Magen morgens zwischen 7 und 9 Uhr seine aktive Phase. Das spricht dafür, dass wir gut frühstücken sollten, um diese Aktivitätsbereitschaft optimal auszunutzen. Zwölf Stunden später, zwischen 19 und 21 Uhr am Abend, hat der Magen hingegen seine geringste Aktivität und möchte nicht durch ein üppiges Abendessen belastet werden. Ein zu üppiges Abendessen kann sich dann zwischen 23 und 1 Uhr nachts bemerkbar machen, wenn die Galle ihre aktive Phase hat. Tatsächlich treten die meisten Gallenkoliken um diese Zeit auf.

Hinweise auf mögliche Ursachen

Im Detail ist die Diagnostik nach der chinesischen Organuhr nur schwer in unser Gesundheitsverständnis zu integrieren. Ihre

Grundlage ist jedoch inzwischen durch die wissenschaftlichen Erkenntnisse über die biologischen Tagesrhythmen im Körper bestätigt, und so kann ein Blick auf die Organuhr Menschen mit regelmäßigen, aber unklaren Beschwerden, zumindest einen Hinweis auf die mögliche Ursache geben, denen dann ein Arzt mit den Mitteln unserer Diagnostik genauer nachgehen kann.

kommen. Umgekehrt wirken regelmäßige Essenszeiten auf die innere Uhr und damit auf unsere Schlafzeiten. Zwar ist Nahrung als Taktgeber für die innere Uhr nicht ganz so stark wie der Taktgeber Licht (siehe Seite 80), aber er wirkt. Je später wir essen, desto später schlafen wir. Ein Abendessen vier Stunden vor dem Schlafengehen ist ideal, denn dann lassen wir unserem Körper vier Stunden Zeit für die Erstverdauung, und die anschließende Endverdauung wirkt im Schlaf besonders gut. Ein allzu üppiges und spätes Abendessen stört dagegen den Schlaf, denn dann ist unser Körper noch eine ganze Weile mit der Erstverdauung beschäftigt, bevor er endlich Ruhe findet und zur Endverdauung übergehen kann.

Ein Abendessen vier Stunden vor dem Schlafengehen ist ideal für den Schlaf, denn dann hat unser Körper vier Stunden Zeit für die Erstverdauung, und die anschließende Endverdauung wirkt im Schlaf besonders gut.

Lernen im Schlaf

Während wir schlafen, werden wir klüger. Das wusste man schon lange, bevor die eigentliche Schlafforschung einsetzte. Der erste Beleg dafür stammt schon aus den 30er-Jahren des letzten Jahrhunderts, als zwei Versuchspersonen in einem Experiment Vokabeln lernten. Die eine schlief nach der Lernphase, die andere nicht, und später wurden beide abgefragt. Das Ergebnis war eindeutig: Ohne Schlaf konnten sich die Versuchspersonen an höchstens zwei der zehn gelernten Vokabeln erinnern, mit Schlaf an mehr als fünf.

Inzwischen wurden solche Experimente verbessert und verfeinert, aber das Ergebnis ist immer das gleiche. Egal wann man lernt, wann man schläft und wann man abgefragt wird. Schlafen festigt neues Wissen, denn im Schlaf ist unser Gehirn damit beschäftigt, das abzuspeichern, was wir am Tag gelernt haben – darin liegt eine der zentralen Aufgaben des Schlafs. Dieser nächtliche Gedächtnisaufbau hilft aber nicht nur beim Vokabelnbüffeln. Wir lernen im Schlaf, wie wir uns erfolgreich gegenüber unseren Mitmenschen verhalten, sogar Autofahren oder Schwimmen lernen wir dabei!

Müheloses Üben im Schlaf

Dem Gehirn ist es egal, was tagsüber in welchem unserer Gedächtnisse abgelegt wurde. Ob wir Vokabeln lernen, Erfahrungen auf der Gefühlsebene sammeln oder Bewegungen einüben, alles Gelernte kommt in der Nacht noch einmal dran. Dabei spielt es keine Rolle, ob wir neues Wissen oder Fertigkeiten bewusst gelernt haben oder ob wir mühelos etwas erlebt haben, was wir uns nun merken. Im Schlaf wird all das wieder und wieder von den beteiligten Nervenzellen eingeübt: im Tiefschlaf eher die Vokabeln und im Traumschlaf eher sportliche Bewegungsabläufe. Wie ein Orchester wiederholen die Gedächtniszellen das Stück des Tages so lange, bis wir aufwachen. Dann ist die Orchesterprobe zu Ende und der vergangene Tag »sitzt«. Am darauf folgenden Tag ist das Nerven-Orchester dann wieder bereit, ein neues »Stück« zu lernen.

Ob wir Vokabeln lernen, Gefühlserfahrungen sammeln oder Bewegungen einüben – alles kommt in der Nacht noch einmal dran. Wieder und wieder wird es von den beteiligten Nervenzellen eingeübt: im Tiefschlaf eher die Vokabeln und im Traumschlaf eher sportliche Bewegungsabläufe.

Kreativität im Tiefschlaf

Im Tiefschlaf, wenn unsere Gedächtniszellen neues Wissen pauken, lernen wir relativ schnell. Die Kehrseite der Medaille ist, dass wir Vokabeln, Termine oder Telefonnummern auch sehr schnell vergessen. Offenbar werden solche Gedächtnisinhalte schnell geschrieben – und genauso schnell gelöscht. Damit sich der Stoff im Langzeitgedächtnis festsetzt, sind schon mehrere Nächte erforderlich. Erst dann ist das Gelernte vom »Arbeitsspeicher« auf die »Festplatte« übertragen. Unser Gedächtnis braucht also relativ lange, bis es neuen Stoff wirklich sicher gespeichert hat, aber wenn es das einmal geschafft hat, geschieht etwas Denkwürdiges: Aus dem kompletten gelernten Stoff wird plötzlich mehr als die Summe seiner Teile. Es entsteht etwas qualitativ Neues, wir verstehen Zusammenhänge oder haben aufgrund des neuen Wissens eigene Ideen.

So ist auch zu erklären, warum wir nach einer Nacht plötzlich Lösungen finden, auf die wir am Abend vorher partout nicht kamen, warum Versuchspersonen, die am Abend eine knifflige Aufgabe vorgesetzt bekamen und sie nicht lösen konnten, am nächsten Morgen die Lösung finden – vorausgesetzt, sie haben geschlafen. Denn im Schlaf vergrößern die wiederholten Gedächtnisübungen unser Wissen, ermöglichen Erkenntnis und somit völlig neues Wissen. Und dieses Wunder geschieht überwiegend in der ersten Schlafhälfte, im Tiefschlaf.

tipp Schüler, Studenten und studierende Senioren lernen besser, wenn sie einen Mittagsschlaf einlegen. Bereits nach dieser kurzen Schlafphase verbessert sich die Lernleistung: Schlafen macht einfach immer klüger.

Training im Traum

Im Traumschlaf lernen wir dagegen körperliche Vorgänge, zum Beispiel neue Bewegungsabläufe, und das meist gleich in der ersten Nacht. Für den besseren Abschlag beim Golf, für die Koordination von Kupplung und Schalthebel in der Fahrschule oder für das aus der Mode gekommene Stricken brauchen wir kein nächtelanges Gedächtnistraining, Fortschritte machen wir nach jeder Nacht. Und das, obwohl es höchst komplizierte Bewegungsmuster sind, die wir erst einmal lernen müssen – nicht im Tiefschlaf, sondern im Traum. Je mehr wir also träumen, desto schneller haben wir kapiert, wie es geht, und desto mehr können wir in der nächsten Golfstunde glänzen. Das heißt nun nicht, dass wir solche Fertigkeiten umso schneller lernen, je mehr Träume wir am Morgen erzählen können, denn die Menge der erinnerten Träume hat mit der wirklichen Anzahl der Träume nichts zu tun (siehe Seite 132).

Jeder Mensch hat Traumphasen. Da wir aber vor allem in der zweiten Nachthälfte länger träumen, lernen wir dann am besten neue körperliche Fertigkeiten, wenn wir ausschlafen. Ein Mensch, der zu wenig Traumschlaf bekommt, weil er zu wenig schläft, lernt Bewegungsabläufe wesentlich schlechter. Vielleicht liegt es also nur an zu wenig Schlaf, wenn der perfekte Abschlag nicht gelingen will.

Umgekehrt fordert der Körper seinen Schlaf, wenn wir intensiv sportlich trainieren. Das liegt nicht nur an der Erschöpfung nach dem Training, sondern – das haben Untersuchungen bei Trampolinspringern gezeigt – hängt auch mit

Superaktivität im Traum

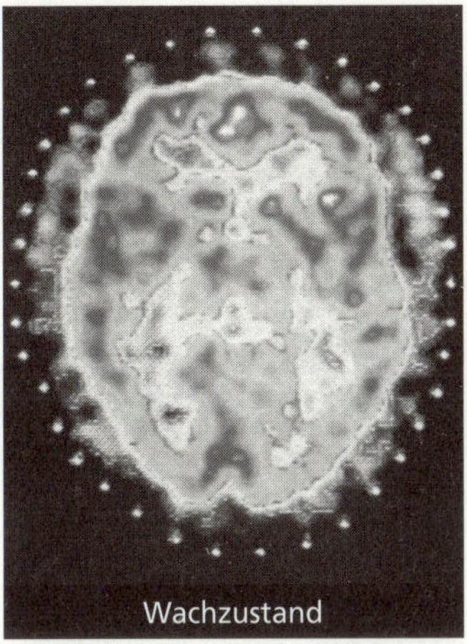

Wachzustand

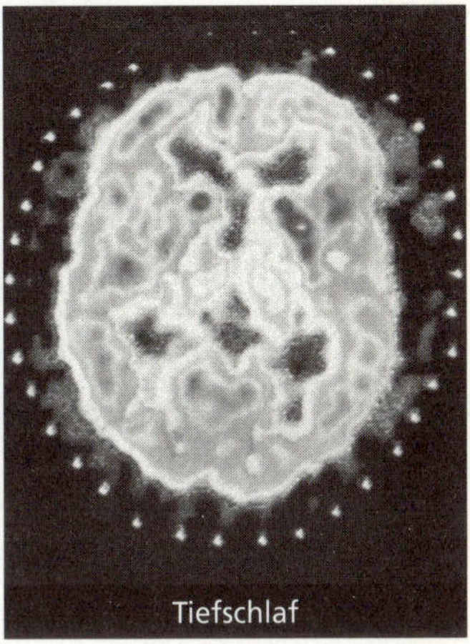

Tiefschlaf

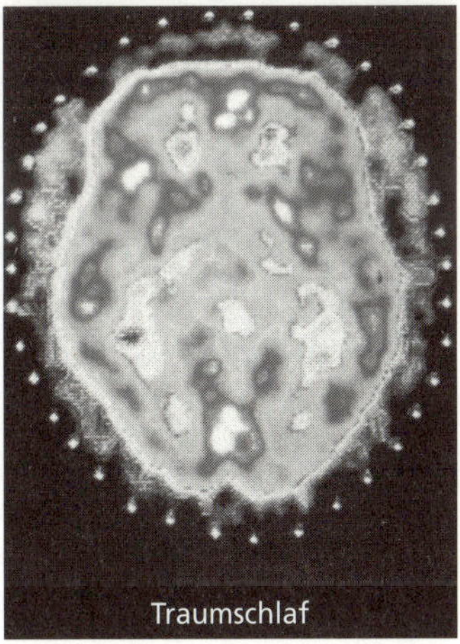

Traumschlaf

Diese Fotos zeigen die Aktivität unseres Gehirns, gemessen mit einem der modernen bildgebenden Verfahren, der so genannten Positronen-Emissions-Tomographie (PET). Sie beweisen eine verblüffende Tatsache: Während das Gehirn im Tiefschlaf erwartungsgemäß wenig aktiv ist (hellgrau = geringste Aktivität, mittelgrau = schwache Aktivität), ist es im Traumschlaf aktiver als im Wachzustand (dunkelgrau = hohe Aktivität). Das heißt, wir sind im Traum »wacher«, als wenn wir wach sind. Entgegen dem relativen Anschein von Ruhe, den ein Träumender erweckt, ist in seinem Kopf eine Menge los.

dem Lernen zusammen. Denn diese Sportler haben, wenn man sie nach dem Training im Schlaflabor überwacht, viel mehr Traumschlaf als Nichtsportler – ein Zeichen dafür, dass sie träumen müssen, um ihre Sprünge zu lernen.

Für den besseren Abschlag beim Golf oder für die Koordination von Kupplung und Schalthebel in der Fahrschule brauchen wir kein nächtelanges Gedächtnistraining – Fortschritte machen wir nach jeder Nacht in unseren Traumphasen.

Gefühle lernen

Wir stellen einen Zusammenhang her zwischen Erlebtem und den damit verbundenen Gefühlen, die wir am Tag hatten, und bewerten damit unsere Erlebnisse. Wir prägen uns dauerhaft ein, dass Sex mit einem geliebten Menschen etwas Schönes und daher Erstrebenswertes ist oder dass Tütensuppen pappig schmecken und wir deswegen fortan unser Süppchen besser selbst kochen.

Schlafmangel macht dumm

Was immer wir lernen wollen, es ist entscheidend, in der darauf folgenden Nacht zu schlafen. In späteren Nächten nützt es nichts mehr. Fehlender Schlaf in der ersten Nacht nach dem Lernen kann nicht durch Schlaf in den folgenden Nächten ersetzt werden. Außerdem sollten wir nach dem Lernen möglichst wenig neue Informationen an uns heranlassen, weil diese mit dem vorher Gelernten kollidieren können. Frische Gedächtnisspuren werden gelöscht, wenn neuere Informationen das soeben Gelernte »überschreiben«. Von daher ist nach einer Lernphase Ruhe angesagt, damit sich das Gelernte »setzen« kann. Und welche Ruheform ist wohl besser als der Schlaf, in dem kaum Außenreize wahrgenommen werden und bewusstes Denken fast nicht stattfindet!

Träume

Träume sind etwas Faszinierendes. Jeder kennt bizarre, Furcht einflößende und traumhaft schöne Träume, aus denen wir nie wieder aufwachen wollen. Über die Bedeutung der Träume und ihrer Inhalte sind seit Sigmund Freud hunderte von Büchern geschrieben worden. Mir geht es hier vor allem darum, was die Schlafforschung über Träume herausgefunden hat.

Der Mythos von der traumlosen Nacht

In jeder Nacht laufen, während wir schlafen, alle eineinhalb Stunden Bewusstseinsprozesse ab, die wir als Träume bezeichnen. An diesen Prozessen sind Gehirnbereiche beteiligt, mit denen wir am Tag sehen, hören oder unseren Körper spüren. Dementsprechend sehen, hören und fühlen wir auch im Traum.

Dabei hängt die Häufigkeit der Träume von der Schlafphase ab. Werden Schlafende direkt aus dem Traumschlaf geweckt, geben sie zu 80 Prozent an, geträumt zu haben. Werden sie aus den übrigen Phasen geweckt, erinnert sich nur höchstens die Hälfte der Schlafenden. Manche wissen auch gar nichts von ihrem Traum, vor allem wenn sie gerade im Tiefschlaf waren. Einige haben eine Ahnung, dass da etwas war, können es aber nicht mehr beschreiben.

Das, was wir als unsere eigentlichen Träume bezeichnen,

sind nichts anderes als Erinnerungen an die Bewusstseinsprozesse innerhalb des Traumschlafs. Es sind manchmal intensive, lebhafte, bunte und bizarre Abläufe, die wir oft nicht verstehen und die deswegen eine starke Faszination auf uns ausüben.

Was wir am nächsten Mogen als Traum berichten, ist nie der eigentliche Traum, sondern eben nur unsere Erinnerung daran, die sehr wahrscheinlich dem Traum ähnlich ist, auf jeden Fall aber nicht das Original.

Träume als Spiegel des Tages

Träume finden immer statt, in jeder Nacht. Ob wir uns am nächsten Morgen daran erinnern können, hängt davon ab, ob das Geträumte beim Aufwachen im Gedächtnis abgespeichert wird oder nicht. Wenn wir in der Schlafforschung nachts die Hirnströme von Schlafenden aufzeichnen und sie am nächsten Morgen genau anschauen, können wir erkennen, dass im Traumschlaf nicht nur die Großhirnrinde aktiv ist, mit der wir am Tag bewusst denken, sondern auch einige andere Hirnbereiche wie das Sehsystem oder das Bewegungssystem. Deswegen vermuten wir, dass sich in den Träumen ein umgekehrter Prozess als der im Wachzustand abspielt: Am Tag nehmen wir von außen nach innen zunächst die Umwelt mit unseren Sinnen wahr, vergleichen diese Informationen mit Gespeichertem und treffen dann Entscheidungen, wie wir darauf reagieren. Nachts in den Träumen läuft dieser Prozess von innen nach außen: Unser Gehirn bearbeitet die noch frischen Erinnerungen an den Tag, indem es sie in das Traumbewusstsein ruft, und dort verursachen sie bestimmte Blickbewegungen oder Bewegungen von Beinen und Armen oder der Sexualorgane. Unsere Träume handeln also von tatsächlich abgespeicherten Erinnerungen.

Da der ganze Prozess im Traumbewusstsein jedoch zufällig abläuft, entstehen Bilder und Geschichten, die oft unlogisch sind, bizarre Zusammenhänge herstellen und recht phantastisch ablaufen. Die »wilden« Träume sind aber eher selten, wahrscheinlich behalten wir sie nur deswegen besser in Erinnerung, weil sie so spektakulär sind. Träume vom Glück oder von erfreulichen Ereignissen halten sich die Waage mit Träumen von Angst, Schrecken oder Trauer. Die meisten Träume sind aber ganz profane Alltagsgeschichten, und – ganz wichtig – wir kommen fast immer selbst darin vor.

Unsere Träume handeln von tatsächlich abgespeicherten Erlebnissen. Unser Gehirn ruft die noch frischen Erinnerungen an den Tag in sein Traumbewusstsein, das bestimmte Blickbewegungen oder Bewegungen von Beinen und Armen oder der Sexualorgane verursacht.

Männerträume und Frauenträume

Wenn wir vergleichen, wovon Männer träumen und wovon Frauen, dann entspricht das ganz dem Klischee. Die statistisch häufigsten Träume von Frauen spielen zu Hause und handeln von netten Menschen, während Männer sich außer Haus in Wettkämpfen messen und dabei häufig Gewalt erleben oder selbst gewalttätig sind.

Die Personen, die im Traum vorkommen, und die Beziehungen zu ihnen, genauso wie die Traumsituationen selbst, spiegeln meist den Tag wider. Haben wir etwas Erfreuliches erfahren, begegnet uns auch im Traum Angenehmes. Leiden wir unter einem Dauerkonflikt, träumen wir von möglichen Lösungen oder weiteren Komplikationen. Oft tauchen Erlebnisse des Tages unmittelbar in der nächsten Nacht auf, manche brauchen aber mehr Zeit, bis sie im Traum verarbeitet werden. Handeln wir in unseren Träumen, dann entspricht auch das meist unserem üblichen Handeln am Tag. Wie wir im Leben mit Problemen umgehen, so tun wir das auch im Traum, und werden kein völlig anderer Mensch dabei – manchmal könnte man hinzufügen: leider.

Die Stationen der Nacht

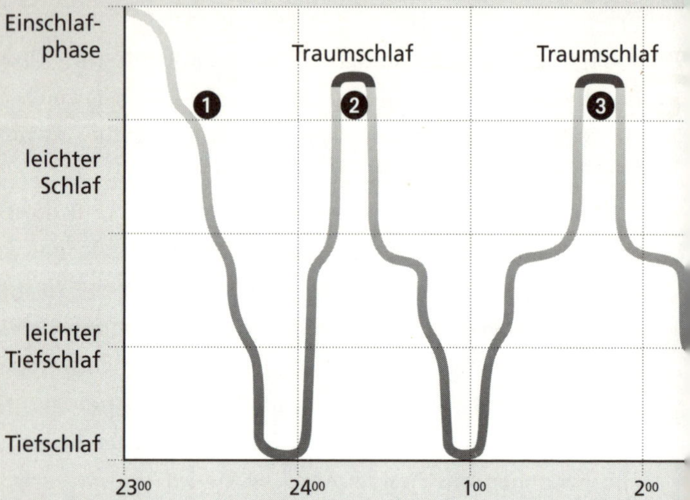

Wenn wir uns zum Schlafen hinlegen, treten wir eine Reise durch die Nacht an. Der Nachtzug rollt langsam an, setzt sich in Bewegung und wird uns ohne unser Zutun bis zum nächsten Morgen an unser Ziel bringen, das Erholung und neue Kraft heißt. Die Fahrt wird über viele Hügel und durch Täler führen, durch tiefen und über leichten Schlaf, und hin und wieder wird der Nachtzug auch anhalten, wenn wir nämlich aufwachen. Der Bahnhof unserer Abreise liegt auf einer Hochebene, von der aus wir gleich nach der Abfahrt des Zuges schnell in ein sehr tiefes Tal hinunterrollen – dem Tiefschlaf entgegen. Seinen Fahrplan hält unser Nachtzug regelmäßig

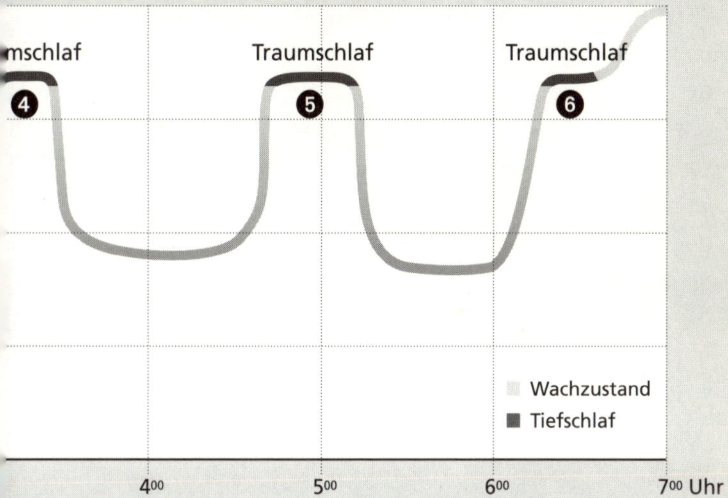

ein, zu Verspätungen kommt es nur, wenn wir nicht rechtzeitig zur Abfahrt erscheinen oder zu viel Gepäck dabeihaben, das uns beschwert und die Reise behindert.

Grünes Licht für den Schlaf

Wie jeder Zug setzt sich auch unser Nachtzug sehr langsam in Bewegung. Wir sind entspannt, die Botenstoffe der frühen Nacht haben ihre Arbeit begonnen und uns auf den Start vorbereitet. Zunächst kaum merklich, beschleunigt der Nachtzug in mehreren Schüben. Im Gehirn lassen die Aktivitäten nach, die Gedanken zerfließen und im Körper entspannt sich die

Muskulatur. Beim Hinunterrollen in das erste tiefe Schlaf-Tal ziehen wir immer wieder die Bremse, lassen sie wieder los, bremsen erneut. Noch können Geräusche oder andere Störungen den Zug anhalten und sogar zurückschieben. Sind wir aber ungestört, tauchen wir wellenförmig in den Schlaf ab, dösen zunächst, sinken hinunter, werden wieder etwas wacher, versinken tiefer. Unsere Muskulatur hebt zu bizarren Zuckungen an, Begleiterscheinungen des Entspannungsprozesses. Irgendwann sind wir eingeschlafen, und niemand hat es gemerkt.

Das Einschlafen ist also kein plötzliches Umspringen vom Wach- in den Schlafzustand, sondern eine langsame, kontinuierliche Veränderung in wellenförmigen Schüben und sehr störanfällig dazu.

❶ 23⁰⁰ bis 24⁰⁰ Uhr

Rollende Augen

Nach rund einer Viertelstunde sind wir also eingeschlafen und haben das Schlafstadium 1 erreicht, wir befinden uns in leichtem Schlaf. Die erste Talfahrt unseres Nachtzugs hat begonnen. Unsere Augen rollen langsam von rechts nach links und wieder zurück. Falls keine Störungen auftreten, die den Zug bremsen und uns wieder wach werden lassen, sinken wir nach wenigen Minuten ins Stadium 2, in den leichten Tiefschlaf.

Abkühlung

Nun zeigt unser Gehirn erstmals klare Anzeichen von Schlaf: Die Gehirnaktivität verändert sich. Bestimmte Bereiche des Gehirns stellen ihre Arbeit ein. Die langsamen Augenbewegungen hören auf. Wir werden immer entspannter und selten bewegen wir noch einen Arm oder ein Bein oder drehen uns um. Unsere Körpertemperatur fällt um ein halbes Grad ab (siehe Seite 86). Das Blut transportiert die Wärme aus dem Inneren unseres Körpers nach außen in die Haut, die wie ein Kühler arbeitet und die Wärme abgibt. Das kann sogar dazu führen, dass wir schwitzen – ein Zeichen dafür, dass der Körper versucht, überschüssige Wärme loszuwerden. Unser Herz schlägt immer ruhiger, wir atmen langsamer und regelmäßiger. Der Blutdruck sinkt (siehe Seite 88). Wir schlafen fest.

Auftritt der Hormone

In der Zwischenzeit hat das Nachthormon Melatonin seine Arbeit aufgenommen (siehe Seite 99) und informiert unseren Körper, seine Leistungssysteme abzuschalten. Gleichzeitig drückt es unsere Stimmung, was wir aber Gott sei Dank nicht merken, denn im Schlaf schläft auch unser Bewusstsein. Gleichzeitig kreisen immer mehr Moleküle des Wachstumshormons in unserem Körper (siehe Seite 97), damit er sich regenerieren kann. Das Immunsystem erwacht und öffnet seine Werkstätten, und so wird die Ruhe, die in bestimmten Organen des Körpers eingekehrt ist, durch Aktivitäten andernorts ersetzt. Das Immunsystem und das Hormonsystem sind jetzt sogar deutlich aktiver als im Wachzustand. Das Sättigungshormon Leptin ist auf der Bildfläche erschienen und sorgt dafür, dass im Nachtzug kein Hunger aufkommt.

Reparaturarbeiten

20 Minuten später durchfährt der Zug das Tor zum Tiefschlaf. Unser ganzer Körper ist jetzt voller Wachstumshormon. Die Schilddrüse setzt ihre Hormonproduktion in Gang und regt den Stoffwechsel an. Die Folge: Körperzellen aller Art beginnen sich zu teilen und zu vermehren, Kinder werden nun ein kleines Stückchen größer, Wunden heilen, neues Blut fließt aus seinen Quellen im Knochenmark, die Haut schiebt von innen neues Gewebe nach, das die abgestorbenen obersten Hornzellen ersetzt, allerorten sprießt und gedeiht es. Das Immunsystem, das sich während des Tages gegen alle möglichen Eindringlinge zur Wehr setzen musste, macht nun klar Schiff auf allen seinen Schlachtfeldern. Neue Killerzellen entstehen, neue Helferzellen, neue Antikörper, die am nächsten Tag wieder als Spähtrupp unterwegs sein werden. Unser Nachtzug rollt durch eine wahre Wellness-Oase, wir schlafen uns gesund und schön.

Gedächtnisarbeit

Nicht nur im Körper tut sich was. Auch in unserem Gehirn schlafen nicht alle Nervenzellen. In einem ganz bestimmten

Bereich inmitten der Ruhe sind einige gerade jetzt am Werk. Sie speichern all das, was wir am Tag gelernt und erfahren haben, in einem Langzeitspeicher ab, freilich nicht alles wahllos, sondern wohl sortiert nach wichtig und unwichtig. Wir sind nun in der wichtigsten Phase der Erholung, keine Körperbewegung stört diesen Zustand, sogar die Augen stehen still. Unser Zug rollt ruhig und stetig durch das Tal. Wollte man ihn jetzt bremsen, wo er gerade seinen ganzen Schwung der Talfahrt in Geschwindigkeit umgesetzt hat, und uns aufwecken, bräuchte es dazu eine gewaltige Kraftanstrengung. Das Herz schlägt jetzt so langsam wie sonst nie, unser Blutdruck fällt weiter, unüberhörbar atmen wir tiefer und ruhiger als in allen anderen Schlafphasen.

❷ 24⁰⁰ bis 1³⁰ Uhr

Kurzer Zwischentraum

Mitternacht. Nach seiner Fahrt durch das Tal hat sich der Nachtzug den nächsten Berg erobert. Zum ersten Mal erreichen wir oben das unruhige REM-Stadium, den Traumschlaf, in dem sich unsere Augen in salvenartigem Rhythmus bewegen. Von diesem »rapid eye movement« stammt die Abkürzung REM. Manchmal wachen wir auf und schlafen sofort wieder ein, sodass wir uns am nächsten Morgen nicht daran erinnern. Unser Gehirn erwacht und stellt sich an, Höchstleistungen zu vollbringen. Der erste Traumschlaf ist kurz und dauert nur rund zehn Minuten. Trotzdem finden dramatische Änderungen in unserem Schlaf statt. Wo vorher Ruhe herrschte, breitet sich Chaos aus.

Augengymnastik

Unsere Augen sausen salvenartig von links nach rechts und zurück, viele Male in der Minute. Selbst unter den geschlossenen Lidern können wir das beobachten. Es erweckt den Eindruck, als schauten wir einem Tennisspiel zu. Unser Gehirn ist jetzt mindestens so aktiv wie tagsüber. So betrachtet, sind wir jetzt manchmal sogar wacher als im Wachzustand. Auf der Bühne im Kopf spielen unsere Nervenzellen modernes Theater: bizarre Träume, Geschichten voller Gefühle, teilweise unsinnig, merkwürdig, irreal. Jeder von uns befindet sich in dieser Traumwelt, auch wenn er sich am nächsten Morgen nicht an seine Träume erinnert. Draußen im Körper macht sich hingegen weitgehende Lähmung breit. Unsere Muskulatur ist in einem einzigartig entspannten Zustand. Wir können jetzt weder Arme noch Beine bewegen. Jemand könnte einen unserer Arme anheben und loslassen, er würde wie tot herunterfallen. Oft träumen wir jetzt, dass wir gelähmt sind und uns nicht bewegen, nicht weglaufen können.

Aufruhr im Körper

Dabei sind wir körperlich in Aufruhr: Unser Herz schlägt heftig, der Blutdruck steigt, und der Atem geht schnell und unregelmäßig. Penis oder Vagina sind stark durchblutet, Männer haben nun öfter eine Erektion, die nicht mit erotischen Träumen zusammenhängt, sondern rein organisch bedingt ist. Schon nach zehn Minuten ist der ganze Spuk wieder vorbei, der Zug hat den Hügel überquert und schickt sich an, ins nächste Tal zu rollen. Der Schlaf wird wieder tiefer.

Gründliche Verdauung

Wir folgen nun vertrauten Gleisen, die Fahrt in das nächste Tal gleicht der ersten. Zehn Minuten später sind wir schon wieder unten: Ruhe jetzt nach all den Aufregungen. In diesem Tal ist es merklich kühler als im letzten, unsere Körpertemperatur sinkt weiter ab. Jetzt setzt ein wichtiger Teil der Verdauung ein, den die Medizin interdigestiv nennt, wörtlich genommen: die Verdauung zwischen der Verdauung. Dabei verarbeiten Dünndarm und Enddarm die vorverdaute Nahrung weiter bis in ihre kleinsten Bestandteile, die dann vom Körper aufgenommen und in körpereigene Bausteine und Energie umgewandelt werden. Dieser Prozess braucht erstens Ruhe und zweitens lange Pausen zwischen zwei Mahlzeiten. Er kommt in unserer Zivilisation, wo wir selten tagsüber länger als vier Stunden nichts essen, nur nachts in Gang. Wir atmen hörbar ruhig und bewegen uns nicht, während unser Zug durch das zweite Tal des Tiefschlafs rollt. Das Herz schlägt so langsam wie noch nie und wie nie mehr in dieser Nacht, wie auch der Blutdruck weiter fällt und seinen nächtlichen Tiefststand erreicht.

❸ 1^{30} bis 3^{00} Uhr

Alle umdrehen, bitte

Nach mehr als hundert Minuten Fahrt erreicht der Zug das Ende des zweiten Tals, an dem es wieder bergauf geht. Wir fahren durch das Tor mit der Aufschrift »leichter Tiefschlaf« und bleiben dann eine Weile im leichten Schlaf, wo wir uns öfter umdrehen, unruhiger werden, auch schon einmal aufwachen können. Die Unruhe ist nun schon größer als bei der vergangenen Bergfahrt, aber noch stört sie unseren Schlaf nicht.

Der zweite Traum

Wiederum hinauf zu einem Hochplateau. Die zweite wilde Traumfahrt, intensiver und länger jetzt. Nicht nur zehn Minuten wie beim ersten Mal, sondern 20 Minuten lang werden wir hier oben bleiben und eine Menge verrückter Dinge erleben. Fast schade, dass wir uns am nächsten Morgen kaum daran erinnern werden – andererseits auch beruhigend, dass dem so ist. Wer weiß, was wir sonst alles wüssten und nicht einordnen könnten. Vieles ergibt keinen Sinn und erschließt sich keiner vernünftigen Deutung, weil es selbst nur ein Zufallsprodukt ist, das den chaotischen Nervenaktivitäten im Traum entspringt. Unser Gehirn träumt aber nicht nur wild, sondern verrichtet auch sehr sinnvolle Arbeit zu dieser Zeit.

Trainingsstunde im Schlaf

Es merkt sich nun wieder neue Erfahrungen, dieses Mal besonders die körperlichen. Hatten wir tagsüber eine Trainingsstunde, speichert unser Gehirn jetzt die neu erlernten Bewegungsabläufe. Morgen wird die neue Bewegung schon eleganter aussehen als heute. Die Muskulatur ist dabei wieder wie gelähmt, wir liegen völlig entspannt da, nur ab und zu zuckt es da oder dort. Unter den Lidern rudern die Augen heftig nach rechts und nach links, noch stärker als im letzten Traumschlaf. Im körpereigenen Heizkraftwerk ist Arbeitspause, fast werden wir zu Kaltblütern. 20 Minuten später hat unser Zug auch dieses Hochplateau überquert und das nächste Tal kommt in Sicht.

Ende der Reparaturarbeiten

Auf dem Weg hinunter baut sich unsere Muskelspannung langsam wieder auf, und wir beginnen, uns zu bewegen. Die Fahrt führt nur noch hinunter bis zum »Tiefschlaf light«. Nun erholen wir uns zwar noch, aber nicht mehr ganz so intensiv wie im richtigen Tiefschlaf gegen Mitternacht. Unten ist es kälter als bisher: Unsere Körpertemperatur sinkt weiter ab. Das Herz schlägt langsam, wir atmen ruhig. Langsam beginnt der Blutdruck wieder zu steigen. Die Nachschub-Produktion von Körperzellen und Immunzellen wird nach und nach zurückgefahren, was jetzt nicht repariert ist, wird in dieser Nacht weitgehend so liegen bleiben und erst in der nächsten Nacht weiter nachgebessert werden. Die Verdauung bereitet die Nahrung des Tages weiter so auf, dass wir Energie daraus gewinnen, aber auch – falls es etwas zu viel des Guten war – Fettreserven anlegen.

❹ 3^{00} bis 4^{30} Uhr

Erstes Erwachen

Anstieg auf die dritte Hochebene. Sie erstreckt sich weiter als alle vorherigen, sodass unser Zug eine halbe Stunde brauchen wird, bis er sie durchquert hat. Die dritte Traumphase beginnt und sie wird noch länger, noch intensiver und noch bunter. Alle Anzeichen des REM-Schlafs kommen wieder: ein hochaktives Gehirn, tanzende Augen, gelähmte Muskeln, ein hüpfendes Herz und rege Geschlechtsorgane. Die Wahrscheinlichkeit, dass wir dabei aufwachen und länger als drei Minuten wach bleiben, ist nun schon relativ hoch. Dann werden wir uns am nächsten Morgen auch an den Traum erinnern können.

Jetzt ist unser Schlaf nicht mehr das, was er in der ersten Nachthälfte war. Die nächste Talfahrt führt kaum noch richtig abwärts, wir erreichen nur noch das Stadium »leichter Schlaf«, aus dem wir leicht aufwachen können, und dann durchaus auch einmal für zehn Minuten oder eine Viertelstunde wach sind. Am nächsten Morgen wissen wir genau, dass wir wach waren.

Der Kortisol-Wecker

Das Hormongemisch im Körper ändert sich grundlegend: Kein Wachstumshormon mehr weit und breit, stattdessen beginnt das Kortisol unseren Körper schon allmählich auf das Aufwachen vorzubereiten. Die eigentliche Erholung ist vorbei, dennoch brauchen wir auch diesen Schlaf. Hatten wir bis zu diesem Zeitpunkt nicht genug Tiefschlaf, holen wir ihn jetzt nach.

Die Abkühlungsphase ist vorbei und geht in einen langsamen Temperaturanstieg über. Die Körperwärme soll jetzt drinnen bleiben und nicht mehr an die Haut abgegeben werden. Falls wir vorher geschwitzt haben, hört das nun auf und macht einem leichten Frösteln Platz.

Da unser Zug nur einen sanften Hügel hinuntergefahren ist, hat er es auch mit dem nächsten Anstieg nicht schwer. Eine Stunde später gelangen wir auf die nächste Anhöhe, in den nächsten Traumschlaf. Der Schlaf wird immer unruhiger, wir werden immer öfter und länger wach.

❺ 4³⁰ bis 6⁰⁰ Uhr

Wilde Traumfahrt

Der Traumschlaf hat uns wieder. Die wilden, bunten Landschaften, die vor unserem inneren Auge vorüberziehen, erstrecken sich noch weiter als jemals zuvor in dieser Nacht. Träume können nun länger als eine halbe Stunde dauern und sehr wahrscheinlich werden wir uns am nächsten Morgen daran erinnern. Alle Traumanzeichen werden intensiver, gegen Morgen regt sich unser Gehirn immer stärker, ebenso die Augen, die sich hinter den Lidern immer heftiger bewegen.

Tiefschlaf light

Noch ein letztes Mal fährt unser Zug hinunter, wir fallen in etwas tieferen Schlaf, doch tiefer als das Stadium »leichter Schlaf« geht es nun nicht mehr hinunter. Das Kortisol hat nun seinen Pegelhöchststand erreicht und bereitet uns auf den Tag vor. Die letzten Nachthormone kreisen im Körper, bleiben aber schon wirkungslos und warten nur darauf, eingeschmolzen zu werden: Das Melatonin ist fast verschwunden, ebenso die Schilddrüsenhormone und das Sättigungshormon Leptin. Stattdessen tritt sein Gegenspieler auf den Plan, das Ghrelin, das langsam, aber sicher ein Hungergefühl in uns aufsteigen lässt (siehe Seite 104).

Der Magen ist jetzt schon wieder stärker durchblutet und wartet auf das Frühstück, die Nieren wachen auf und erhöhen die Harnproduktion, alles weist auf den Tag hin. Unser Körper hat mit 36,5 °C schon fast wieder Betriebstemperatur. Immer wieder wachen wir auf, sind schon einmal länger wach, schlafen wieder ein. Für den einen oder anderen ist hier die Nacht bereits zu Ende.

❻ Ab 6⁰⁰ Uhr

Der längste Traum

Ein letztes Mal erklimmt der Zug die Traumhöhe. Die letzte Traumphase lässt uns zum fünften Mal das Traumtheater im Kopf erleben. Noch einmal steigert sich das Geschehen auf der Bühne. Der letzte Akt ist mit bis zu einer Dreiviertelstunde der längste. Er bleibt am wahrscheinlichsten in unserer Erinnerung hängen und hat eine gute Chance, mit in den Tag genommen zu werden.

Ende der Nachtfahrt

Nie ist so viel Kortisol in unserem Körper wie in diesen Minuten, es ist unser biochemischer Wecker, unterstützt von der Verdauung, die schon seit einiger Zeit mit einer beschleunigten Magenentleerung das erste Signal für den morgendlichen Gang zur Toilette setzt.

Die letzte Traumphase erleben wir oft gar nicht vollständig, denn unsere Reise ist zu Ende, und wir werden endgültig wach. Der Nachtzug ist am Ziel. Willkommen im Tag, es ist 6.15 Uhr.

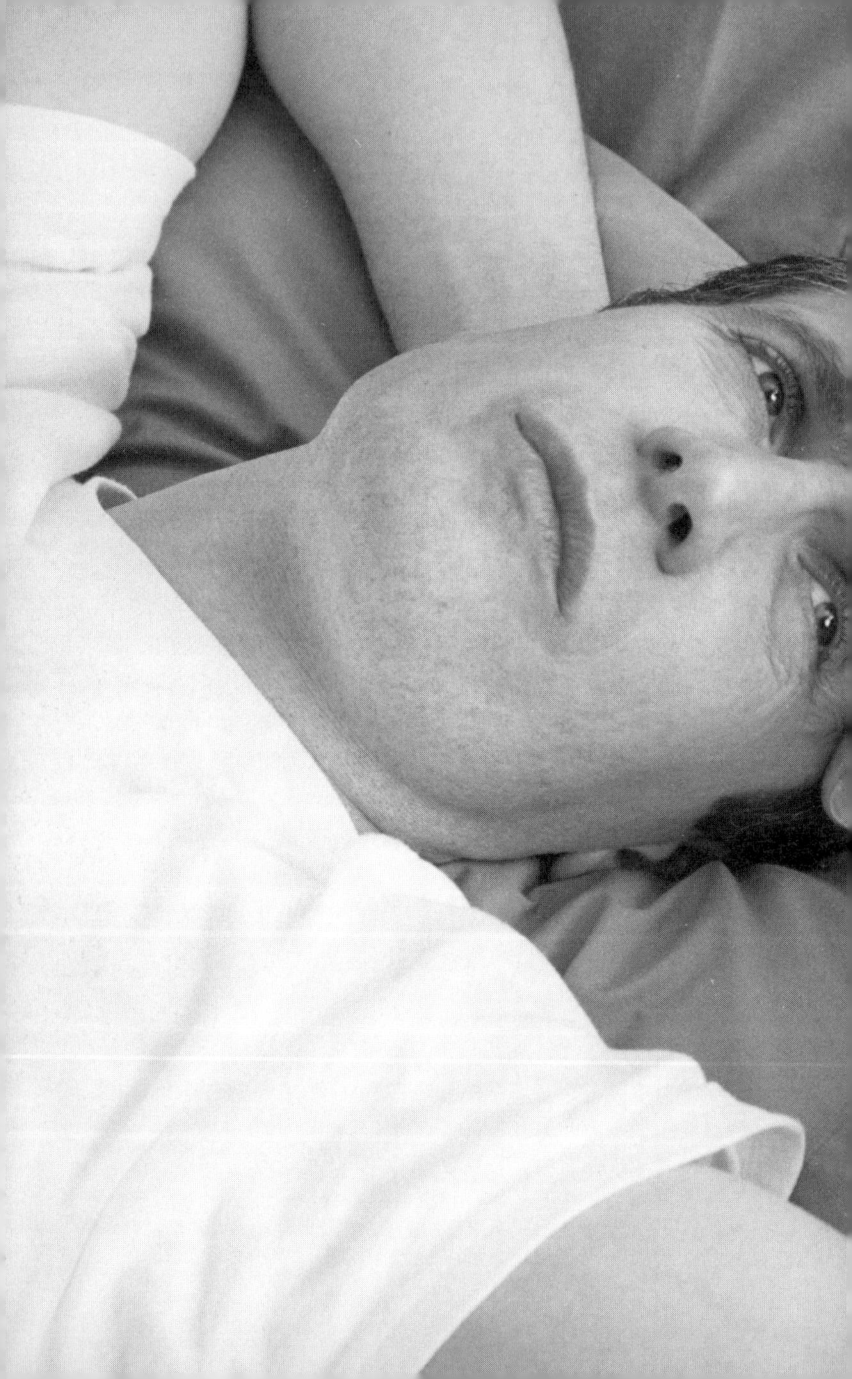

Zu wenig oder zu viel Schlaf

Wie viel Schlaf zur Erholung nötig ist und warum es gar nicht auf die Schlafmenge ankommt.

Warum wir es gut verkraften, wenn wir einmal nicht nach Norm schlafen.

Was den Unterschied zwischen Lerchen und Eulen ausmacht und warum Müdigkeit und Schläfrigkeit nicht dasselbe sind.

Wie sich der Schlaf im Lauf des Lebens ändert und was ihn stört.

Ein Kaleidoskop von der Vielfalt der nächtlichen Erholung.

Den eigenen Schlaf abschätzen

Eheliches Schlafzimmer, früher Morgen

Er: »*Ich habe wieder die ganze Nacht wach gelegen.*«

Sie: »*Kann nicht sein, du hast ruhig und tief geatmet.*«

Er: »*Ich habe aber nicht geschlafen, weiß ich doch genau.*«

Sie: »*Du hast sogar geschnarcht.*«

Er: »*?*«

Wer hat nun Recht? Ruhiges und tiefes Atmen spricht sehr dafür, dass jemand schläft, und Schnarchen ohnehin. Sie hat wohl Recht. Hat er sich getäuscht? Können wir überhaupt selbst feststellen, ob und wie viel wir geschlafen haben?

Wir haben jedenfalls ein Gefühl dafür, ob jemand schläft oder nicht. Doch wie sehr das täuschen kann, zeigt sich in aller Klarheit, wenn Schlafforscher Patienten untersuchen, die über zu wenig Schlaf klagen. Ein Patient in unserem Schlaflabor gab an, seit Jahren nur zwei Stunden pro Nacht zu schlafen. Er habe aufgrund seiner Müdigkeit und mangelnden Leistungsfähigkeit am Tag berufliche Probleme bekommen. Wir untersuchten seinen Schlaf im Schlaflabor, und am nächsten Morgen sagte er: »Haben Sie gesehen, schon wieder nur zwei Stunden Schlaf!« Er habe meistens wach gelegen und Geräusche von anderen Stationen gehört. Wir zeigten ihm unsere Aufzeichnungen seines Schlafs, aus denen hervorging, dass er in Wirklichkeit sieben Stunden geschlafen hatte, wenn auch mit einigen Unterbrechungen. In diesen Wachzeiten hatte er wohl die Geräusche gehört. Es war aber ganz deutlich ein gesunder und überwiegend tiefer Schlaf. Der Mann war zunächst natürlich sehr verblüfft und erkannte in den folgenden Gesprächen, dass seine Probleme am Tag nichts mit seinem Schlaf zu tun hatten. Wie sich später erwies, litt er unter einer Depression, die sich als die eigentliche Ursache für seine Leistungsschwäche am Tag herausstellte. Er war aber vorher felsenfest davon überzeugt gewesen, nur sehr wenig in der Nacht geschlafen zu haben – erst die Messungen im Schlaflabor konnten eine Schlafstörung ausschließen.

Messungen im Schlaflabor zeigen: Wer Schlafprobleme hat, glaubt oft, weniger zu schlafen, als er wirklich schläft.

Schwer verschätzt

Solche extremen Fehleinschätzungen sind selten, aber sie zeigen, dass wir mit dem Empfinden über unseren Schlaf komplett danebenliegen können. Natürlich wissen wir recht gut, wie lange wir im Bett gelegen haben, aber wir können tatsächlich nur schlecht abschätzen, wie viel wir geschlafen haben.

Hier hat die Schlafforschung einen interessanten Unterschied zwischen denjenigen festgestellt, die keine Probleme mit dem Schlaf haben, und den anderen, die mit ihrem Schlaf unzufrieden sind: Wer problemlos schläft, kann seine Schlafmenge relativ gut einschätzen und neigt eher dazu, mehr Schlaf anzugeben, als er tatsächlich hatte. Wer dagegen unter Schlafstörungen leidet, tendiert eher zur umgekehrten Reaktion. Man unterschätzt dann offenbar leicht die tatsächliche Schlafdauer und die Zeit, die man zum Einschlafen benötigt. Was nun nicht heißen soll, dass man sich die Schlafstörungen einbilden würde, aber sie werden überbewertet. Möglicherweise liegt das daran, dass man die Ursache für eine ständige Müdigkeit am Tag zunächst einmal im Schlaf sucht. Das ist ja auch naheliegend, denn wir machen alle die Erfahrung, dass der nächste Tag beeinträchtigt ist, wenn wir schlecht geschlafen haben.

Wer vermutet, schlecht zu schlafen, achtet mehr auf die Wachphasen im Schlaf, während jemand, der seinen Schlaf nicht als problematisch ansieht, nicht so genau darauf achtet.

Fataler Verdacht

Aber im Umkehrschluss stimmt es eben oft nicht, dass wir deshalb am Tag nichts zustande bringen, weil wir nachts schlecht geschlafen haben. Dafür gibt es viele andere Ursachen. Der Tag kann also durchaus beeinträchtigt sein, ohne dass eine Schlafstörung vorliegt.

Wer jedoch vermutet, schlecht zu schlafen, achtet in der Folge mehr auf die Wachphasen im Schlaf, während jemand, der seinen Schlaf nicht als Problem betrachtet, gar nicht so genau hinsieht. Und wer sucht, der findet: Wer auf die Wachzeiten in seinem Schlaf achtet und sie vielleicht sogar fürchtet, registriert auch mehr davon.

Eine andere Erklärung ist, dass man Schlafphasen, die kürzer als 20 Minuten sind, gar nicht als solche wahrnimmt. Wer geweckt wird, nachdem er weniger als 20 Minuten geschlafen hat, gibt meistens an, gar nicht geschlafen zu haben. Egal, ob er seinen Schlaf als gesund erlebt oder als gestört. Wer also sehr oft kurz aufwacht, meint schon deswegen, gar nicht zu schlafen, weil er sich an die kurzen Schlafzeiten dazwischen nicht erinnert.

Träumen statt grübeln

Auch unsere innere Anspannung beeinflusst die Erinnerung an den Schlaf. Sind wir unruhig und voller Gedanken, die unser Gehirn auch im Schlaf, also ohne unser Bewusstsein verarbeitet, dann kommt es uns am nächsten Morgen oft vor, als hätten wir die ganze Nacht wach gelegen und über unser Problem nachgedacht – obwohl wir doch geschlafen haben. Wenn Körper und Geist in einem aktiven Grundzustand sind, neigen wir dazu, unsere Ruhezeit eher als wach zu empfinden. Hinzu kommt, dass wir unsere »langweiligen« Träume in leichteren Schlafphasen gern mit aktivem Denken verwechslen. Wir sind dann überzeugt, über ein Problem nachgedacht zu haben, schliefen aber in Wirklichkeit und träumten.

Eine lange Viertelstunde

Und nicht zuletzt: Nachts haben wir eine andere Zeitwahrnehmung als am Tag. Das hat mit unserer inneren Uhr zu tun, aber auch mit der Ruhe in der Nacht. Wenn nichts geschieht, kommt uns die Zeit länger vor. Da können wir 15 Minuten, die wir wach liegen, auch leicht als eine Stunde einschätzen. Dann glauben wir wesentlich länger wach gelegen und damit nicht geschlafen zu haben.

Dass der Schlaf nicht jede Nacht gleich ist, ist völlig normal. Es sieht ja auch nicht jeder Tag gleich aus, warum sollte es die Nacht tun? Wir sind mit unserem Schlaf sehr flexibel, und Abweichungen von der Norm sind noch lange keine Schlafstörung.

Gesunde Gelassenheit

Wir können also nicht wissen, dass wir gerade schlafen. Das geht gar nicht. Dazu bräuchten wir unser waches Bewusstsein und das schläft ja nun einmal. Aber wozu sollten wir es auch wissen? Überlassen wir uns doch dem Schlaf, und vertrauen wir unserem Körper, dass er es schon richtig machen wird. Dass der Schlaf dabei nicht jede Nacht gleich ist, ist völlig normal. Es sieht ja auch nicht jeder Tag gleich aus. Wenn wir einmal zu einer anderen Zeit ins Bett gehen, wenn es mal laut ist oder wir auf Reisen sind, verändert das den Schlaf. Na und? Abweichungen von der Norm sind noch lange keine

Schlafstörung. Sie werden es erst, wenn wir uns übermäßig um unseren Schlaf sorgen und ihn nicht so nehmen, wie er nun einmal kommt.

> *info* Wir glauben dann, dass wir geschlafen haben, wenn wir entspannt waren und uns an den vorhergehenden Zeitraum nicht erinnern können. Den Schlaf selber können wir aber nicht wahrnehmen. Nur wenn wir wach sind, können wir unseren Schlaf einschätzen und verschätzen uns dabei oft.

Müde und schläfrig sind zweierlei

Sie kommen nach einer fünfstündigen Autofahrt spätabends zu Hause an. Sie sind todmüde und erschöpft, aber schlafen können Sie erst einmal nicht, weil sie innerlich noch zu unruhig und zu angespannt sind. Auch das ist völlig normal, denn Müdigkeit und Schläfrigkeit sind nicht dasselbe. Was sich nun vielleicht zunächst wie eine Wortklauberei anhört, hat eine große Bedeutung für unser Verständnis vom Schlaf und seinen Begleiterscheinungen.

Entspannte Schläfrigkeit

Schläfrigkeit ist etwas Angenehmes. Wir sind entspannt, legen unsere Probleme innerlich beiseite und sind bereit zu schlafen. Es hat also mit der inneren Bereitschaft zu tun, loszulassen und sich dem Schlaf vertrauensvoll zu übergeben. Schläfrig werden können manche Menschen sogar willentlich am Tag. Wer fähig ist zu entspannen, kann auch schlafen, ohne müde zu sein.

Wir haben in Regensburg Untersuchungen durchgeführt, bei denen sich gesunde Menschen tagsüber hinlegen sollten, um zu schlafen: mehrmals am Tag, nachdem sie vorher einen anstrengenden Aufmerksamkeitstest absolviert hatten. Sie mussten beispielsweise eine halbe Stunde lang konzentriert vor einem Bildschirm sitzen und blitzschnell auf einen Knopf drücken, sobald ein bestimmtes Signal erscheint. Da gab es welche, die durch Spitzenergebnisse in den Tests zeigten, dass sie topfit und hellwach waren, und die sich Minuten später hinlegten und in zwei Minuten eingeschlafen waren – beneidenswert. Andere waren in den Tests schlechter, weniger fit, und konnten trotzdem anschließend nicht schlafen. Die Fähigkeit einzuschlafen, muss nichts mit Müdigkeit zu tun haben.

Schläfrigkeit ist etwas Angenehmes. Wir sind entspannt, legen unsere Probleme innerlich beiseite und sind bereit zu schlafen. Müdigkeit hat etwas mit Erschöpfung zu tun, mit reduzierter Leistungsfähigkeit.

Erschöpfte Müdigkeit

Natürlich werden wir am Abend normalerweise zunächst müde und dann schläfrig. Doch Müdigkeit hat vor allem etwas mit Erschöpfung zu tun, mit reduzierter Leistungsfähigkeit. Und das hängt mit der Bereitschaft einzuschlafen, nicht unbedingt zusammen. In monotonen Situationen kommt dann aber nach der Müdigkeit die Schläfrigkeit und wer dann müde ist, aber nicht einschlafen will oder darf, kämpft oft einen anstrengenden Kampf gegen sich selbst. LKW-Fahrer wissen ein Lied davon zu singen, Lokführer und Piloten ebenso. Also all jene, die stundenlang in monotonen Situationen arbeiten und dabei voll konzentriert sein sollen. Jeder, der schon einmal eine Nachtwache zu absolvieren hatte, weiß, wovon ich rede.

Der berühmte Sekundenschlaf

Müdigkeit führt dazu, dass wir weniger aufmerksam sind und wir in unseren Reaktionen sehr langsam werden. Es fällt uns schwer, die Augen offen zu halten. Wir sehen eine Zeit lang unscharf. Wir müssen uns konzentrieren, um die Spur zu halten. Kurzzeitig kann es sogar zu Wahrnehmungsausfällen kommen, dem berühmten Sekundenschlaf. Wir sind schlecht gelaunt, reizbar, leicht irritierbar und neigen zu Überreaktionen. Automatisierte Handlungen bekommen wir gerade noch hin, so wie der Lokführer, der die »Tote-Mann-Taste« noch drückt, obwohl er schon fast schläft.

Gefahr am Steuer

Müde Autofahrer reagieren zu langsam, halten mal zu wenig und mal sehr viel Abstand, lenken recht grob und kommen leicht von der Fahrbahn ab, und: Sie neigen fatalerweise zur Selbstüberschätzung. Es ist also hochgradig gefährlich, Müdigkeit nicht ernst zu nehmen und nicht gegen eine aufkommende Schläfrigkeit anzugehen. Denn am Ende verlieren wir sowieso. Das Problem dabei ist, rechtzeitig zu erkennen, wann die Müdigkeit gefährlich wird. Schafft man es noch bis zum Ziel, oder sollte man eine Pause machen? Denken Sie daran, dass Sie das eigentliche Einschlafen nicht mehr erleben werden und es Ihr letztes sein könnte, denn viele dieser Unfälle enden tödlich. Es ist und bleibt eine hohes Risiko, am Steuer einzuschlafen. Gerade für den Straßenverkehr sind deswegen einige Autohersteller dabei, Geräte zu entwickeln, die die Müdigkeit des Fahrers registrieren und ihn warnen sollen. Darin bauen sie Sensoren ein, die die Pupillengröße messen, oder wie oft wir blinzeln oder wie sehr unsere Lider schon nach unten hängen. Damit sollen die schlimmsten Unfälle mit eingeschlafenen Fahrern verhindert werden. Viel intelligenter als jede hochkomplizierte Technik wäre freilich, allzu große Müdigkeit gar nicht erst aufkommen zu lassen, indem man kürzere Fahrzeiten plant, oder der Müdigkeit nachzugeben, auf einem Parkplatz stehen zu bleiben und eine Mütze Schlaf zu nehmen.

Große Müdigkeit am Steuer sollten Sie erst gar nicht aufkommen lassen: Planen Sie kürzere Fahrzeiten ein, oder geben Sie der Müdigkeit nach und bleiben einfach auf einem Parkplatz stehen und nehmen eine Mütze Schlaf.

Zu spät ins Bett, zu früh raus

Ein netter Abend mit Freunden, eine Party oder die Arbeit, die sich in den Abend zieht – wir kommen immer mal wieder später ins Bett als zur gewohnten Zeit, und das schadet ja auch nicht. Denn unser Körper verzeiht uns das und macht weiter, als wäre nichts geschehen.

Er schaltet wie an jedem Abend auf »schlafen«, wenn die gewohnte Zeit gekommen ist. Bei den meisten Menschen ist das gegen 23 Uhr. Die »Systeme fahren herunter«, unabhängig davon, ob wir wirklich schlafen gehen. Die Körpertemperatur fällt dann ab, das Melatonin tritt auf den Plan, und all die anderen Nachthormone versuchen, ihr Nachtwerk zu beginnen (siehe Seite 96). Deshalb meldet sich unterschwellig auch der Wunsch, schlafen zu gehen, aber durch Ablenkung oder Anregung gewähren wir uns diesen Wunsch oft nicht und überbrücken die aufkommende Müdigkeit. Trotzdem »fährt« der Körper sein Nachtprogramm. Wahrnehmung und Leistungsfähigkeit sind dann eingeschränkt, dafür ist die

Auch wenn wir die Müdigkeit erfolgreich unterdrücken, läuft das Nachtprogramm unseres Körpers ab. Wahrnehmung und Leistungsfähigkeit sind dann eingeschränkt, dafür ist die Selbsteinschätzung umso höher.

Selbsteinschätzung umso positiver – ganz schlecht für nächtliches Autofahren, aber eigentlich optimal für ein erfolgreiches Fest.

Die biologische Geisterstunde

Wenn wir länger als bis 3 Uhr morgens durchhalten, dann haben wir den toten Punkt überwunden, der zwischen 3 und 4 Uhr kommt, zu unserer biologischen Geisterstunde. Das ist der Tiefpunkt unserer Leistungsfähigkeit und Wahrnehmung. Die Stimmung ist schlecht, harmlose Eindrücke, ob erlebt oder geträumt, werden bedrohlich, Schatten zu Ungeheuern, und ein Knistern signalisiert höchste Gefahr. Dieser Zeitpunkt ist uns durch unsere Biologie vorgegeben. Die gemeinhin als Geisterstunde bezeichnete Zeit zwischen Mitternacht und 1 Uhr ist für uns völlig bedeutungslos, wir werden erst ab 3 Uhr zu »kleinen Monstern«. Sind wir aber nach dieser Geisterstunde immer noch wach, dann geht es mit der Müdigkeit wieder abwärts und mit der Wachheit und der Wahrnehmung wieder aufwärts.

Der tote Punkt

Und das ist oft die Krux. Wir kommen erschöpft, aber aufgedreht nach 3 Uhr nach Hause und möchten jetzt gerne umso schneller schlafen, um das Versäumte nachzuholen. Wir legen uns ins Bett, gähnen wohlig, und – können nicht einschlafen. Denn nun hat das Stresshormon Kortisol seine Arbeit begonnen, von der inneren Uhr angetrieben, die bereits wieder auf »langsam wacher werden« geschaltet hat, egal ob wir geschlafen haben oder nicht. Erschwerend kommt hinzu, dass der Schlaf zu dieser Uhrzeit ja nicht mehr das ist, was er noch Stunden vorher gewesen wäre. Die eigentliche Tiefschlafzeit ist schon vorbei, und der Erholungsprozess hört langsam, aber sicher auf, noch bevor wir so richtig in den Schlaf finden, den wir doch jetzt recht nötig haben. Je verspäteter wir zu Bett gehen, umso weniger Erholung kann der Schlaf noch bieten.

Der Preis der langen Nacht

Damit wir für unser spätes Schlafengehen nicht auch noch mit Schlaflosigkeit bestraft werden, sollten Sie also darauf achten, dass Sie vor dem berühmten toten Punkt ins Bett gehen – dann funktioniert zumindest das Einschlafen. Wenn wir uns dann zur Ruhe begeben, setzt das Schlafprogramm zuerst einmal so ein, als hätten wir uns zur üblichen Zeit hingelegt. Dabei ist entscheidend, wie lange vor 3 Uhr wir schlafen gehen. Ist es 2 Uhr, dann haben wir noch eine Stunde für die Erholung, für die Arbeit des Wachstumshormons und für die Regeneration des Immunsystems. Ist es früher, dann umso mehr. Die Erholungsfunktionen arbeiten stur bis 3 Uhr, aber nur, wenn wir auch schlafen.

Die 3-Uhr-Grenze gilt für den statistischen Durchschnittsschläfer, der um 23 Uhr abends zu Bett geht. Wer an normalen Tagen regelmäßig erst um 1 Uhr schlafen geht, bei dem liegt die biologische Geisterstunde entsprechend später, also um 5 Uhr. Diese Verschiebung stellt sich nach rund vier Tagen ein, also am fünften Tag bei einer Reise in eine weit entfernte Zeitzone. Wer also nur einmal später schlafen geht, erlebt seine Geisterstunde trotzdem um 3 Uhr.

Normalerweise schlafen wir am Morgen nach einer kurzen Nacht nicht länger als sonst. Unsere innere Uhr schaltet wie üblich auf wach und kümmert sich nicht darum, wie lange wir in dieser Nacht geschlafen haben. Falls uns der Alkohol doch länger in einem Leichtschlaf hält, schlafen wir länger, aber dieser Schlaf ist nicht mehr wirklich erholsam. Irgendwann wachen wir auf und fühlen uns gerädert. Je später wir also ins Bett gehen, umso weniger Erholung können wir im Schlaf noch finden. Das Wachstumshormon ist nur noch eingeschränkt tätig, und das ist es, was wir am nächsten Tag noch spüren – wir sind ziemlich müde. Wir haben ein Schlafdefizit, auch wenn wir morgens lange im Bett gelegen haben.

Entscheidend ist, wie lange vor 3 Uhr wir schlafen gehen. Ist es 2 Uhr, dann haben wir noch eine Stunde für die Erholung, für die Arbeit des Wachstumshormons und für die Regeneration des Immunsystems. Ist es früher, dann umso mehr.

Morgens trotzdem aufstehen

Das Beste ist es deswegen nach einer langen Nacht, gar nicht zu versuchen, länger zu schlafen, sondern zur normalen Zeit aufzustehen und sich klarzumachen, dass dieser Tag eben nur auf Sparflamme läuft. Frische Luft tut gut und ein Mittagsschlaf, der ein Stück Erholung aufholt. Keine Angst – wenn so etwas nur selten vorkommt, ist das überhaupt kein Problem. Mit einer verkürzten Nacht wird unser Körper besser fertig, als viele meinen.

In aller Herrgottsfrühe

Die Nacht vorn zu verkürzen, hat meistens einen angenehmen Anlass, wir tun das in aller Regel freiwillig. Aber wer steht schon morgens um 4 Uhr auf, wenn er nicht muss? Falls wir bis zum grausamen Piepsen des Weckers normal geschlafen haben, müssen wir unseren Schlaf jetzt abbrechen. Abgeschnitten wird in diesem Fall der zweite Teil des Schlafs und das ist weniger schwerwiegend, als die erste Hälfte zu kappen, gegen Morgen ist der Schlaf ja leichter und hat weniger erholsamen Tiefschlaf. Insofern ist das Problem des frühen Aufstehens weniger der fehlende Schlaf als vielmehr das Wachsein zu einer Zeit, zu der wir normalerweise schlafen und der Organismus noch auf Ruhe geschaltet ist. Schlaftrunken stehen wir deswegen auf und in diesem Zustand bleiben wir auch erst einmal. Da wir bei unserem nächsten biologischen Tief um die Mittagszeit schon sehr lange wach sind, fühlen wir uns dann bleiern müde.

Allzu viel Erholung fehlt also nicht durch sehr frühes Aufstehen – falls wir bis dahin normal geschlafen haben. Aber darin besteht die Krux. Wenn wir nur selten so früh rausmüssen, dann liegt dem schon ein besonderes Ereignis zugrunde, das uns am Abend vorher beschäftigt und uns womöglich erst recht spät einschlafen lässt. Es wäre also eigentlich besser, wenn wir gar nicht wüssten, dass wir am nächsten Morgen so früh rausmüssen: Denn dann würden wir wenigstens bis zum Weckerklingeln normal schlafen. Da das aber schlecht geht, ist es am besten, zu normalen Zeiten zu Bett zu gehen, oder sogar etwas später, um wenigstens gut einzuschlafen.

Nach einer langen Nacht sollten Sie gar nicht erst versuchen, länger zu schlafen, sondern zur normalen Zeit aufstehen und sich klarmachen, dass dieser Tag eben nur auf Sparflamme läuft. Keine Angst – wenn so etwas nur selten vorkommt, ist das überhaupt kein Problem.

Wie viel Schlaf brauchen wir?

Zu wenig Schlaf hin und wieder schadet nichts, sogar eine ganze Nacht ohne Schlaf stecken wir weg, auch wenn wir keine ausgesprochenen Kurzschläfer sind. Der nächste Tag wird sehr wahrscheinlich keine Katastrophe, es kann sogar ein guter Tag werden. Durch die Signale unserer inneren Uhr werden wir am Morgen wieder wacher. Viele von Ihnen werden sicherlich schon die Erfahrung gemacht haben, dass ein Tag nach einer Nacht ohne Schlaf erstaunlich normal verlaufen kann. Unter Umständen reagieren wir sogar schneller als üblich, sind temperamentvoller, fast könnte man sagen, dynamischer. Diese Aktivität ist allerdings trügerisch, denn gleichzeitig beschleicht uns ein Gefühl der inneren Unruhe, wir sind zwar »aufgedreht«, aber auch ausgesprochen labil.

Das große Gähnen

Bringt der Tag nämlich wenig Abwechslung und eher Verdruss, sind wir auch schnell gereizt, wenn etwas nicht so läuft wie gewollt. Langsame Mitarbeiter oder Autofahrer gehen uns auf die Nerven, der eigene Ideenfluss stoppt, und sobald wir eine monotone Tätigkeit ausüben, ob am Schreibtisch oder beim Autofahren, dann kommt sie, die große Müdigkeit. Nach 24 Stunden ohne Schlaf verhalten wir uns so, als hätten wir ein Promille Alkohol im Blut, inklusive der damit einhergehenden Selbstüberschätzung. Konzentration ist kaum noch möglich. Jetzt fehlt er doch, der Schlaf. Und dann hilft nur noch ein Nickerchen oder, wenn das partout nicht möglich ist, eine wenigstens anregende Beschäftigung.

Nach 24 Stunden ohne Schlaf verhalten wir uns so, als hätten wir ein Promille Alkohol im Blut, inklusive der damit verbundenen Selbstüberschätzung. Konzentration ist dann kaum noch möglich.

Schlaf als Jungbrunnen

Was wir kurzfristig locker schaffen, das geht auf Dauer nicht. Wenn wir versuchen, Kurzschläfer zu werden, obwohl wir es nicht sind, dann wird es Probleme geben. Wer willentlich oder unfreiwillig ein Schlafdefizit aufbaut und »Schlafschulden« macht, setzt seine Fitness und seine Gesundheit aufs Spiel. Zu wenig Schlaf macht alt – körperlich, geistig und seelisch!

Das Stresshormon Kortisol bekommt Nacht für Nacht die Übermacht und fährt andere Systeme herunter auf Sparflamme. Das Immunsystem wird schlapper und schlechter mit Krankheitserregern fertig. Weil das Wachstumshormon fehlt, werden alte und kranke Körperzellen nicht mehr schnell genug durch neue ersetzt, was ganz schnell am Zustand der Haut sichtbar wird. Schlafmangel macht Falten. Der Stoffwechsel verändert sich, der Blutzucker steigt, sodass es zu einer Art Frühdiabetes kommen kann. Die Schilddrüse ist nicht mehr voll funktionstüchtig, die Verdauung gestört. Und das alles wird umso schlimmer, je höher unsere Schlafschulden werden. Schlimmstensfalls kommt es zu Sehstörungen, Kribbeln in Armen und Beinen, Schmerzen und Zittern. Herzschlag und Blutdruck geraten durcheinander.

Das alles kann nicht unbemerkt an unserer geistigen Fitness vorübergehen. Wir bekommen zunehmend Konzentrationsstörungen und machen mehr und mehr Fehler. Gedächtnisprobleme stellen sich ein und unsere Lernfähigkeit sinkt, ebenso wie unsere Laune. Je nach Veranlagung werden wir schnell gereizt oder eben trübsinnig. Entweder es geht uns jede Kleinigkeit auf die Nerven oder das Leben macht keine rechte Freude mehr.

Schlafmangel als Körperverletzung

Natürlich kann man sich zusammenreißen, aber das geht mit der Zeit immer schlechter. Möglicherweise »überdrehen« wir hierbei und kommen nachts erst recht nicht mehr zur Ruhe – die beste Vorbereitung für die Entwicklung einer handfesten Schlafstörung.

Ich zähle dieses Horrorkabinett nicht auf, um Ihnen Angst einzujagen. Wie gesagt verkraften wir vorübergehenden Schlafentzug meistens ohne Probleme. Ich möchte mit meinen Ausführungen aber deutlich machen, dass ausreichend Schlaf eine Grundvoraussetzung ist für Gesundheit, Leistungsfähigkeit und Lebensfreude. Schlaf ist lebensnotwendig – das kann gar nicht genug betont werden. Zu wenig Schlaf auf Dauer ist dagegen Körperverletzung.

Schlaf im Übermaß

Kaum vorstellbar für einen Menschen, der sich nichts sehnlicher wünscht als ein Wochenende voller Entspannung, gar nichts tun, in den Tag hineinträumen und schlafen, schlafen, schlafen. Es sei ihm von Herzen gegönnt. Medizinisch betrachtet, bringt es zwar keine Vorteile, mehr als auszuschlafen, es zieht sogar eher den Kreislauf und den Blutdruck wieder nach unten, aber wen das nicht stört, dem schadet ein gelegentliches Übermaß an Schlaf auch nicht.

Der Körper holt sich den Schlaf, den er gerade braucht, wenn wir ihn lassen. Wir schlafen uns gesund, wenn unser Immunsystem gegen einen Infekt kämpf oder wenn wir uns eine Zeit lang überlastet haben – dann ist der Schlaf eine Art »Notabschaltung«.

Auf Dauer, so behaupten Schlafforscher in den USA, macht zu viel Schlaf krank und lässt uns sogar früher sterben. Ob Langschläfer deswegen weniger schlafen sollten, darüber ist sich die Fachwelt allerdings uneins.

Warnsymptom

Manche Menschen haben über längere Zeit ein übergroßes Schlafbedürfnis, und das kann ein Zeichen für eine ernsthafte Erkrankung sein. Schlaf kann eine Flucht vor dem Alltag sein, etwa bei Menschen, die unter depressiven Verstimmungen oder Depressionen leiden. Ein immenses Bedürfnis nach

Schlaf über viele Wochen hinweg und das gleichzeitige Gefühl von Erschöpfung am Tag können auch ein Zeichen einer Stoffwechselstörung sein. Wer sich also Sorgen in diese Richtung macht, sollte sich untersuchen lassen. Wir kennen sogar Schlafstörungen, bei denen man zu viel schläft (siehe Seite 380). Oder es kann auch eine andere, nicht erkannte Schlafstörung dahinterstecken. Keine Sorge, behandeln lässt sich das alles.

Wir verkraften vorübergehenden Schlafentzug meistens ohne Probleme. Langfristig gesehen ist ausreichend Schlaf eine Grundvoraussetzung für Gesundheit, Leistungsfähigkeit und Lebensfreude – Schlaf ist lebensnotwendig.

Langschläfer und Kurzschläfer?

Lang- und Kurzschläfer bekommen gleich viel Tiefschlaf, jedoch haben die Langschläfer mehr Traumschlaf und mehr leichten Schlaf. Ein Kurzschläfer schläft also effektiver, da er in kürzerer Zeit gleich viel Tiefschlaf bekommt. Vergessen wir aber nicht, dass wir alle unsere individuelle Schlafdauer haben. Der effektivere Schlaf des Kurzschläfers ist kein Grund, den Schlaf zu verkürzen, wenn wir uns ausgeschlafen besser fühlen. Wir können ja unser genetisches Erbe nicht vernachlässigen. Es gibt Kurz- und Langschläfer, so wie es auch schwarzhaarige und blonde Menschen gibt, und keiner von beiden ist besser oder schlechter. Wir sollten uns nur darüber klar werden, welcher Schlaftyp wir sind, und dann unsere persönliche Schlafdauer einhalten. Und selbst das muss nicht für jede einzelne Nacht gelten. Schließlich kann ein Langschläfer zumindest gelegentlich auch einmal mit weniger Schlaf auskommen, ohne dass dies besondere Folgen hätte. Und nicht vergessen, aus so manchem Langschläfer wird mit dem Alter auch ein Kurzschläfer.

> *info* Kurzschläfer sind nicht aktiver und leistungsfähiger als Langschläfer. Also: keinen falschen Ehrgeiz entwickeln! Was zählt, ist am folgenden Tag ausgeschlafen zu sein und nicht, wie viel Schlaf man dazu benötigt.

Eulen und Lerchen

Es gibt sie, die Morgen- und die Abendtypen. Die Lerchen und die Eulen. Auch wahr ist: Aus einem Abendtyp lässt sich nicht so einfach ein Morgentyp machen und umgekehrt. Wer einer Eule das alte Sprichwort »Morgenstund hat Gold im Mund« vorhält, erntet bestenfalls ein müdes Lächeln, je nach Laune und Tageszeit aber auch schon einmal bittere Verachtung. Eulen und Lerchen streiten sich privat und mitunter auch kollegial gerne und heftig über das jeweils bessere Lebens- und Schlafmodell, und ein jeder hat gute Argumente auf seiner Seite, weswegen es immer ein wenig besser sei, zur eigenen Fraktion zu gehören. Gemischte Paare aus Eulen und Lerchen haben es meist schwer, denn die gemeinsame aktive Zeit ist begrenzt und oft der Arbeitswelt vorbehalten.

Die meisten Menschen tendieren zwar zur einen oder anderen Seite, gehören aber trotzdem zum breiten Mittelfeld der Normalschläfer. Nur 15 Prozent sind ganz eindeutige Lerchen oder Eulen.

Aus einem Abendtyp lässt sich nicht so einfach ein Morgentyp machen und umgekehrt. Denn ob man zu den Eulen oder Lerchen zählt oder zur Gruppe der Normalschläfer, ist ganz wesentlich genetisch vorgegeben.

Eine Frage des Erbes

Ob man zu den Eulen oder Lerchen zählt oder zur Gruppe der Normalschläfer, ist ganz wesentlich genetisch vorgegeben. Ein Gen mit dem Namen HPER2 zum Beispiel trägt die Informationen für einen Eiweißstoff, der jeden Tag in jeder Körperzelle produziert und wieder abgebaut wird und so einer der Taktgeber der inneren Uhren ist. Eine Veränderung in diesem Gen kann dazu beitragen, dass der innere Rhythmus ganz leicht nach vorn verschoben wird. Die Tageslänge, die von der inneren Uhr vorgegeben wird, ist verkürzt, und das Aktivitätshoch wird nach vorn verlagert. Menschen mit dieser Genvariante sind also eher Morgentypen.

Außerdem sprechen die inneren Uhren verschiedener Menschen unterschiedlich stark auf äußere Reize an. Die Uhr des einen verstellt sich leicht, wenn es früher hell wird oder wenn der Wecker früher klingelt, die Uhr des anderen sehr viel schwerer. Da unser innerer Tag im Schnitt um eine Stunde länger ist als der Sonnentag mit 24 Stunden, tendieren diejenigen Menschen mit der schwer verstellbaren Uhr eher zum Eulentum.

Doch die Erbanlagen sind nicht der einzige Grund dafür, dass jemand als Lerche oder als Eule lebt. Das Alter und die Lebensumstände spielen auch eine große Rolle.

Teenager als Abendtyp

Vor allem junge Menschen zwischen 16 und 25 Jahren neigen zum Eulentum. Mit Mitte 20 legt sich das dann oft ganz von allein. Abgesehen vom sozialen Druck, möglichst oft

Woran man Eulen und Lerchen erkennt	
Lerchen	*Eulen*
Morgentyp	Abendtyp
abends müde	morgens müde
viele ältere Menschen	viele jüngere Menschen
eher introvertiert	eher extrovertiert
innerer Tag entspricht etwa 24 Stunden	innerer Tag entspricht deutlich mehr als 24 Stunden
schlechtere Anpassung an Schichtarbeit	meist gute Anpassung an Schichtarbeit
geht 1½ Stunden früher zu Bett als Eulen	steht 2 Stunden später auf als Lerchen
eher Kurzschläfer	eher Langschläfer
Schlafdauer meistens gleich	Schlafdauer oft unterschiedlich
meist ohne Schlafprobleme	manchmal Schlafprobleme
wenig Probleme mit der Arbeitszeit	manchmal Anpassungsschwierigkeiten an die Arbeitszeit
fühlt sich tagsüber frisch	fühlt sich tagsüber manchmal müde
übt Sport gerne morgens aus	übt Sport lieber nachmittags und abends aus
hat oft morgens Lust auf Sex	mag Sex lieber spätabends und nachts

nachts zu feiern und vormittags zu schlafen, spielt hierbei auch die Biologie eine Rolle. Offenbar verändert die innere Uhr dann vorübergehend ihre Eigenschaften (siehe Seite 180). Diese Phase ist aber gleichzeitig auch die Zeit, in der der Berufsalltag für die jungen Leute beginnt. Dann gibt es kaum Chancen mehr, das eigene Eulentum zu pflegen.

Mit dem Älterwerden verändert sich später dann auch die innere Uhr: Die biologischen Tage für ältere Menschen werden kürzer und sie tendieren immer mehr zu früherem Aufstehen. So werden selbst einstige Langschläfer zum Morgentyp.

Von der Wiege bis ins hohe Alter

Eine der wohl einschneidensten Veränderungen im Leben junger Eltern ist die Erfahrung, nicht mehr selbstbestimmt und oft nicht mehr genug schlafen zu können. Das Ungeborene im Bauch der Mutter passt sich mit seinem ureigenen Rhythmus dem der Mutter weitgehend an. Das ändert sich, wenn das Baby geboren wird. Lösgelöst von Tag und Nacht schläft es oft, aber dann nur kurz. Im Alter von ungefähr drei Monaten wechseln sich Schlafen und Wachen im Drei- bis Vier-Stunden-Rhythmus. Erst danach passt es sich an den biologischen Rhythmus der Eltern und damit an Tag und Nacht wieder an, wobei es hier sehr große Unterschiede zwischen den Kindern gibt. Das eine schläft schon mit weniger als einem halben Jahr durch, das andere erst nach Jahren – beides ist normal.

Durchschlafen als Glücksfall

Glücklich sind diejenigen Eltern, deren Kinder problemlos ein- und früh durchschlafen. Doch das ist nicht die Regel. Die meisten Kinder schreien, wenn sie müde sind, und wehren sich gegen das Einschlafen. Ganz wichtig ist: Es gibt nicht den einen »Trick«, mit dem ein Baby oder ein Kleinkind zuverlässig zum Schlafen gebracht werden kann. Wichtig sind Regelmäßigkeit, Konsequenz, Geduld und Gelassenheit. Einschlafrituale sind nützlich, bieten aber auch keine Garantie dafür, dass der kleine Schreihals nicht just dann wieder anfängt zu krähen, wenn alle Rituale vollzogen sind. Geben Sie Ihrem Kind in dieser Phase, was es möchte und was Sie bereit sind zu geben. Nicht mehr. Und vor allem: Gehen Sie die Sache so locker wie möglich an. Wenn Kinder abends nicht mehr durch Fernsehen oder zu viel Trubel künstlich wach gehalten werden, finden sie irgendwann ihren Schlaf. Keine Sorge – Ihr Kleinkind holt sich so viel Schlaf, wie es braucht. Und wenn es im Kindergartenalter immer noch nachts in Ihr Bett kommt: Lassen Sie es. Es wird irgendwann von allein damit aufhören.

Es gibt nicht den einen »Trick«, mit dem ein Baby oder ein Kleinkind zuverlässig zum Schlafen gebracht werden kann. Wichtig sind Regelmäßigkeit, Konsequenz, Geduld und Gelassenheit.

Träume, um groß zu werden

Bei Kleinkindern kann man die beiden unterschiedlichen Schlafzustände noch gut beobachten: den ruhigen Schlaf mit regelmäßiger Atmung und ohne Bewegung und den aktiven Schlaf mit lebhafter Gestik und Mimik, ganz ähnlich dem Traumschlaf der Erwachsenen. Babys verbringen sogar bis zur Hälfte ihres ganzen Schlafs in diesem aktiven Zustand. So manche Eltern glauben dann, dass mit ihrem Kind etwas nicht in Ordnung sei, dass die Muskelzuckungen am ganzen Körper und die schnellen Augenbewegungen unter den geschlossenen Lidern Zeichen einer Schlafstörung sein könnten. Doch diese unruhigen Phasen sind völlig normal und verschwinden von allein.

Unruhige Nächte

Allerdings können auch Kinder schon richtige Schlafprobleme haben, ähnlich wie Erwachsene. Bei den kleinen Patienten äußern sich diese vor allem durch nächtliche Albträume, Schlafwandeln und nächtliches Aufschrecken. Kinder sind wesentlich empfindsamer, auch wenn sie dies oft nicht so zeigen. Sie verarbeiten im Schlaf Probleme, die sie in der Schule oder auch zu Hause haben, und sind gerade dann sehr auf ein positives Familienklima angewiesen. Behandlungsbedürftige Schlafstörungen bei Kindern sind jedoch viel seltener, als viele Eltern meinen. Ein Arzt ist nur selten vonnöten.

Wenn Kinder abends nicht mehr durch zu viel Trubel oder Fernsehen künstlich wach gehalten werden, finden sie ihren Schlaf und schlafen dann auch ausreichend. Keine Sorge – ihr Kleinkind holt sich so viel Schlaf, wie es braucht.

Teenies sind Schlafmützen

Kommen Kinder in die Pubertät, beginnt auch für ihren Schlaf eine neue Phase. Vorübergehend brauchen Jugendliche ab etwa 15 Jahren noch einmal mehr Schlaf als in den

Jahren zuvor. Außerdem verschiebt sich ihr Tagesrhythmus nach hinten, wodurch sie abends nicht ins Bett wollen und morgens viel länger brauchen, bis sie wieder fit sind. Hieran sind weniger soziale Verpflichtungen wie Partys verantwortlich, sondern der innere biologische Rhythmus, der sich bei Jugendlichen verschiebt. Weil Körpertemperatur, Hormone und Immunsystem nun nach einer »Pubertäts-Uhr« arbeiten, haben die Jungen und Mädchen manchmal erhebliche Schwierigkeiten, morgens aufzustehen oder gar vor Mittag aktiv zu werden. Sie werden auch am Tag müder. Offenbar zeigen sie in ihrer Pubertät biologisch bedingt einen grundsätzlich erhöhten Schlafbedarf und möchten nicht nur länger, sondern auch öfter schlafen. Plötzlich wird der Mittagsschlaf wieder sehr beliebt. Für die Eltern und ein harmonisches Familienleben ist dann gut zu wissen: Das ist keine Faulheit, sondern die Folge des Erwachsenwerdens. Mit spätestens 25 Jahren verschwindet diese Müdigkeit wieder, der innere biologische Rhythmus hat sich normalisiert. Die Jugendlichen sind dann, was den Schlaf betrifft, erwachsen.

Bei Teenagern verschiebt sich der Tagesrhythmus nach hinten, wodurch sie abends nicht ins Bett wollen und morgens viel länger brauchen, bis sie wieder fit sind. Für die Eltern und ein harmonisches Familienleben ist dann gut zu wissen: Das ist keine Faulheit, sondern die Folge des Erwachsenwerdens.

Kinder und Senioren schlafen anders

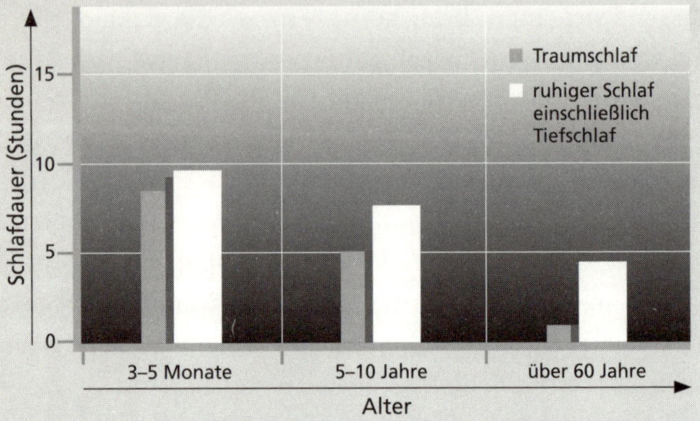

Neugeborene Babys schlafen 16 Stunden und träumen davon rund die Hälfte. Offenbar brauchen sie sowohl viel Schlaf als auch viele Träume für ihre körperliche und geistige Entwicklung. Der Babyschlaf ist in vielen kleinen Portionen über die Nacht und den Tag verteilt, im Lauf der Monate stellt sich aber die Nacht als bevorzugte Schlafzeit ein. Allerdings gibt es hier erhebliche Unterschiede in der Entwicklung der einzelnen Kinder.

Im Alter zwischen fünf und zehn Jahren schlafen die Kinder fast nur noch nachts und auch schon deutlich weniger.

Erwachsene schlafen im Schnitt sieben Stunden pro Nacht, davon rund ein Viertel im Traumschlaf. Im Alter können fünf Stunden Schlaf pro Nacht durchaus reichen, ergänzt durch Nickerchen am Tag. Je älter wir werden, desto weniger träumen wir, und desto leichter und störbarer wird der Schlaf.

Schulbeginn in Deutschland viel zu früh

An dieser Stelle ist es mir ein Anliegen, allen Kindern und Jugendlichen den Rücken zu stärken: Einen sehr störenden Einfluss auf die Entwicklung hat nämlich der in Deutschland übliche Schulbeginn. Der liegt mit 8 Uhr einfach zu früh. In anderen europäischen Ländern beginnt der Unterricht selbstverständlich später, und unsere Nachbarn schauen entsetzt auf uns und fragen sich, warum wir unsere Kleinen so quälen. Wenn wir einkalkulieren, dass viele Kinder lange Anfahrtswege zur Schule haben und mancherorts der Unterricht schon um 7.15 Uhr beginnt, kommen wir auf erschreckende Aufstehzeiten. Dabei brauchen Kinder unbedingt ihren Schlaf – noch viel dringender als Erwachsene. Der Schlaf ist gerade in diesem Alter nicht nur für die Gesundheit entscheidend, sondern in besonderem Maße auch für die Lernfähigkeit.

Für einen späteren Schulbeginn spricht außerdem die biologische Leistungskurve am Vormittag. Es gibt wissenschaftliche Studien, die zeigen, dass die Leistungsfähigkeit von Schulkindern um 8 Uhr morgens so hoch ist wie um Mitternacht, also im Keller. Kein Wunder also, wenn Schulaufgaben und Klassenarbeiten in der ersten Stunde schlechte Noten bringen. Selbst wenn der Schulbeginn nur eine halbe Stunde später wäre, würde das schon viel verbessern, weil die Leistungskurve am Morgen relativ steil ansteigt.

»Präsenile Bettflucht«

Zwischen 25 und 50 Jahren ändert sich vergleichsweise wenig an unserem Schlafrhythmus. Später aber, wenn wir älter werden, tritt wieder eine typische Veränderung ein. Wir gehen früher zu Bett, wachen jetzt häufiger nachts auf und stehen frühmorgens auf. Unser Schlaf-wach-Rhythmus verschiebt sich nach vorn. Viele ältere Menschen verstehen diese Vorverlagerung als eine Schlafstörung, denn wozu sollten sie schon um vier Uhr morgens wach sein? Dazu kommt, dass sie tagsüber etwas müder sind als früher und gern ab und zu ein Nickerchen halten. Vor allem das Aufwachen in der Nacht und am frühen Morgen deuten manche als regelrechte Schlafstörung und suchen ärztliche Hilfe. Einerseits ist es richtig, dass Schlafstörungen wie alle Krankheiten im Alter in der Tat häufiger auftreten als in jüngeren Jahren, aber: Nicht jede Veränderung der Schlafgewohnheiten ist gleich eine Schlafstörung.

Woher kommen sie aber? Im Alter geschehen zwei Dinge mit unserer inneren Uhr: Sie verstellt sich nach vorn und ihre Wirkung lässt nach. Die früher so klaren Tag-Nacht-Unterschiede heben sich allmählich auf, Schlafen und Wachen verteilen sich gleichmäßiger über Tag und Nacht. Dadurch ist man tagsüber müder und schläft nicht mehr so tief in der Nacht, man wacht häufiger auf und schläft insgesamt kürzer – eine altersbedingte, natürliche Umstellung.

Viele verstehen dies falsch als eine Art Krankheit und probieren, sie zu »heilen«, indem sie länger im Bett bleiben und verzweifelt versuchen, länger zu schlafen. Fatalerweise hat das die genau gegenteilige Wirkung. Auch im Alter sollten Sie deshalb erst dann zu Bett gehen, wenn Sie schlafen möchten, und nicht schon dann, wenn alles Tagwerk getan ist und die

Uhr die früher gewohnte Zu-Bett-Geh-Zeit anzeigt. Und Sie sollten auch dann aufstehen, wenn Sie wach sind, und gemäß Ihrer biologischen Leistungskurve leben, auch wenn sie Ihnen und Ihren Angehörigen zunächst merkwürdig vorkommt.

Nur für Frauen

Wenn Sie ein Mann sind, können Sie diesen Abschnitt getrost überblättern, denn hier geht es einmal ausnahmsweise nicht um Sie. Nehmen Sie zur Kenntnis, dass Frauen statistisch etwas länger schlafen als Männer, länger zum Einschlafen brauchen und nicht wie Sie als Durchschnittsmann praktisch überall zu jeder Zeit schlafen können. Ansonsten zeigen sich keine weiteren Unterschiede in der Schlafstruktur. Ausnahmen bestätigen die Regel.

Der Rest ist nur für Sie gedacht, liebe Damen, die Sie unter der blitzartigen Geschwindigkeit, in der Ihr Mann einzuschlafen beliebt, gelegentlich leiden, ebenso wie unter der nervenden Schnarcherei, die bei Männern deutlich verbreiteter ist als bei Frauen, und die Sie eben durch ihre Hormone während des Monats und während des Lebens auch im Schlaf gesteuert werden.

Menstruation

Kurz vor der Periode wird Ihr Schlaf unruhiger, und Sie sind am Tag öfter müde. Vielleicht schlafen Sie während dieser Tage mehr als sonst. Das ist vollkommen normal und hängt mit der hormonellen Unstellung zusammen, die eben auch die übrigen Symptome wie Bauchkrämpfe oder Gefühlsschwankungen mit sich bringt. Sie wissen: Es geht vorüber, meistens nachdem die Blutung begonnen hat.

info Frauen haben generell öfter Schwierigkeiten mit dem Einschlafen und mit dem Durchschlafen. Eine biologische Erklärung hat man dafür bisher nicht finden können, wenn man von den besonderen Phasen wie Schwangerschaft oder Wechseljahre einmal absieht. Es könnte aber auch sein, dass Frauen gar nicht schlechter schlafen als Männer, aber mehr auf ihren Körper hören, sich seltener mit ihrem schlechten Schlaf zufriedengeben und öfter einen Arzt aufsuchen, wenn sie Schlafstörungen vermuten. Männer verdrängen so etwas dann gern und schieben die Suche nach den Ursachen lange auf, bis der Leidensdruck groß genug geworden ist. Wenn aber Frauen öfter wegen Schlafstörungen einen Arzt aufsuchen, tauchen sie in der Statistik als solche häufiger auf, und es entsteht der Eindruck, sie schliefen schlechter als Männer.

Schwangerschaft

Mit Beginn der Schwangerschaft wird das Hormon Progesteron vermehrt produziert, was unter anderem auch zu einem erhöhten Schlafbedürfnis führt. Darüber brauchen Sie sich nicht zu wundern. Schlafen Sie einfach mehr, wenn möglich. Denn in den letzten Monaten vor der Geburt wendet sich das Blatt wieder: Viele Frauen schlafen jetzt schlechter, oberflächlicher und mit weniger Tiefschlaf. Allmählich ist außerdem beim Umdrehen der Bauch im Weg, und es fällt schwerer, eine gute Schlafstellung zu finden. Das geht leider so weiter bis zur Geburt und auch die Zeit danach. Zwar stellt der Körper nach der Geburt seine Hormone um, aber nun ist ja das Baby da, das noch nicht gelernt hat, nachts durchzuschlafen.

Wechseljahre

Während der Wechseljahre sinkt der Östrogenspiegel im Körper der Frau, und das bringt die bekannten Symptome mit sich, die sich indirekt auch auf den Schlaf auswirken können: Die unangenehmen Hitzewallungen treten auch in der Nacht auf, und das damit verbundene Schwitzen kann so intensiv sein, dass der Schlaf nachhaltig gestört wird. Manche Frau ist während dieser Zeit schnell gereizt, und die innere Unruhe kann dazu führen, dass sie schlechter einschläft. Im Lauf der Wechseljahre wird der Schlaf der Frau dem des Mannes ähnlicher, sie schläft etwas weniger, schnarcht häufiger und leidet dann auch manchmal unter Atem-Aussetzern (siehe Seite 365). Außerdem macht sich nach den Wechseljahren die Umstellung auf einen Schlafrhythmus, wie ihn ältere Menschen zeigen, plötzlich deutlich bemerkbar. Das alles ist nicht aufzuhalten, aber wenn man damit umzugehen weiß, indem man zum Beispiel auf einen regelmäßigen Schlaf achtet und gewisse Einschlafrituale einhält, fällt die Umstellung leichter.

Stress und andere Schlafstörer

»Habe ich wieder einen Stress!« gehört zu den häufigsten Beschwerden hierzulande. Man läuft geradezu Gefahr, schief angesehen zu werden, wenn man nicht hin und wieder »gestresst« ist. Dabei ist das bloße Vorhandensein von Stress eigentlich nichts Böses, sondern im Gegenteil ein Lebenselixier. Ein bisschen Stress in einer gesunden Dosis braucht jeder hin und wieder. Doch jeder hat eine individuelle Schwelle, bei der eine Stressreaktion einsetzt. Stress ist eine Reaktion auf eine Herausforderung. Die Konzentration steigt, Herzschlag und Atmung werden aktiviert, und wir sind für eine kurze Zeit viel leistungsfähiger als sonst. Haben wir die Herausforderung bewältigt, wird das System wieder heruntergefahren.

Gesundheitsschädlich ist Stress erst dann, wenn er zum Dauerzustand wird: Wenn wir ständig unter Strom stehen und nicht mehr genügend Ruhe zulassen, kann das dazu führen, dass wir nicht mehr gut schlafen können.

Schlaflos im Dauerstress

Das Gegenteil von Stress ist Schlaf. Beides schließt sich gegenseitig aus. Wenn unser Leistungssystem auf Hochtouren läuft, können wir nicht schlafen, und wenn wir schlafen, ist unser Leistungssystem unten. Der Schlaf ist eine Ruhepause, um »abzuschalten« und mit den Belastungen des Tages fertig zu werden. Dabei hilft uns nicht nur der Nachtschlaf, sondern auch Pausen am Tage, idealerweise die intensivste Pause – ein Mittagsschlaf.

Gesundheitsschädlich ist Stress erst dann, wenn er zum Dauerzustand wird, denn der Körper braucht zwischen den Belastungen Ruhephasen, um sich zu erholen. Wenn wir ständig unter Strom stehen und nicht mehr genügend Entspannung zulassen, kann das dazu führen, dass wir nicht mehr gut schlafen können. Dann hält uns unser Kortisolspiegel (siehe Seite 104) auf Trab. Das sollte man auf keinen Fall länger als ein paar Wochen in Kauf nehmen: Denn sobald die Stress-Schlafstörung chronisch geworden ist, kann sie sich verselbstständigen. Wenn dann der Stress nachlässt, bleibt die Schlafstörung weiter bestehen, obwohl die Ursache nicht mehr da ist. Wir haben dann unsere Schlafstörung »gelernt«, und ein solcher Mechanismus ist sehr, sehr schwer wieder zu »verlernen«.

Mit Stress werden wir also leicht fertig, wenn dazwischen Ruhepausen liegen. Wer es versteht, sich nach anstrengenden Zeiten das richtige Maß an Pausen zu nehmen, schläft besser und ist zudem tagsüber wesentlich belastbarer als ein anderer, der meint, immer und überall präsent sein zu müssen.

Störende Geräuschkulisse

Ein ganz akuter Schlafstörer ist natürlich nächtlicher Lärm. Wenn in einem hellhörigen Haus unter dem Schlafzimmer ein Baby schreit, wenn die Nachbarn lange feiern oder nebenan der Fernseher der schwerhörigen alten Dame nicht aufhören will, uns ins Ohr zu dröhnen, dann fällt es schonmal schwer einzuschlafen.

Das Verblüffende aber ist: Das liegt gar nicht eigentlich am Lärm, jedenfalls in diesen Fällen nicht an der Anzahl der Dezibel, die unser Ohr belästigen. Lärm ist von der Definition her eine schädigende oder als störend empfundene Schalleinwirkung. Da nun weder Fernseher noch feiernde Nachbarn unsere Ohren direkt physikalisch schädigen, bleibt als Ursache für die Ruhestörung die zweite Komponente, die subjektive Bewertung eines Geräuschs.

Wer die Musik der Nachbarn mag, wird darüber lächelnd einschlafen, wer sie als Krach wahrnimmt, beginnt sich zu ärgern. Ärger bedeutet aber Stress, und akuter Stress verursacht eine Alarmreaktion in unseren Körper, das Gegenteil also von dem, was uns schlafen lässt. Versuchen Sie also beim nächsten Mal, innerlich etwas Nachsicht mit dem Nachbarn zu üben, Ihr Schlaf und letztlich Ihre Gesundheit werden davon profitieren.

Sobald eine Stress-Schlafstörung chronisch geworden ist, kann sie sich verselbstständigen. Wenn dann der Stress nachlässt, bleibt die Schlafstörung weiter bestehen, obwohl die Ursache nicht mehr da ist.

Hilfe, mein Mann schnarcht

Fast ein Viertel der Männer schnarchen, im Rentenalter sägt schon jeder zweite in der Nacht. Aber auch Frauen sind davor nicht gefeit: Unter den weiblichen Schläfern atmen 14 Prozent geräuschvoll. Für den Bettnachbarn ist die Ruhestörung alles andere als erfreulich: Bis zu 90 Dezibel muss er oder sie neben sich ertragen, eine Lautstärke wie von einem Flugzeug, das in einiger Entfernung startet. Entsprechend hoch ist der Leidensdruck und entsprechend zahlreich sind die Methoden, die als hilfreich angepriesen werden.

Wie Schnarchen entsteht

Schnarchen entsteht durch die eingeatmete Luft, die auf ihrem Weg in die Lunge durch die Luftwege fließen muss. Sind diese im Schlaf entspannt, können die entspannte Muskulatur und das Fettgewebe durch die vorbeiströmende Luft bewegt werden. Durch Schwingungen in den Weichteilen von Nase und Rachen entstehen dann die typischen Schnarchlaute. Deshalb sind Übergewicht und Alkohol Faktoren, die das Schnarchen fördern, denn Fettgewebe schwingt leichter, und alkoholisch entspanntes Gewebe ebenfalls. Auch Beruhigungs- und Schlafmittel fördern daher das Schnarchen. Erkältungen verstärken das Schnarchen, weil die Atemwege dabei meistens verengt sind. Die Rückenlage fördert die Geräuschentwicklung ebenso, weil durch das überstreckte Kinn die Zunge nach hinten rutschen und ebenfalls die Atemwege verengen kann.

Was gegen Schnarchen hilft

Geeignete Maßnahmen gegen das Schnarchen sind, die Rückenlage zu vermeiden (etwa mit einer speziellen Weste), keinen Alkohol zu trinken, Übergewicht zu reduzieren und vielleicht einen Hals-Nasen-Ohrenarzt zu fragen, ob anatomische Besonderheiten das Schnarchen begünstigen und zum Beispiel durch eine Begradigung der Nasenwand oder eine Mandelentfernung mit einer Besserung zu rechnen ist.

Was gegen Schnarchen nicht hilft

Alles andere, was der üppig sprießende Markt der Anti-Schnarch-Mittel bietet, ist nicht als wirksam erwiesen. Da gibt es Bandagen oder Stützkissen, die die Rückenlage verhindern sollen, es aber nicht tun. Elektronische Geräte, die den Schnarchenden durch elektrische Impulse von seinem Tun abbringen sollen, haben den Nachteil, dass sie den Schlafenden wecken können. Kinnbinden und Ähnliches sollen ein Öffnen des Mundes verhindern. Viele schnarchen dann aber durch die Nase weiter. Eine Zahnschiene, die den Unterkiefer nach vorn verlagern soll, ist nur bei fliehendem Kinn sinnvoll. Nasenspreizer sollen die Nase frei halten und tun das auch, im vorderen Bereich. Liegt die Ursache des Schnarchens aber, wie meistens, weiter hinten, nützt die Methode nichts. Außerdem im Handel sind Mund- und Nasensprays, Gurgellösungen und Tabletten. Es ist aber nicht nachgewiesen, dass dadurch das Schnarchen gemildert würde.

Lärm macht krank

Nun ist es jedoch für einen Lärmgeplagten wenig hilfreich, ihm zu empfehlen, er solle sich einfach nicht mehr ärgern. Eindeutig wissenschaftlich nachgewiesen ist ja auch, dass Lärm zu körperlichen Reaktionen führt. Das ist grundsätzlich eine sinnvolle biologische Einrichtung, da Lärm erst einmal ein Warnsignal darstellt, das uns vor Schlimmerem bewahren kann.

Zumindest früher, als unsere Urahnen noch durch die Savanne streiften, konnte Lärm nur Gefahr bedeuten, und diese Erfahrung hat uns im Lauf der Evolution geprägt. Zwar wissen wir durch unsere Großhirnrinde, dass uns das lärmende Flugzeug nicht auf den Kopf fallen wird und also keine Gefahr darstellt. Gegen unsere in Jahrtausenden eingeprägte Biologie können wir uns aber mit noch so großer Vernunft nicht wehren.

Deswegen können wir uns an Lärm auch nicht gewöhnen. Wirklich laute Geräusche wie Fluglärm oder Schwerlastverkehr, der auf der Bundesstraße vor dem Schlafzimmerfenster vorbeidonnert, stehen als Schlafstörer außer Frage. Unzweifelhaft kann solcherart wiederholter intensiver Lärm Schlafstörungen verursachen, Herz und Kreislauf belasten und zu chronischen Krankheiten führen. Übrigens zählt dazu auch das Schnarchen unseres Partners, das mit bis zu 90 Dezibel so laut wie ein startendes Flugzeug werden kann – kein Wunder, dass viele Frauen da nicht schlafen können.

Ein besonders gutes Beispiel, um die Verschränkung von rein körperlicher und psychischer Wirkung von Lärm zu verdeutlichen, ist Folgendes: Als Sie frisch verliebt waren, hat Sie dieses Schnarchen nicht gestört. Wenn Sie es überhaupt wahrgenommen haben, war es Musik in Ihren Ohren. Der geliebte Partner signalisierte mit dem geräuschvollen Atmen seine Nähe zu Ihnen und ließ Sie zufrieden einschlummern. Zum störenden Lärm wurde es erst nach einigen Jahren. Habe ich Recht?

Ob wir Lärm als störend empfinden, liegt meist gar nicht an der Anzahl der Dezibel, die unser Ohr belästigen. Entscheidend ist die subjektive Bewertung eines Geräuschs – zu Stress wird Lärm erst, wenn wir uns darüber ärgern.

Mysterium Vollmond

Unbeeindruckt von der Vergänglichkeit der Zeit zieht der Mond seine Bahnen um die Erde, ein Schlafstörer par excellence, glauben 39 Prozent der Deutschen. Man wacht morgens nach schlechter Nacht auf und blickt zum Himmel: Ach ja, es war Vollmond. Man schläft in letzter Zeit nicht gut und sieht abends beim Schlafengehen den vollen Mond am Himmel: Oje, das wird wieder eine Nacht werden, auch noch Vollmond!

Die Meinung, dass der Stand des Mondes einen Einfluss auf die menschliche Gesundheit und auf unser Verhalten hat, ist recht verbreitet. Bei zunehmendem Mond sollen stärkende Maßnahmen eher fruchten, bei abnehmendem Mond die

Heilung besser voranschreiten. Mondwechsel gelten als kritische Phasen, vor allem der Vollmond, etwas weniger der Neumond. In Vollmondnächten soll die Rate der Unfälle, Selbstmorde und Verbrechen steigen, sollen mehr Kinder geboren werden, soll die Schlaflosigkeit und auch das Schlafwandeln besonders ausgeprägt sein.

Es hat eine Reihe von wissenschaftlich-statistischen Untersuchungen vor allem in den 80er-Jahren gegeben, die diese Zusammenhänge untersucht haben – mit negativem Ergebnis. Weder nimmt die Geburtenrate zu noch die Unfallquote, noch die Zahl der Selbstmorde oder der Verbrechen. Als Vertreter der Schlafforschung kann ich dazu leider auch nur sagen: Wir haben keinen Zusammenhang finden können. Abgesehen vom hellen Licht, das ein voller Mond in dunkler Nacht weit entfernt von der Großstadt mit ihren vielen Lichtern in ein ungünstig liegendes Schlafzimmer werfen kann, und das dann, wenn es über das Gesicht des Schlafenden wandert, dessen Schlaf wohl stören mag, konnten wir bisher keine plausible Erklärung ausfindig machen.

Die Anziehungskraft jedenfalls ist es nicht. Denn ob der Mond voll oder halb oder gar nicht zu sehen ist, hat mit seiner Masse nichts zu tun. Er ist ja immer in voller Größe da, unabhängig vom Widerstrahl des Sonnenlichts. Aber psychologisch gibt es schon Erklärungen für diejenigen, die an den Mond glauben: die selbsterfüllende Prophezeiung »bei Vollmond werde ich schlecht schlafen« oder die selektive Wahrnehmung »ich merke mir die Nächte, in denen ich schlecht geschlafen habe und bei denen Vollmond war«.

Handys als Schlafstörer

Anders verhält es sich mit elektromagnetischen Strahlen, ebenfalls häufig als Schlafstörer unter Verdacht. Obwohl jahrelang bestritten wurde, dass Elektrosmog etwa durch Mobiltelefone irgendeine Wirkung auf den Körper haben kann, mehren sich mittlerweile die Studien, die doch einen Zusammenhang nahelegen. Wie dieser physikalisch zustande kommt, ist wissenschaftlich noch nicht in jedem Glied der Beweiskette geklärt. Man weiß inzwischen aber, dass elektromagnetische Wellen das Gehirn und den Schlaf beeinflussen können. Allerdings ist noch nicht geklärt, wie Handys oder gar Funkmasten den Schlaf stören oder krank machen. Einstweilen ist es auf jeden Fall klug, das Handy nachts abzuschalten und es schon gar nicht neben dem Bett liegen zu lassen.

Mittlerweile mehren sich wissenschaftliche Studien, die einen Zusammenhang zwischen Handy und Wirkung auf den Körper nahelegen – auch wenn man die Details noch nicht kennt. Einstweilen ist es auf jeden Fall klug, das Handy nachts abzuschalten und es schon gar nicht neben dem Bett liegen zu lassen.

Global schlafen: der Jetlag

Der Jetlag – das sagt schon der Name – ist ein Phänomen der fliegenden Gesellschaft, eine Zivilisationskrankheit in Reinform. Bevor es Passagierflugzeuge gab, war die übliche Reisegeschwindigkeit auch bei sehr weiten Reisen notgedrungen so niedrig, dass unangenehme Gefühle bei Reisen durch Zeitzonen gar nicht erst auftraten. Ähnlich ist es, wenn man heute mit dem Schiff über den Atlantik fährt, denn dafür benötigt man mindestens mehrere Tage, mit einem langsamen Schiff sogar mehrere Wochen. An jedem Tag auf See hat die innere Uhr Gelegenheit, sich um einige Zeit zu verstellen. Wenn wir dann am Ende ankommen, hat sich unsere innere Uhr bereits angepasst, und wir leben schon in dem neuen Tagesrhythmus.

Anders geht es uns, wenn wir mehrere Zeitzonen innerhalb weniger Stunden durchqueren. Kommen wir nach so kurzer Zeit an unserem Ziel an, lebt unsere innere Uhr immer noch in der Heimat mit der alten Zeit, die äußeren Uh-

Wenn wir mehrere Zeitzonen innerhalb weniger Stunden durchqueren, lebt unsere innere Uhr immer noch in der Heimat mit der alten Zeit. Die äußeren Uhren jedoch zeigen eine ganz andere Uhrzeit an.

ren jedoch zeigen eine ganz andere Zeit an. Auch das wäre noch kein Problem, wenn wir einfach weiter nach unserer inneren Uhr leben könnten, bis sich diese nach einigen Tagen umgestellt hat. Der Normalfall ist jedoch, dass wir an unserem Ziel im Tagesrhythmus der Menschen dort leben wollen oder müssen, und schon bekommen wir Probleme.

Innen und außen verschiedene Zeiten

Sind wir nach Westen gereist, werden wir dort schon am Nachmittag todmüde, schlafen abends infolge des anfänglichen Schlafentzugs schnell ein und relativ ungestört in der ersten Nachthälfte weiter. Im weiteren Verlauf der Nacht wachen wir jedoch häufig auf. Gegen 2 oder 3 Uhr morgens könnten wir leicht aufstehen, da unsere innere Uhr die alte europäische Zeit anzeigt, also 8 Uhr morgens. Zwei bis vier Tage nach einem Transatlantik-Westflug normalisiert sich der Schlaf in der Regel wieder. Als Faustregel gilt: Pro übersprungene Zeitzone benötigen wir einen Tag zur Umstellung.

Bei Reisen nach Osten sind wir diejenigen, die abends nicht ins Bett kommen, und morgens die, die vergleichsweise lange schlafen wollen. In der ersten Nacht am Ziel schlafen wir relativ gut, haben dann aber einige Nächte danach Probleme, sind tagsüber müder und in unserer Leistung eingeschränkt.

»Go West ist leichter«

Wer nach Osten reist, hat die Probleme hauptsächlich bei der Hinreise, wer nach Westen reist, leidet nach seiner Rückkehr stärker. Warum das? Schließlich ist doch der Zeitunterschied der gleiche. Wie wir wissen, tickt unsere innere Uhr ohne äußere Korrektur langsamer. Unser biologischer Tag ist um etwa eine Stunde länger als der Sonnentag. Eine Verschiebung um eine Stunde nach hinten würde also genau unserem natürlichen Rhythmus entsprechen. Fliegen wir also um fünf Zeitzonen nach Westen, muss unser Körper nur eine Verschiebung von vier Stunden verkraften. Deswegen macht uns eine Verschiebung nach hinten weniger aus.

Bei einer Verschiebung nach vorn, also bei einem Flug nach Osten, kommt diese Stunde zur Reisedifferenz noch dazu. Ein Flug um fünf Stunden nach Osten kommt also einer Zeitverschiebung von rund sechs Stunden gleich.

Die Umstellung auf eine andere Zeitzone fällt nicht jedem gleich leicht oder schwer. Manche passen sich schon nach wenigen Tagen an, andere brauchen Wochen, bis sie sich »angekommen« fühlen. Es ist klug, zumindest die Urlaubsplanung darauf einzustellen.

Anpassungsschwierigkeiten

Die Umstellung fällt nicht jedem gleich leicht oder schwer. Manche passen sich schon nach wenigen Tagen an, andere brauchen Wochen, bis sie sich »angekommen« fühlen, und es ist klug, zumindest die Urlaubsplanung darauf abzustellen. Berufliche Fernflüge, die einem keine Anpassungszeit lassen, lassen sich oft nicht vermeiden. Aber für eine Woche nach

Florida zu fliegen, das sollte nur jemand auf sich nehmen, dem Zeitumstellungen sehr wenig ausmachen.

Wer es nicht vermeiden kann oder will, kann sich kurzfristig mit Schlafmitteln für ein bis zwei Nächte über die Runden helfen, oder mit Melatonin (siehe Seite 272). Bei Melatonin, das in den USA frei verkäuflich ist, ist jedoch der Zeitpunkt der Einnahme – eine Stunde vor dem Schlafengehen – wichtig. Zur falschen Zeit eingenommen, kann Melatonin zum gegenteiligen Effekt führen, nämlich zu einer verlangsamten Anpassung an die neue Zeit. Außerdem weiß man noch gar nichts über mögliche schädliche Langzeitwirkungen. Vorläufig würde ich daher vom Gebrauch des Melatonins abraten.

info Die Diskrepanz zwischen der inneren und der äußeren Zeit kann so weit gehen, dass wir unter massiven Schlafstörungen leiden, verbunden mit Konzentrationsproblemen am Tag, und dass wir gereizt sind oder trübsinnig. Und das umso heftiger, je mehr Zeitzonen wir durchquert haben, je größer also die Differenz zwischen innerer und äußerer Uhr ist.

Montagsblues

Der Montag ist für die meisten nicht »der« Tag. Montags passieren die meisten Arbeitsunfälle, die Fehlerrate beim Montieren von Autos steigt, sogar die Selbstmordrate ist montags höher als sonst.

Montags morgens sind wir erst einmal aus dem Gleichgewicht, denn am Wochenende weichen wir normalerweise von unserem gewohnten Tag-Nacht-Rhythmus ab. Wir gehen später ins Bett und stehen später auf. Das gefällt unserer inneren Uhr, denn sie hätte ja unkorrigiert sowieso einen etwas längeren Tagesrhythmus von circa 25 Stunden (siehe Seite 78). Aber die Kehrseite der Medaille kommt am Montagmorgen: Da stehen wir für die Verhältnisse unserer inneren Uhr viel zu früh auf. Nach dem späteren Schlaf am Wochenende wird die Uhr nachgestellt und sämtliche Rhythmen werden verschoben. Beispielsweise wird das Wachmacher-Hormon Kortisol, nicht schon ab 3 oder 4 Uhr früh ausgeschüttet, sondern erst später. Und das Melatonin, unser Nachthormon, versucht noch am Montagmorgen aktiv zu sein und drückt dabei auch unsere Stimmung. Das seelische und körperliche Tief der zweiten Nachthälfte verschiebt sich also auf den Montagvormittag. Wir spüren dies vor allem, was Leistung betrifft. Und so kehrt die Leistungsfähigkeit erst mit Verspätung, etwa ab Dienstag, zu ihrer gewünschten Zeit wieder. Ziemlich lustlos schauen wir in die beginnende Woche, und so mancher denkt, es sei die Arbeit, die ihn so freudlos sein lässt – falsch, es sind die Nachwirkungen des Wochenendes.

Nach dem späteren Schlaf am Wochenende wird das Hormon Kortisol, das uns fit und wach macht, nicht schon ab 3 oder 4 Uhr früh ausgeschüttet, sondern erst später. Dadurch verschiebt sich das seelische und körperliche Tief der zweiten Nachthälfte auf Montagvormittag.

Kritische Nacht – kritischer Tag

Wenn die Arbeit mehr Last als Lust ist, fällt der Einstieg nach einem selbstbestimmten Wochenende schwer. Doch auch bei denen, die gern arbeiten, baut sich am Sonntag schon wieder eine gewisse Spannung in Erwartung des Montags auf. Typischerweise ist bei den meisten Menschen die Nacht von Sonntag auf Montag die schlechteste der Woche, was die Fitness am Montagmorgen weiter schwächt. Das soll nun kein Plädoyer dafür sein, sich kein richtiges Wochenende zu gönnen. Vielmehr könnte man die Gelegenheit ergreifen und den Montag für die Einstimmung auf die Woche nutzen: noch einen Schritt langsamer gehen, sich einstimmen, Dinge ordnen und wichtige Termine erst für Dienstag vereinbaren.

Schichtarbeit

Heutzutage ist Schichtarbeit nicht nur ein Arbeitssystem, sie ist ein Lebensstil geworden – leider. Denn das hat alles andere als einen natürlichen Rhythmus zur Folge. Der Schichtarbeiter lebt in einer normalen Umgebung, arbeitet und schläft jedoch zu unnatürlichen Tageszeiten. Ein Widerspruch, der Probleme mit sich bringen kann.

Wie alle anderen Arbeitsbedingungen hat auch die Schichtarbeit Vor- und Nachteile. Auf der einen Seite freuen sich die Schichtarbeiter über Freizeit, während die meisten Menschen arbeiten. Sie sind flexibler bei der Betreuung ihrer Kinder oder können sich tagsüber anderen Betätigungen widmen, sich fortbilden, Besorgungen erledigen, Hausarbeit machen. Außerdem erhalten sie eine bessere Bezahlung als ihre am Tag arbeitenden Kollegen.

Leben gegen die innere Uhr

Diese Vorteile haben aber ihren Preis. Da die innere Uhr im Wesentlichen durch das Tageslicht auf den normalen 24-Stunden-Tag eingestellt wird, aber auch durch soziale Faktoren, und sich diese Einflüsse durch die Schichtarbeit nicht ändern, verbleibt die innere Uhr des Schichtarbeiters in der normalen Zeigerstellung – wie bei allen anderen Menschen. Der innere Regulationsmechanismus stellt sich niemals um, auch nach Jahren nicht. Um also zur Unzeit leistungsfähig zu sein, muss der Schichtarbeiter gegen seine innere Uhr und gegen den natürlichen 24-Stunden-Tag schlafen und arbeiten. Er ist gezwungen, während der Aktivitätsphase des Organismus zu schlafen und in der Ruhephase aktiv zu sein. Je jünger der Schichtarbeiter, desto besser verträgt er die unnatürlichen Arbeitszeiten. Ältere Menschen haben dagegen zunehmend Schwierigkeiten damit. Und Frühaufsteher gewöhnen sich schlechter als Spätaufsteher.

Je jünger der Schichtarbeiter, desto besser verträgt er diese unnatürlichen Arbeitszeiten. Ältere Menschen haben dagegen zunehmend Schwierigkeiten mit dem Leben gegen die innere Uhr.

Maximale Schlafverwirrung

Für alle aber gilt: Am wenigsten belastend ist eine ständige Spätschicht. Ständige Frühschichten machen schon mehr Probleme, die sich aber noch verstärken, wenn die Schichten durchgewechselt werden, also etwa eine Woche früh, eine Woche tags, eine Woche abends und dann wieder früh, oder schlimmer, rückwärts rotierend.

Vor allem bei der Nachtschicht lebt der Schichtarbeiter permanent gegen seinen inneren biologischen Rhythmus an. Er ist gezwungen, zu einer Zeit zu schlafen, in der unsere Umwelt Tag signalisiert, und zu arbeiten, wenn diese Nacht anzeigt. Dabei kann der Tagschlaf den Nachtschlaf nicht wirklich ersetzen. Der Organismus kann sich dieser veränderten Lebensweise nicht anpassen und reagiert mit vielfältigen Beeinträchtigungen. Auf die Dauer führt dies zu gravierenden körperlichen und psychischen Schädigungen.

Auf Dauer gesundheitsschädlich

Bei kontinuierlicher Schichtarbeit verschlechtert sich der Schlaf zunehmend, und die Leistungen während der Wachzeiten gehen zurück. Magen-Darm-Probleme können sich einstellen und auch Herz-Kreislauf-Störungen treten häufig auf, daneben innere Unruhe und Nervosität. Haben sich diese Symptome erst einmal festgesetzt, dann bringt ein Ende der Schichtarbeit nicht unbedingt auch ein Ende der Probleme. 70 bis 90 Prozent der ehemaligen Schichtarbeiter klagen noch über Schlafstörungen, obwohl sie wieder im normalen Arbeitsrhythmus tätig sind.

Ein Ende der Schichtarbeit bedeutet nicht automatisch ein Ende der gesundheitlichen Probleme. 70 bis 90 Prozent der ehemaligen Schichtarbeiter klagen noch über Schlafstörungen, obwohl sie wieder im normalen Arbeitsrhythmus tätig sind.

Mittagsschlaf und Powernapping

Nach langen Jahren der Verachtung erfährt der Mittagsschlaf wieder eine Renaissance, wenn auch unter einem weniger negativ vorbelasteten Namen. Powernapping (von engl. *nap* = Nickerchen) heißt nun die Ruhepause während des Arbeitstages, während der man die Augen schließen darf und sogar soll. Freilich schießt die Fitnesswelle hier schon wieder über das Ziel hinaus, denn Powernapping klingt nach Aktivität und nicht nach Entspannung. Dahinter steckt aber eine ganz wichtige Erkenntnis: Der Mensch ist nicht dafür geschaffen, von früh bis spät in einem fort Leistung zu bringen. Wenn sich nun dieses theoretische Wissen in den nächsten Jahren im Arbeitsalltag niederschlagen würde, hätten wir ein gutes Stück Lebensqualität gewonnen und die Arbeitgeber zufriedenere und gleichzeitig leistungsfähigere Mitarbeiter.

Mittags schlafen entspricht einem biologischen Bedürfnis. Wenn wir schlafen könnten, wann wir wollten, würden sich die meisten von uns mittags hinlegen. Unsere innere Uhr hat nämlich um die Mittagszeit eine zweite Ruhephase eingebaut. Dann sind wir physisch und psychisch weniger leistungsfähig, die Körpertemperatur ist niedriger, und wir fühlen uns schläfrig, unabhängig davon, ob und wie viel wir zu Mittag gegessen haben. Unser Körper ist mittags in einem Zustand wie in der zweiten Nachthälfte. Kein Wunder, dass die Arbeit langsamer läuft, ineffizienter ist und mit mehr

Fehlern behaftet. Je nach Motivation und Umgebungsbedingungen kann dieser Zeitpunkt natürlich auch ohne Schlaf übergangen werden. Jedoch sagte ein Firmenchef eines mittelständischen Produktionsbetriebs mir einmal: »Ich hätte mittags des Fließband abschalten können, so viele Fehler wurden um diese Zeit gemacht.«

Ruhezonen im Büro

Steigende Unfallzahlen, verbunden mit steigenden Kosten, führten nun endlich zu der Einsicht, dass der Mensch eine recht unzuverlässige »Maschine« ist. Es ist schlichtweg ökonomisch klüger, auf seine Schwachstellen Rücksicht zu nehmen. Und so feiert zumindest in den Sonntagsreden der Ökonomen der Mittagsschlaf eine weltweite Wiederentdeckung. Das Problem in der Praxis ist nur, wie ein solcher Kurzschlaf in die Arbeitswelt eingeplant werden kann. Dort, wo es wirklich wichtig ist, wird der Mittagsschlaf allerdings schon heute in den Firmenalltag integriert. Fluglinien erlauben ihren Piloten, aber auch dem Kabinenpersonal zumindest auf Langstreckenflügen »kontrollierte Nickerchen«. Große Konzerne wie Apple und IBM, aber auch die Sparkassen im Bodenseegebiet oder die Stadtverwaltung von Vechta gönnen ihren Mitarbeitern eine Mittagsruhe und profitieren davon – die Chefs, die Mitarbeiter selber und die Kunden. Ich kann nur hoffen, dass dies bald allgemein zur Regel wird. Vielleicht gehören dann künftig auch Liegesessel zur Büroausstattung. In München hatte BMW zumindest zeitweise ein »Dormitorium« eröffnet, einen Ruheraum mit der Möglichkeit zur Entspannung und zum Kurzschlaf. Leider wurde diese Einrichtung geschlossen, aber immer noch interessiert man sich dort für den Mittagschlaf als Arbeitsstrategie.

Mächtige Mittagsschläfer

Manager, Wissenschaftler und Politiker tun es, doch bevorzugt heimlich: einen Mittagsschlaf halten. Dabei haben sie prominente Befürworter: Konrad Adenauer oder Helmut Kohl, Hans-Dietrich Genscher, Jacques Chirac und sogar Margaret Thatcher, die sich immerhin auf Winston Churchill beziehen konnte. Albert Einstein, Victor Hugo und Thomas Mann schliefen ebenfalls tagsüber, ebenso wie Johannes Brahms und Salvador Dalí. Auch die meisten US-Präsidenten bis auf George W. Bush – aus was für Gründen auch immer – waren bekennende Mittagsschläfer.

Ist das noch normal?

Schlecht geschlafen hat jeder schon einmal. Es beginnt oft damit, dass man sich müde ins Bett legt, das Licht löscht, die Augen schließt und wach liegt. Gedanken kreisen im Kopf, Geschehnisse des Tages laufen wieder und wieder vor unserem inneren Auge ab, Probleme wollen nicht schlafen gehen. Wir drehen uns hin und drehen uns her und finden keine bequeme Schlafstellung. Irgendwann kommt er doch, der Schlaf, aber er bleibt nicht bis zum Morgen. Mitten in der Nacht wachen wir auf, sehen zur Uhr, sehen, dass wir noch drei Stunden schlafen können, und schlafen nicht wieder ein. Eine halbe Stunde vergeht, eine Stunde, manche Nächte wollen kein Ende nehmen. Schließlich, gegen Morgen, finden wir wieder in den Schlaf, gerade eine Stunde bevor der Wecker klingelt und uns gnadenlos und unvermittelt in den Tag holt.

Vorübergehende Schlafprobleme

Eine einzelne solche Nacht macht uns Verdruss, aber keine Sorgen. Doch was ist, wenn solche Nächte öfter vorkommen? Ist das eine Schlafstörung? Soll man ein Schlafmittel nehmen? Zum Arzt gehen? Wie an vielen Punkten im Leben gilt auch hier zunächst die Devise: Ruhe bewahren. Denken Sie daran, dass 28-mal Aufwachen der Durchschnitt ist, wobei wir meist so schnell wieder einschlafen, dass wir uns nicht daran erinnern. Langes Wachliegen ist schon eher ein Grund, über Hilfen nachzudenken, aber bitte nur dann, wenn die nächtlichen Schlafpausen, in denen Sie unruhig im Bett liegen, Sie belasten, über Wochen oder gar Monate auftreten und vor allem dazu führen, dass Sie am Tag wirklich unausgeschlafen sind. Vertrauen Sie bitte nicht nur Ihrer Uhr, weder der inneren Uhr noch der Uhr neben dem Bett. Man verschätzt sich nachts nämlich unglaublich schnell. Und woher wissen Sie denn so genau, dass Sie nicht doch zwischendurch geschlafen haben?

Wie lange schlafen Sie schon schlecht? Drei Nächte? Eine Woche? Zwei Wochen? Keine Sorge, solche Phasen kommen vor und sind noch keine Krankheit. Warten Sie noch ein bisschen, bevor Sie ernsthaft an eine Schlafstörung denken. Erst wenn Sie mehr als vier Wochen lang jede Nacht große Probleme mit dem Schlafen haben, brauchen Sie möglicherweise Hilfe von außen.

Bitte keine Panik, wenn Sie eine Zeit lang Schlafprobleme haben. Erst wenn das länger als vier Wochen dauert, brauchen Sie möglicherweise Hilfe von außen.

Hilfe suchen

Das A und O jedoch, damit schlechter Schlaf als eine behandlungsbedürftige Schlafstörung angesehen wird, sind Probleme am Tag. Wer schlecht schläft, aber am Tag seiner Arbeit nachgehen und seine Verpflichtungen erfüllen kann, hat kei-

Ab wann ist eine Schlafstörung behandlungsbedürftig?

Fast die Hälfte aller Deutschen, 42 Prozent, haben Umfragen zufolge Probleme mit dem Schlaf. Schlafprobleme sind jedoch nicht automatisch behandlungsbedürftige Schlafstörungen. Wenn diese Merkmale zusammenkommen, sollten Sie etwas unternehmen:

1. Sie schlafen schlecht.
2. Ihre Leistungsfähigkeit am Tag ist eingeschränkt.
3. Beides tritt seit vier Wochen jeden Tag und jede Nacht auf.

ne behandlungsbedürftige Schlafstörung, denn offensichtlich holt sich der Körper genügend Erholung, wann und wie auch immer.

Trotzdem sucht jeder Hilfe, der seinen Schlaf als nicht ausreichend erholsam ansieht, und es gibt sie auch. Die erste Hilfe ist Wissen. Wer über den Schlaf gut Bescheid weiß, schläft entspannter und damit besser. Die zweite Hilfe ist die Selbsthilfe. Es gibt viele Rezepte, die man sich selbst verordnen kann, und die ich Ihnen auf den Seiten 223 bis 345 vorstelle. Wem aber dies alles nichts hilft, der scheue sich nicht, ärztliche Unterstützung zu suchen.

Für viele Schlafstörungen findet sich eine Ursache, die nicht im Schlaf selbst liegt. Haben Sie Probleme, die Sie allein nicht lösen können? Haben Sie Schmerzen, die Sie am Schlafen hindern? Stört Sie ein Dauerton im Ohr (ein Tinnitus), oder ist Ihre Schilddrüse nicht ganz in Ordnung? Derlei Fragen gibt es viele, deren Antworten ein Aha-Erlebnis zutage fördern können. Umgekehrt gibt es auch Beschwerden und Probleme, die die Betroffenen zunächst gar nicht mit schlechtem Schlaf in Verbindung bringen und die dennoch von einer Schlafstörung herrühren. Manche Menschen sind tagsüber unerklärlich müde, ohne das Gefühl zu haben, schlecht zu schlafen. Und doch findet man die Ursache im Schlaf.

TEST: Welcher Schlaftyp sind Sie?

Wer gut schlafen möchte, sollte über seinen Schlafrhythmus Bescheid wissen. Dieser Test hilft Ihnen herauszufinden, ob Sie ein Morgen- oder ein Abendtyp sind, ob Sie viel oder wenig Schlaf brauchen und ob Sie zu den Leicht- oder Tiefschläfern zählen. Lesen Sie alle Fragen, kreuzen Sie jeweils eine zutreffende Antwort an, und werten Sie anschließend auf Seite 218 den Fragebogen selbst aus.

1. Morgen- oder Abendtyp

A. *Wann gehen Sie wochentags zu Bett?*

Vor 21 Uhr . . . . ⓪
21 bis 22 Uhr . . . . ①
22 bis 23 Uhr . . . . ②
23 bis 24 Uhr . . . . ②
24 bis 1 Uhr . . . . ③
Später. . . . . ④

B. *Gehen Sie am Wochenende deutlich später zu Bett?*

Nein . . . . ⓪
Ja . . . . ④

C. *Wann stehen Sie wochentags auf?*

Vor 6 Uhr . . . . ⓪
6 bis 7 Uhr . . . . ①
7 bis 8 Uhr . . . . ③

8 bis 9 Uhr . . . . ④
Später . . . . ④

D. *Stehen Sie am Wochenende deutlich später auf?*
Nein . . . . ⓪
Ja . . . . ④

E. *Wie würden Sie sich einschätzen?*
Morgentyp . . . . ⓪
Eher Morgen- als Abendtyp . . . . ①
Weder noch . . . . ②
Eher Abend- als Morgentyp . . . . ③
Abendtyp . . . . ④

F. *Wann sind Sie tagsüber fit?*
6 bis 9 Uhr . . . . ⓪
9 bis 12 Uhr . . . . ②
12 bis 15 Uhr . . . . ③
15 bis 18 Uhr . . . . ④
18 bis 21 Uhr . . . . ④

2. Kurz- oder Langschläfer

G. *Wie lange schlafen Sie pro Nacht?*
Weniger als 6 Stunden . . . . ⓪
6 bis 8 Stunden . . . . ①
9 Stunden und mehr . . . . ③

H. *Wie lange möchten Sie gern pro Nacht schlafen?*

Weniger als 6 Stunden . . . . ⓪
6 bis 8 Stunden . . . . ①
9 Stunden und mehr. . . . . ③

I. *Möchten Sie wochentags länger schlafen?*

Nein . . . . ⓪
Ja . . . . ②

J. *Wie lange schlafen Sie am Wochenende?*

Kürzer/gleich lang wie wochentags. . . . . ⓪
Länger als wochentags . . . . ①

K. *Wie fühlen Sie sich tagsüber, wenn Sie zu wenig geschlafen haben?*

Fit wie sonst auch . . . . ⓪
Müde . . . . ②

L. *Wie würden Sie sich selbst einschätzen?*

Kurzschläfer . . . . ⓪
Durchschnittlicher Schläfer . . . . ①
Langschläfer . . . . ②

3. Leicht- oder Tiefschläfer

M. *Schlafen Sie Ihrer Meinung nach gut?*

Ja . . . . ⓪
Meistens. . . . . ①
Nein . . . . ②

N. *Haben Sie Schlafprobleme?*
Nein .... ⓪
Manchmal .... ①
Ja .... ②

O. *Wie schätzen Sie Ihren Schlaf ein?*
Tief.. ⓪
Normal .... ②
Leicht .... ④

P. *Können Sie gut einschlafen?*
Ja .... ⓪
Meistens.. ①
Nein .... ③

Q. *Sind Sie mit der Dauer Ihres Schlafs zufrieden?*
Ja .... ⓪
Meistens.. ①
Nein .... ③

R. *Fühlen Sie sich tagsüber ausgeschlafen?*
Ja .... ⓪
Meistens.. ②
Nein .... ③

Die Auswertung

Hier lesen Sie, welcher Typ Sie sind – gehören Sie zu denen, die morgens gleich putzmunter aus dem Bett springen, die mit weniger als sechs Stunden Schlaf pro Nacht auskommen und die bei dem leisesten Geräusch hochschrecken? Oder gehören Sie zu denen, die erst gegen Mittag zu großer Form auflaufen, lieber lange ausschlafen und sich auch sonst nicht so leicht aus der Nachtruhe bringen lassen? Ob Morgen- oder Abendtyp, ob Kurz- oder Langschläfer – die Unterschiede zwischen den Menschen sind biologisch begründet und uns schon mit in die Wiege gelegt. Wenn man aber weiß, welcher Typ man ist, kann man sich sein Leben danach einrichten. Geradezu normal ist es auch, dass man mal schlechter schläft, deshalb muss noch lange keine ernshafte und behandlungsbedürftige Schlafstörung vorliegen.

1. Morgen- oder Abendtyp

0–4 Punkte: Als Morgentyp ist für Sie vor allem der Tagesbeginn und der frühe Vormittag die beste Zeit, um Ihre täglichen Aufgaben anzugehen. Dann sind Sie nämlich voller Schwung und guter Laune. Am frühen Abend sinken Sie allerdings bald in ein deutliches Stimmungs- und Leistungstief. Sie gehen lieber früh zu Bett und stehen früh auf. Dieser Typ wird Lerche genannt, da er schon, wie die Lerche, früh am Morgen »sein Lied singt«.

5–13 Punkte: Sie sind weder Abend- noch Morgentyp, und die Tageszeit stellt für Sie kein Problem da. Sie sind morgens und abends gleichermaßen fit und damit sehr flexibel, was Ihre Tageseinteilung betrifft – ein Allrounder sozusagen.
14–24 Punkte: Als Abendtyp haben Sie nicht nur Schwierigkeiten, morgens aufzustehen, sondern überhaupt am Vormittag in Gang zu kommen. Nachmittags geht es Ihnen schon besser und am Abend leben Sie erst so richtig auf. Sie gehen gern spät zu Bett und sollten sich deshalb für einen Beruf entscheiden, in dem man etwas länger schlafen kann. Dieser Typ wird Eule genannt, da er vor allem abends und nachts aktiv ist.

2. Kurz- oder Langschläfer

0–3 Punkte: Sie sind ein extremer Kurzschläfer und schlafen höchstens sechs Stunden. Wenn Sie trotz der Kürze Ihrer Nacht am Tag »gut drauf« und leistungsfähig sind, ist alles in Ordnung – Sie kommen einfach mit weniger Schlaf aus und sollten sich auch nicht von Ihrer Familie oder Umgebung von Ihren Schlafgewohnheiten abbringen lassen. Sind Sie am Tag hingegen häufig nicht fit, ist das ein erster Hinweis auf eine Schlafstörung, dem Sie nachgehen sollten.
4–5 Punkte: Als moderater Kurzschläfer reicht Ihnen eine Schlafdauer zwischen sechs und sieben Stunden, gelegentlich schlafen Sie aber auch etwas länger. In beiden Fällen sind Sie aber tagsüber fit und brauchen eigentlich nicht mehr Schlaf.

6–7 Punkte: Sie sind ein durchschnittlicher Schlaftyp, bei Ihnen liegt die Schlafdauer meist zwischen sieben und acht Stunden. Wenn Sie es zeitlich einrichten können, tendieren Sie dazu, auch einmal länger zu schlafen. Wenn Sie kürzer schlafen, macht sich das tagsüber meist bemerkbar.

8–11 Punkte: Als moderater Langschläfer brauchen Sie auf jeden Fall mindestens acht Stunden und neigen auch dazu, am Wochenende länger im Bett zu bleiben. Trotzdem können Sie gelegentlich auch einmal kürzer schlafen, ohne sich tagsüber allzu schlapp und müde zu fühlen.

12–13 Punkte: Sie sind ein extremer Langschläfer und schlafen durchschnittlich länger als neun Stunden. Lassen Sie sich von Ihrem Partner oder Ihrer Familie nicht davon abbringen – Sie brauchen einfach mehr Schlaf als andere. Wenn Sie sich das auch im Alltag erlauben können, umso besser. Auch Winston Churchill und Albert Einstein leisteten sich das. Manchmal.

3. Leicht- oder Tiefschläfer

0–6 Punkte: Sie sind einer der wenigen Glücklichen, für die Schlaf kein Thema ist. Sie schlafen hervorragend. Genießen Sie weiter die Nächte in Morpheus' Armen. Selbst wenn Sie hin und wieder mal nicht ein- oder durchschlafen können, ist das für Sie kein Grund zur Sorge.

7–12 Punkte: Ihr Schlaf wird immer wieder mal gestört, Sie können aber trotzdem ganz zufrieden sein. Solange Ihre Leistungsfähigkeit und Ihre Stimmung am Tag nicht deutlich beeinträchtigt sind, kann man auch hier noch nicht von einer Schlafstörung sprechen. Versuchen Sie aber, Ihre Einstellung zum Schlaf zu verbessern: Wenn Sie ab und zu nicht schlafen können, kann Ihr Körper meist problemlos damit umgehen. Liegen Sie hingegen wach und regen sich darüber auf, sollten Sie die Tipps zur Schlafhygiene ab Seite 223 und ab Seite 275 ausprobieren.

13–17 Punkte: Leider ist die Schlafqualität bei Ihnen schlecht. Aber auch das muss noch lange nicht bedeuten, dass eine behandlungsbedürftige Schlafstörung vorliegt. Um das herauszufinden, sollten Sie gleich den weiteren Test zur Diagnose von Schlafstörungen ausfüllen (siehe Seite 396). Auf jeden Fall sollten Sie die Kapitel »Geregelter Tag – gute Nacht« und »Anleitung zum guten Schlaf« genau durchlesen und Ihr Verhalten im Tagesverlauf, am Abend und in der Nacht verändern. Ihr Schlaf kann durch Ihr Zutun beeinflusst werden: Gehen Sie es aktiv an, Sie verbessern damit Ihren Schlaf und beugen einer chronischen Schlafstörung vor!

Geregelter Tag – gute Nacht

Wie wir am Tag dafür sorgen können, dass wir nachts gut schlafen und warum Regelmäßigkeit das A und O des guten Schlafs ist.

Wie wir besser mit Stress umgehen und warum Pausen am Tag wichtig für die Nacht sind.

Welchen Einfluss Essen und Trinken auf den Schlaf haben und warum uns Bewegung wunderbar müde macht.

Fundierte Ratschläge für Selbsthilfe am Tag.

Selbsthilfe – die wirksamste Hilfe

Es gibt kaum ein Gesundheitsproblem, dem man mit geeigneten Selbsthilfemaßnahmen nicht beikommen kann. Selbsthilfe hat einen unschätzbaren Vorteil: Sie wirkt doppelt. Einerseits durch die Maßnahmen an sich, andererseits aber durch einen nicht zu vernachlässigenden psychischen Effekt. Wer ein Problem selbst in die Hand nimmt, ist aktiv und tut etwas dagegen. Das vermittelt das Gefühl, Leben und Gesundheit aktiv zu beeinflussen und nicht einem Leiden passiv ausgeliefert zu sein. Allein dieses Bewusstsein wirkt sich positiv auf Psyche und Körper aus.

Bei allen Arten von Schlafproblemen ist die Selbsthilfe die erste und auf lange Sicht auch die wirksamste Hilfe. Das heißt nicht, dass man all diese Probleme ohne professionelle Hilfe lösen kann. Sonst wären ja alle Schlaftherapeuten überflüssig. Es heißt aber, dass man auch mit ärztlicher Hilfe um begleitende Selbsthilfemethoden gar nicht herumkommt. Mit Schlafproblemen kann man leider nicht zum Arzt gehen, sich

Wir Schlafmediziner haben festgestellt, dass die Schlafprobleme bei den Betroffenen, die wir zur Selbsthilfe anregen konnten, in 90 Prozent der Fälle deutlich geringer wurden.

ein Medikament verschreiben lassen und dadurch heilen lassen. Man ist immer auch selbst gefragt, und das nicht nur in der Nacht, sondern vor allem am Tag.

Je früher, desto besser

Auch wenn Sie Ihren Schlaf für gut halten, sich aber tagsüber über längere Zeit müde fühlen, denken Sie daran, dass diese Probleme vom Schlaf herrühren können und dass es auf jeden Fall einen Versuch wert ist, mit den hier beschriebenen Methoden Ihre Lage zu verbessern. Es ist auch wichtig, dass das rechtzeitig geschieht. Denn fast alle später behandlungsbedürftigen Schlafstörungen beginnen harmlos und müssen gar nicht erst zur Krankheit werden, wenn man rechtzeitig etwas dagegen unternimmt. In der Schlafmedizin haben wir festgestellt, dass bei den Betroffenen, die wir zur Selbsthilfe anregen konnten, die Schlafprobleme in 90 Prozent der Fälle deutlich geringer wurden. Vier Schritte helfen Ihnen dabei:

Selbsthilfe-Schritt 1: Informationen sammeln

Das tun Sie bereits, indem Sie dieses Buch lesen. Sie verstehen, dass Schlaf eine sehr individuelle und flexible Sache ist, dass es keine Norm gibt, nach der der Mensch schlafen müsste, und dass das Maß aller Dinge immer Sie selbst sind. Sie begreifen, dass es noch kein Grund zur Beunruhigung ist, wenn Sie einmal oder einige Male schlecht schlafen. Manchmal sind die Lebensumstände so, dass ein guter und erholsamer Schlaf durch innere oder äußere Umstände nicht möglich ist. Das schadet Ihnen nicht, wenn es nicht zur Gewohnheit wird. Alles, was diesbezüglich kürzer dauert als einen Monat, sollte Sie nicht beunruhigen. Trotzdem können Sie jederzeit mit einer Selbsthilfemaßnahme beginnen.

Selbsthilfe-Schritt 2: Am Tag die Nacht verbessern

Der Tag ist für den Schlaf und in den meisten Fällen für eine erfolgreiche Selbsthilfe wichtiger als die Nacht. Wie wir in der Nacht schlafen, hängt entscheidend vom vorhergehenden Tag ab, denn jeder Tagesablauf wirkt bis in die Nacht hinein. Deswegen fangen wir am Tag an, die Nacht zu verbessern, und stimmen den Körper auf eine ruhige und erholsame Nacht ein. Dieses ganze Kapitel handelt deswegen zunächst davon, was man am Tag tun kann, und erst danach geht es um nächtliche Selbsthilfemaßnahmen.

> *Der Tag ist für den Schlaf und in den meisten Fällen für eine erfolgreiche Selbsthilfe wichtiger als die Nacht. Wie wir in der Nacht schlafen, hängt entscheidend vom vorhergehenden Tag ab, denn jeder Tagesablauf wirkt bis in die Nacht hinein.*

Selbsthilfe-Schritt 3: Hilfe in der Nacht

Der Erfolg wird sich nicht von heute auf morgen einstellen. So langsam, wie Probleme mit dem Schlaf meist entstehen, so viel Geduld braucht man mit ihnen, bis sie wieder verschwunden sind oder bis wir sie so weit im Griff haben, dass wir damit umgehen und damit leben können. Einstweilen braucht es also Hilfen, um die Nächte erträglicher zu machen. Diese finden Sie im nächsten Kapitel.

Selbsthilfe-Schritt 4: Professionelle Hilfe suchen

Wenn Sie aber trotz Ihres neuen Wissens und obwohl Sie versucht haben, mit Selbsthilfemaßnahmen Ihre Schlafprobleme zu mindern, Ihre Situation nicht verbessern können, dann ist es an der Zeit, auf ärztliche Hilfe zurückzugreifen. Gott sei Dank gibt es sie. Sie werden ab Seite 347 einige behandlungsbedürftige Schlafstörungen kennen lernen und erfahren, wann Sie ärztliche Hilfe aufsuchen sollten. Im letzten Kapitel dieses Buches erfahren Sie mehr darüber, welche Hilfe die Profis anbieten und was Sie dort erwartet. Dann können Sie mitreden im Kreis der Experten und den Behandlungsweg gemeinsam mit dem Arzt oder Therapeuten festlegen.

Guten Morgen!

MORGENWONNE
Ich bin so knallvergnügt erwacht.
Ich klatsche meine Hüften.
Das Wasser lockt. Die Seife lacht.
Es dürstet mich nach Lüften.
Aus meiner tiefsten Seele zieht
Mit Nasenflügelbeben
Ein ungeheurer Appetit
Nach Frühstück und nach Leben.

Joachim Ringelnatz

Geht es Ihnen auch so? Dann gehören Sie zu der Minderheit, die sich glücklich schätzen und das Folgende erst einmal überspringen können. Alle anderen begrüßen den Tag nicht ganz so freudig, und manche haben immer wieder Probleme mit dem Aufstehen. Die wenigsten können ja aufstehen, wann sie wollen. Die große Mehrheit steht dann auf, wenn der Wecker klingelt und zur Arbeit ruft, oder dazu, die Kinder rechtzeitig für die Schule zu wecken, und empfinden das meistens als zu früh. Wenn Sie morgens nur schwer wach werden, kann das eine ganze Reihe von Gründen haben:

1. *Sie sind ein Abendtyp.* Dann ist es leider Ihre biologische Ausstattung, die Sie davon abhält, à la Ringelnatz den Tag

zu beginnen. Ihr Kortisolspiegel ist morgens um 7 Uhr noch nicht hoch genug, um Sie aus dem Bett springen zu lassen.

2. *Sie sind im falschen Schlafabschnitt geweckt worden.* Klingelt der Wecker zu einer Zeit, in der Sie gerade im Tiefschlaf oder in einer benachbarten Schlafphase stecken, dann haben Sie Probleme mit dem Aufwachen. Schlafen Sie aber gerade zum Weckzeitpunkt leicht, sind Sie schon bald fit.
3. *Sie haben sehr schlecht geschlafen.* Wenn der Tiefschlaf zu flach oder kurz ausfällt, versucht der Körper, das Versäumte gegen Morgen nachzuholen. Es könnte auch sein, dass Sie eine unbemerkte Schlafstörung haben.
4. *Nicht die zurückliegende Nacht ist das eigentliche Problem, sondern der kommende Tag.* Sie wissen vielleicht, dass Belastungen, Ärger oder Stress auf Sie zukommen. Aus Angst, den Tag nicht in den Griff zu bekommen, wehren Sie sich innerlich dagegen, überhaupt erst damit anzufangen. Oder Sie haben keine Arbeit und keine Kinder, die Ihrem Tag eine Struktur vorgeben und auch keinen eigenen Plan für den Tag. Auch das kann dazu führen, dass Sie morgens nur schwer aus den Federn kommen.
5. *Sie haben morgens einfach immer schlechte Laune oder keinen rechten Antrieb für den Tag.* Vielleicht neigen Sie generell eher zu gedrückter Stimmung und brauchen einfach länger, bis Ihnen zum ersten Mal zum Lächeln zumute ist.

Aufstehen auch in aller Frühe

Andere haben genau das umgekehrte Problem: Sie liegen morgens schon lange wach und wären froh, bis zum Weckerläuten schlafen zu können. Oft sind das schlicht nur Morgentypen, für die es lediglich früher an der Zeit wäre aufzustehen. In welchem Punkt auch immer Sie sich möglicherweise wiedererkannt haben: Kein Grund zur Sorge! Sie können etwas tun, um Ihren Morgen so zu gestalten, dass Sie den Tag angemessen beginnen können (siehe Seite 234).

Mehr Energie durch Licht

Wir Menschen sind tagaktive Lebewesen und für den Tag und die Helligkeit geschaffen. Das Licht ist der wichtigste Taktgeber für unsere innere Uhr, und eine gut eingestellte innere Uhr ist mit die wichtigste Voraussetzung für einen guten Schlaf. Das können wir uns zunutze machen, um unseren Schlaf zu verbessern:

Halten Sie sich so lange wie möglich tagsüber draußen auf. Tageslicht ist mit 2000 bis 150 000 Lux selbst bei trübem Wetter immer heller als künstliches Licht. Mindestens 20 Minuten pro Tag sollten Sie sich diese »Lichtdusche« gönnen, die Ihrem Schlaf guttut und darüber hinaus Ihre Stimmung nachweislich verbessert. Außerdem bildet die Haut unter Lichteinfluss das Vitamin D, ein essenzielles Vitamin, das wir unbedingt zum Leben brauchen.

Zu Hause und wenn möglich auch am Arbeitsplatz sollten Sie versuchen, alle Räume möglichst hell auszuleuchten, vor allem am Morgen beim Aufstehen und am Vormittag.

Schlafen und Wachen sowie alle anderen Körperfunktionen verlaufen sehr regelmäßig in einem ungefähren Tagesrhythmus. Eine innere Uhr legt diesen Rhythmus fest. Aber: Da sie etwas nachgeht, benötigen wir das natürliche Licht, das als äußerer Uhrmeister unsere Uhr Tag für Tag ein Stückchen vorstellt.

Neben der natürlichen Lichttherapie im Sommerhalbjahr, die mit einfachsten Mitteln anzuwenden ist, wie Vorhänge aufziehen oder nach draußen gehen, gibt es für die dunklere Jahreszeit auch spezielle Lampen, die das nötige Licht erzeugen und sich zur Behandlung eignen. Verschiedene Firmen stellen sie her, und die Stiftung Warentest hat einen ersten Test schon im November 2003 veröffentlicht. Sie können sie im medizinischen Fachhandel kaufen oder sich auch verschreiben lassen. Je nach Kasse werden die Kosten des Lichttherapiegeräts übernommen. Solche Speziallampen müssen, damit sie wirksam werden, mindestens 2500 Lux erzeugen, was eine normale Lampe nicht kann. Schädliches UV-Licht wird bei diesen Lampen herausgefiltert, ansonsten geben sie das normale Lichtspektrum ab. Dabei scheint sich gerade herauszustellen, dass kurzwelliges blaues Licht um 450 Nanometer Wellenlänge wirksamer ist als weißes Licht mit dem gesamten sichtbaren Spektrum. Die Bestrahlung sollte täglich 30 Minuten lang mit 10 000 Lux oder zwei Stunden lang mit 2500 Lux erfolgen, mindestens zwei Wochen lang – immer nur am Morgen, nicht am Abend. Um morgens wach zu werden, gibt es auch spezielle Lichtwecker. Zur eingestellten Uhrzeit läuten sie nicht, sondern regeln das Licht hoch, sodass es nach kurzer Zeit sehr hell wird, und man selbst sehr wach.

Struktur am Tag – Ruhe in der Nacht

Wenn wir nachts regelmäßig schlafen möchten, geht das kaum, ohne tagsüber auch nach bestimmten Zeitregeln zu leben. Denn unser Körper ist ein unglaublich lernfähiges Wesen, das sich alles merkt, wann wir aufgestanden sind, wann wir gegessen haben und wann wir sportlich aktiv waren. Natürlich nicht jedes einzelne Mal, aber wenn wir zu bestimmten Zeiten immer bestimmte Dinge tun, dann stellt sich der Körper auch rechtzeitig darauf ein. Unser Körper weiß, wann er aktiv sein soll und wann entspannt. Und diesen Mechanismus können wir uns zunutze machen, um dem Körper beizubringen, nachts richtig zu schlafen. Das ist kein bewusstes Lernen, sondern geht ganz automatisch und unbemerkt vonstatten. Dabei sollten wir darauf achten, dass wir unseren biologischen Tagesrhythmus möglichst berücksichtigen und ihm nicht entgegenwirken, dann sind die Erfolgsaussichten am größten.

Die wichtigsten Einflüsse auf den inneren Rhythmus des Körpers, die wir selbst nutzen, sind:

1. wann wir aufstehen und wann wir zu Bett gehen,
2. wann wir essen und
3. wann wir körperlich aktiv sind.

Je regelmäßiger wir diese Zeiten einhalten, um so deutlicher folgt unser Körper einem stabilen Rhythmus und gibt uns

Leichter aufstehen

1. ***Nicht gleich aus dem Bett springen.*** Bleiben Sie noch ein paar Minuten liegen, nachdem der Wecker Sie aus Morpheus' Reich geholt hat, aber bitte – Augen auf. Körper und Geist benötigen Zeit, um in den Wachzustand zu schalten.
2. Falls Sie nicht ohnehin ohne Läden und Vorhänge schlafen: ***Vorhang auf***, Rolladen hoch, Jalousien öffnen und Licht hereinlassen. Oder im Winter: ***Licht an***, und zwar möglichst helles, auch wenn es schwerfällt. Denn Licht ist ein ganz natürlicher Bio-Wecker. Sie können sich auch einen Licht-Wecker kaufen, der anstatt zu klingeln langsam immer mehr Licht verbreitet, bis es Sie schließlich aufweckt.
3. Schalten Sie ***Musik*** an. Solche, die Sie mögen und die Sie munter macht. Fangen Sie leise damit an, und lassen Sie sie erst allmählich lauter werden, das hilft besser als ein Lärmschock am Morgen.
4. Wenn Sie den Verdacht haben, dass Sie immer wieder zum ***falschen Zeitpunkt*** aufgeweckt werden, können Sie entweder den Wecker eine Viertel- bis halbe Stunde früher stellen (später geht ja meist nicht), damit er Sie aus einer leichteren Schlafphase holt. Oder Sie gehen früher oder später zu Bett, damit Sie dann, wenn der Wecker zur üblichen Zeit klingelt, in einer leichten Traumschlafphase sind. Das ist in der Regel nach 5,5 Stunden, nach 7 Stunden und nach 8,5 Stunden Schlaf der Fall.

5. Wenn Sie ***wach liegen***, bevor Sie eigentlich aufstehen wollen, dann probieren Sie aus, wie es ist, wenn Sie unmittelbar dann aufstehen, wenn Sie aufwachen. Beobachten Sie, wie Ihr Tag abläuft, vielleicht brauchen Sie nun einen Mittagsschlaf. Wenn Ihr Tag es zulässt, dann gönnen Sie sich ihn. Jeder muss dabei seinen individuellen Rhythmus finden.
6. Beim Aufstehen sollten Sie noch nicht an den Tagesablauf denken. Konzentrieren Sie sich auf ***das Naheliegende***: aufstehen, duschen, um den Kreislauf in Schwung zu bringen, und frühstücken.
7. Stehen Sie früh genug auf, damit Sie ***genügend Zeit*** haben, den Morgen zu genießen. Ein schönes Frühstück, Zeitung lesen und erst dann langsam an den Tagesplan denken, den Sie sich schon am Abend zuvor zurechtgelegt haben.
8. Was immer der Tag bringt, sehr wichtig ist ***Ihre Einstellung***, mit der Sie an den Tag herangehen. Egal was kommt, nutzen Sie die Zeit. Überlegen Sie sich, was Sie am Abend einem anderen erzählen würden, wie der Tag gelaufen ist. Sie brauchen das Gefühl, am Tag etwas getan, etwas geschafft zu haben. Ob das nun angenehme Arbeit, Unangenehmes oder ein freier Tag war. Machen Sie es bewusst und das auch bei einem Tag, den Sie zum Faulenzen auserkoren haben, den brauchen Sie nämlich hin und wieder auch.

Ruhe- und Aktivitätszeiten vor. Wenn Sie also daran arbeiten möchten, nachts regelmäßiger zu schlafen, dann sollten Sie zuerst auf diese regelmäßigen Zeiten am Tag achten. Nicht jeder kann sich danach richten, aber je mehr, desto besser. Und denken Sie daran: Ein regelmäßiges Leben mag vielleicht weniger aufregend und etwas langweiliger sein, der Gewinn aber kann eine ruhige Nacht sein.

Jeder nach seinem biologischen Tagesrhythmus

Die regelmäßigen Zeiten können Sie natürlich festlegen, wie Sie möchten und wie es am besten in Ihren Tagesablauf passt. Am besten ist es aber, diese Zeiten so auszurichten, dass es zu Ihrem biologischen Tagesrhythmus passt. Wenn Sie morgens gern Sport treiben, tun Sie das. Geht es Ihnen abends besser dabei, ist auch das in Ordnung. Sie sollten nur nicht ständig wechseln. Versuchen Sie auch nicht, während Ihrer biologischen Tagestiefs geistige oder körperliche Hochleistungen zu vollbringen. Arbeiten Sie vor allem am Vormittag und am späteren Nachmittag so konzentriert wie möglich, denn da liegen unsere aktivsten Zeiten. Nutzen Sie ins-

Den Tagesablauf sollte man möglichst nach seinem biologischen Rhythmus planen. Wenn Sie morgens gern Sport treiben, tun Sie das. Geht es Ihnen abends besser dabei, ist auch das in Ordnung. Sie sollten nur nicht ständig wechseln.

tipp Nur im Takt bleiben wir intakt. Stehen Sie deswegen zu festen Zeiten auf, und gehen Sie ebenso regelmäßig zu Bett, essen Sie zu festen Zeiten, treiben Sie zu festen Zeiten Sport. Wenn es Ihnen schwerfällt, machen Sie sich einen Tagesplan. Gestalten Sie Ihren persönlichen Tagesablauf entsprechend Ihrem biologischen Rhythmus. Nutzen Sie Ihre Hoch-Zeiten für Aktivitäten und Ihre Tiefs wirklich zur Entspannung. Planen Sie Zeiten für Pausen ein, mindestens drei an einem vollen Arbeitstag, besser fünf.

Wenn Sie es einrichten können, gönnen Sie sich einen kurzen Mittagsschlaf (Ausnahme: bei Einschlafstörungen).

besondere das Tief kurz nach Mittag, um sich zu entspannen, und entspannen Sie sich regelmäßig. Der menschliche Körper ist nicht dafür geschaffen, stundenlange Hochleistungen zu vollbringen. Missachten wir dieses und überdrehen unseren körperlichen Motor, dann können wir auch abends schlechter abschalten.

Abwechslung in den Pausen

Planen Sie deswegen tagsüber regelmäßige Pausen ein, die wirklich Ihnen gehören und in denen Sie versuchen sollten, möglichst unproduktiv zu sein. Dabei reichen zehn Minuten völlig, ganz optimal ist es, die Pausen alle eineinhalb Stunden vorzusehen. Während dieser zehn Minuten sollten Sie etwas anderes tun als die Tätigkeit, die Sie gerade ausüben. Wer am

Computer arbeitet, braucht dann keine Computerspielchen, sondern eher ein Gespräch oder einen kleinen Rundgang. Körperlich arbeitende Menschen sollten sich hinsetzen und vielleicht Zeitung lesen. Menschen, die viel kommunizieren, sollten für diese zehn Minuten das Telefon abschalten und für Ruhe sorgen.

Mittags abschalten

Eine ausreichend lange Mittagspause von mindestens einer halben Stunde ist ebenfalls wichtig. Wenn Sie mit Kollegen zu Mittag essen, reden Sie nicht über die Arbeit, sondern suchen Sie bewusst das lockere Gespräch über Gott und die Welt, über Ihre Freizeitaktivitäten oder die Familie. Wenn Sie mit der Familie essen, dann reden Sie mit den Kindern, die gerade aus der Schule gekommen sind, nicht über das Lernprogramm vom Nachmittag, sondern über Ihre Erlebnisse am Morgen. Wenn Sie können, gehen Sie nach dem Essen eine Runde spazieren oder machen Sie ein Nickerchen. Dazu brauchen Sie kein Bett, sondern nur Ungestörtheit. Ein Schläfchen machen kann man auch am Schreibtisch, sofern der allein in einem Büro steht. Man nickt kurz weg und wacht nach wenigen Minuten wieder auf. Das reicht völlig, um dem biologischen Rhythmus gerecht zu werden. Länger als eine halbe Stunde sollte der Mittagsschlaf sowieso nicht dauern, da wir sonst in den Tiefschlaf sinken und anschließend nur schwer wieder wach werden. Die Einzigen, denen wir in der Schlafmedizin von einem Mittagsschlaf abraten, sind Menschen mit gravierenden Einschlafstörungen.

Gespräche nach dem Mittagessen

Meistens sind wir nach dem Mittagessen erst einmal richtig müde, und die wenigsten können mit der Fortsetzung der Arbeit warten, bis sie sich wieder fit fühlen. Versuchen Sie dann, nach der Mittagspause möglichst anregende Dinge zu tun, etwa Kollegen zu treffen. Kurze Besprechungen oder Telefonate fördern die Aktivität und bereiten dadurch das Nachmittagshoch vor. Ich persönlich lege meine Telefonate beispielsweise immer auf den frühen Nachmittag. Wenn wir es so schaffen, im Einklang mit unserer inneren Uhr zu leben und unsere biologischen Rhythmen dabei zu berücksichtigen, können wir den Tag besser nutzen – und nachts besser schlafen.

Wenn wir es schaffen, im Einklang mit unserer inneren Uhr zu leben und unsere biologischen Rhythmen zu berücksichtigen, können wir den Tag besser nutzen – und nachts besser schlafen.

Struktur in den Tag bringen

Die meisten Menschen leiden eher unter einem zu strikt vorgegebenen Tagesablauf. Arbeit oder Familie haben ihre Notwendigkeiten und legen fest, wann wir aufstehen, wann wir essen, wann wir uns entspannen können. Sich innerhalb eines straff durchgeplanten Tages die nötigen Freiräume zur Entspannung zu schaffen ist keine leichte Aufgabe, aber auch

> **tipp** Um herauszufinden, welche Tagesgestaltung am besten für Ihren Schlaf ist, können Sie ein Schlaftagebuch führen. Notieren Sie darin, wann Ihre Hauptmahlzeiten sind, wann Sie körperlich aktiv sind, wann Ihre Schlafzeiten sind und natürlich, wie Sie geschlafen haben. Wenn Sie das Tagebuch dann nach einigen Wochen lesen, kann Ihnen das mitunter wichtige Hinweise auf die zukünftige Gestaltung Ihrer Tage und Nächte geben.

nicht unmöglich. Menschen, die damit kämpfen, können sich oft gar nicht vorstellen, wie viel schwieriger es sein kann, Struktur in einen unstrukturierten Tag zu bringen. Viele Arbeitslose und Rentner wissen, wovon ich rede. Warum zu einer festen Zeit aufstehen, wenn keiner wartet? Die Antwort kann lauten: weil es Ihnen hilft, nachts besser zu schlafen.

Ein Plan für jeden Tag

Versuchen Sie einmal, sich einen Rahmenplan für Ihren Alltag zu erstellen. Tragen Sie ein, wann Sie regelmäßig aufstehen wollen, wann Sie essen möchten und wann Zeit für Bewegung ist. Lassen Sie Platz für das, was für Sie Arbeit ist, vielleicht der Garten, Behördengänge oder Bewerbungen. Versuchen Sie dann, diesen Plan jeden Tag mit dem auszufüllen, was Sie sich vornehmen. Überlegen Sie sich, was Sie wann tun möchten und was Sie dafür brauchen. Das entstresst gewaltig und vermeidet Leerlauf, Enttäuschung und sogar ein Abrutschen in depressive Stimmungen. Es fördert aber das Gefühl, am Tag etwas geschafft zu haben, und erhöht so die Zufriedenheit und damit die Entspannung am Abend. Deswegen ist so ein Tagesplan auch für Menschen mit depressiven Verstimmungen eine sehr hilfreiche Sache.

Ernährungstipps für einen guten Schlaf

Da auch unsere Verdauung in einem bestimmten Rhythmus abläuft, sind die Mahlzeiten ein wichtiger Taktgeber für die innere Uhr. Deshalb können wir durch regelmäßiges und richtig gewähltes Essen und Trinken einiges für einen erholsamen Schlaf tun.

Die Verdauung braucht nach einer Mahlzeit jeweils vier Stunden, bevor sie an die Feinverwertung gehen kann. Diesen Prozess sollten wir nicht durch zusätzliche größere Zwischenmahlzeiten stören. Auf kleine (leichte!) Snacks zwischendurch müssen Sie deshalb nicht verzichten. Trotzdem ergibt sich daraus die Empfehlung, dass drei bis höchstens vier Mahlzeiten am Tag ein gutes Maß sind. Der verschiedentlich von Ernährungsfachleuten geäußerten Meinung, dass fünf Mahlzeiten besser seien als drei, kann ich mich aus meiner schlaftherapeutischen Sicht nicht anschließen. Die zentrale Botschaft lautet hier: Indem wir in dem natürlichen Verdauungsrhythmus essen, stabilisieren wir auch unseren Schlaf-wach-Takt.

Essensgewohnheiten prüfen

Wer generell bei der Auswahl der Lebensmittel darauf achtet, dass sie regelmäßig und in ausgewogenem Verhältnis auf dem Speiseplan stehen, hat schon einen ersten Schritt für einen guten Schlaf getan. Eine Ernährung, die allgemein als ge-

Die Verdauung braucht nach einer Mahlzeit jeweils vier Stunden, bevor sie an die Feinverwertung gehen kann. Diesen Prozess sollten wir nicht durch zusätzliche größere Zwischenmahlzeiten stören: Ein gutes Maß sind drei bis höchstens vier Mahlzeiten am Tag.

sund gilt, ist auch gesund für den Schlaf. Doch in Deutschland essen wir im Durchschnitt zu fett, zu süß und zu salzig, und wir essen am Abend zu viel. Außerdem schlingen viele von uns die Bissen zu hastig hinunter und kauen zu wenig. Die von Ernährungswissenschaftlern empfohlenen fünf Portionen Obst oder Gemüse am Tag schaffen wenige. Erschwerend kommt hinzu, dass Obst und Gemüse aus dem Supermarkt zwar frisch aussehen, aber wegen der künstlichen Reifungsverfahren zu wenig Vitamine, Mineralstoffe oder Spurenelemente enthalten. Das alles hat verschiedene negative Folgen.

Die gute alte Langsamkeit

Wenn wir nach einem anstrengenden Bürotag das Abendessen hungrig in uns hineinschlingen, essen wir zu viel, denn das Sättigungsgefühl braucht Zeit, sich zu entwickeln, und hält mit unserem Esstempo nicht Schritt. Unzureichend gekautes Essen kann von den Verdauungsfermenten des Mundspeichels zu wenig vorverdaut werden, und die großen unzerkauten Speiseteile belasten Magen und Darm. Dass man so nicht gut schlafen kann, kann man sich leicht vorstellen.

Ich weiß, dass altbekannte Ratschläge leicht geringschätzig abgetan werden. Ich möchte Sie aber bitten, daran zu denken, dass es meistens die kleinen alltäglichen Dinge sind, die über unser Wohlbefinden entscheiden. Viele meiner Patienten, die sich zu einer Änderung ihrer Essgewohnheiten entschließen konnten, waren überrascht, welchen Einfluss das auf ihren Schlaf hatte. Winken Sie deswegen bitte nicht gleich ab, wenn Ihnen das Fazit zur Einteilung der Mahlzeiten bekannt vorkommt: morgens wie ein Kaiser, mittags wie ein König und abends wie ein Bettelmann.

Frühstück und Mittagessen als Hauptmahlzeiten

Frühstücken dürfen Sie, was Sie wollen, aber Sie sollten es tun, denn dabei tanken Sie Energie für den Rest des Tages. Ob Sie dazu Tee oder Kaffee trinken, bleibt Ihrer persönlichen Vorliebe überlassen. Wach machen beide. Wenn Sie nicht gleich nach dem Aufstehen essen können, weil Ihnen die Muße oder die Verfassung für ein gutes Frühstück fehlt, dann holen Sie das spätestens in der Frühstückspause nach.

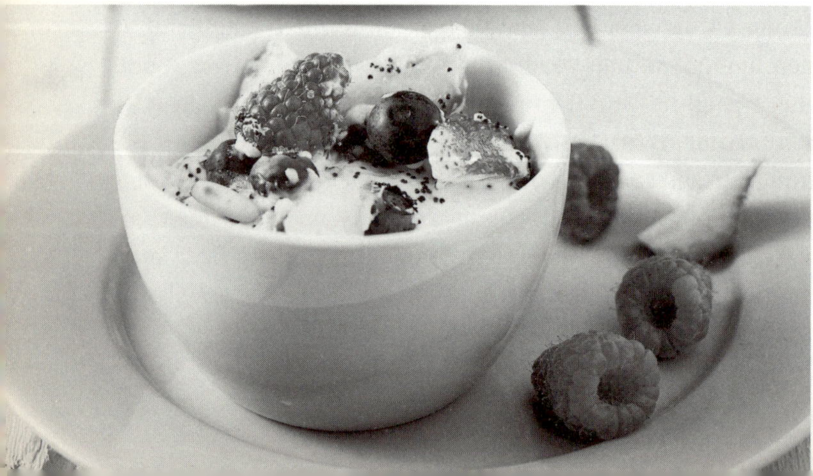

Für Kinder ist es aber empfehlenswert, vor der Schule ein Frühstück zu sich nehmen, nicht erst in der großen Pause.

Das Frühstück und das Mittagessen sollten die Hauptmahlzeiten des Tages sein, nicht das Abendessen. Da wir vormittags meistens mehr leisten als zu allen anderen Zeiten des Tages – ob körperliche oder geistige Arbeit –, benötigen wir mittags schon bald einen Nachschub an Energie. Es fällt nicht jedem leicht, ein Mittagessen einzuplanen, weil mittags oft wenig Zeit ist und weil das Abendessen für viele die Belohnung des Tages darstellt. Trotzdem sollten Sie darauf achten, dass die Hauptenergie- und Fettzufuhr morgens und mittags geschieht und nicht auf den Abend rutscht. Das ist vor allem für Leber und Galle entscheidend, die nachts wichtige Entgiftungsarbeit leisten und wertvolle Eiweißstoffe aufbauen müssen. Auch Obst, Rohkost oder Salat sollten möglichst schon mittags auf Ihrem Speiseplan stehen, denn Rohkost ist ballaststoffreich, erzeugt natürlicherweise mehr Darmgase und benötigt die ganze Aufmerksamkeit des Verdauungstraktes.

Je später, desto leichter

Das Abendessen ist die Mahlzeit, die dem Schlaf am nächsten liegt und die daher den größten Einfluss auf den Schlaf hat. Ihren persönlichen Bedarf an Energie und Nährstoffen sollten Sie dabei durchaus decken, schließlich wollen Sie nicht hungrig zu Bett gehen, denn das fördert den Schlaf nun auch nicht gerade. Zu wenig Nahrung am Abend kann zu einem nächtlichen »Unterzucker« führen, was uns ebenfalls schlechter schlafen lässt.

Wenn wir aber zu schwer und zu viel essen, haben unser Magen und Darm zu einer Zeit Schwerarbeit zu leisten, zu der sie eigentlich zur Ruhe kommen sollten – Verdauung bedeutet schließlich auch mechanische Durchknetung des Darminhalts, Darmbewegung und Darmgasentwicklung. Nur Schwerstarbeiter, die körperlich sehr gefordert sind, benötigen auch am Abend eine betont kalorienreiche Mahlzeit. Für alle anderen ist fettreiches Essen am Abend nicht empfehlenswert, weil bei der Verbrennung von Fett im Körper weitaus mehr Energie freigesetzt wird als bei Eiweißen oder Kohlenhydraten. Fett fordert zudem Leber und Galle heraus, die ihre Kraft nachts aber für Entgiftungs- und Aufbauarbeiten brauchen.

Meistens sind es die kleinen alltäglichen Dinge, die über unser Wohlbefinden entscheiden. Viele meiner Patienten, die ihre Essgewohnheiten geändert haben, waren überrascht, welchen Einfluss das auf ihren Schlaf hatte.

Abends wenig Fleisch und Zucker

Wer abends ein Steak verzehrt, tut sich ebenfalls nichts Gutes, denn Fleischfasern gehören zu den schwer verdaubaren Nahrungsbestandteilen. Einfache Kohlenhydrate wie Zucker sollte man ebenso meiden, denn ein Überangebot an Kohlenhydraten wandelt der Körper über Nacht in Fettdepots um. Außerdem kann es nach viel Süßem zu Gärungsvorgängen kommen, weil Pilze im Darm ihr Unwesen treiben. Auch Vollkornprodukte, so gesund sie sind, wirken am Abend blähungstreibend, besonders in Kombination mit Obst.

Schlafstörer im Abendessen

Es gibt eine Reihe von Nahrungsmitteln, die den Schlaf direkt stören können, etwa weil sie Blähungen verursachen, weil sie schwer im Magen liegen oder weil sie aktivierende Stoffe enthalten. Sie sollten bei all jenen, die Probleme mit ihrem Schlaf haben, von der Speiseliste gestrichen werden. Dazu gehören beispielsweise fettes Fleisch, Bratkartoffeln, hart gekochte Eier, Kohl oder Kraut und alle Arten von Rohkost, denn alles, was roh ist, muss mechanisch stärker zerkleinert werden, um an die Nährstoffe zu gelangen.

Die Tabelle auf Seite 248 bietet eine Übersicht, welche Nahrungsmittel das am häufigsten sind. Es wirken aber nicht alle bei jedem Menschen gleich, weswegen Sie im Zweifelsfall Ihrer eigenen Erfahrung mehr trauen sollten als statistischen Mittelwerten.

Fettes Fleisch, Bratkartoffeln, hart gekochte Eier, Kohl, Kraut und alle Arten von Rohkost sollten bei all jenen, die Probleme mit ihremSchlaf haben, am Abend von der Speiseliste gestrichen werden. Sie verursachen Blähungen, liegen schwer im Magen oder enthalten aktivierende Stoffe.

Top 50 der abendlichen Ruhestörer	
Diese Nahrungsmittel rufen öfter Unverträglichkeitsreaktionen hervor und stören so den Schlaf.	
	Unverträglich für
1. Hülsenfrüchte	30,1 %
2. Gurkensalat	28,6 %
3. Frittierte Speisen	22,4 %
4. Weißkraut (Weißkohl)	20,2 %
5. CO_2-haltige Getränke	20,1 %
6. Grünkohl	18,1 %
7. Fette Speisen	17,2 %
8. Paprikagemüse	16,8 %
9. Sauerkraut	15,8 %
10. Blaukraut	15,8 %
11. Süße und fette Backwaren	15,8 %
12. Zwiebeln	15,8 %
13. Wirsing	15,6 %
14. Pommes frites	15,3 %
15. Hart gekochte Eier	14,7 %
16. Frisches Brot	13,6 %
17. Bohnenkaffee	12,5 %
18. Krautsalat	12,1 %
19. Mayonnaise	12,8 %
20. Kartoffelsalat	11,4 %
21. Geräuchertes	10,7 %
22. Eisbein	9,0 %
23. Zu stark gewürzte Speisen	7,7 %
24. Zu heiße und zu kalte Speisen	7,6 %

	Unverträglich für
25. Süßigkeiten	7,6 %
26. Weißwein	7,6 %
27. Rohes Stein- und Kernobst	7,3 %
28. Nüsse	7,1 %
29. Sahne	6,8 %
30. Paniert Gebratenes	6,8 %
31. Pilze	6,1 %
32. Rotwein	6,1 %
33. Lauch	5,9 %
34. Spirituosen	5,8 %
35. Birnen	5,6 %
36. Vollkornbrot	4,8 %
37. Buttermilch	4,5 %
38. Orangensaft	4,5 %
39. Vollmilch	4,4 %
40. Kartoffelklöße	4,4 %
41. Bier	4,4 %
42. Schwarzer Tee	3,5 %
43. Apfelsinen	3,4 %
44. Honig	3,1 %
45. Speiseeis	2,4 %
46. Schimmelkäse	2,2 %
47. Trockenfrüchte	2,2 %
48. Marmelade	2,2 %
49. Tomaten	1,9 %
50. Schnittkäse	1,6 %

□ = nicht für das Abendessen ▒ = mit Einschränkung ■ = problemlos

Das ideale Schlummermenü

Was also ist geeignet als Schlummermenü? Ideal ist eine bekömmliche und leichte Mahlzeit, die reich ist an komplexen Kohlenhydraten, etwa an Stärke. Nudeln, Kartoffeln oder Reis machen müde, verkürzen die Einschlafdauer und sorgen für mehr Tiefschlaf. Auch Suppen und Eintöpfe (Ausnahme: Bohneneintopf wegen der Blähungen) oder ein nicht zu fetter Fisch geben eine gut verdauliche Abendmahlzeit ab, dazu gegartes Gemüse. Ein warmer Grieß- oder Hirsebrei mit etwas Zucker und Zimt ist auch gut geeignet.

Da Zufriedenheit ebenfalls ein wesentlicher Schlafförderer ist, sollte das Essen in erster Linie schmecken. Hin und wieder dürfen wir auch ein schönes großes Essen am Abend genießen. Das streichelt die Seele und tut einfach gut. Auch wenn wir dadurch nicht ganz so gut schlafen und am nächsten Tag müde sind, ist das ein Preis, den wir für den Genuss ausnahmsweise bezahlen können.

Zeit lassen für die Verdauungsarbeit

Dem Abendessen kommt außer der Nahrungsaufnahme aber noch eine andere wichtige Bedeutung zu. Es ist ein soziales Ereignis in der Familie oder unter Freunden, und es dient als Trennmarke zwischen dem aktiven Tag und dem entspannten Abend. Bitte legen Sie das Abendessen zeitlich so, dass zwischen Essen und Schlafengehen möglichst viel Zeit liegt. Ideal wären vier Stunden, denn das entspricht unserem körpereigenen Verdauungsrhythmus. Daneben trägt dies dazu bei, in der Nacht kein Fett anzusetzen. Bei einer durchschnittlichen Zu-Bett-Geh-Zeit von 23 Uhr bedeutet das, dass man am besten zwischen 18 und 19 Uhr zu Abend isst. Wer das nicht schafft, weil er zu lange gearbeitet hat, sollte dennoch auf ein Minimum von zwei Stunden Abstand zwischen Essen und Schlaf achten.

Koffein am Nachmittag

Wann und wie viel wir trinken, ist weniger bedeutend für den Schlaf als das Essen. Dennoch gibt es einige Punkte, auf die wir auch im Hinblick auf den Schlaf achten sollten: Eine Tasse Kaffee oder Tee morgens und nach dem Mittagessen macht uns fit für den Tag und für den Nachmittag. Beides unterstützt unseren natürlichen biologischen Rhythmus. Das gilt allerdings nur für schwarzen oder grünen Tee, nicht für alle anderen Aufgüsse aus Kräutern oder Früchten, denn die enthalten keine Wachmacher. Das Koffein verhilft uns zu einem angeregten Blutkreislauf, steigert die Flüssigkeitsausscheidung über die Nieren und verbessert kurzzeitig die Durchblutung des Gehirns. Die Röststoffe im Kaffee reizen aber Magen und Galle, weshalb zwei Tassen Kaffee am Tag genügen sollten. Tee hat die unangenehme Eigenschaft, dass die anregenden Substanzen eine wesentlich längere Verweildauer im Körper haben und daher viele nicht besonders gut schlafen, wenn sie nachmittags Tee getrunken haben. Nach etwa 15 Uhr sollte im Allgemeinen Schluss sein mit der Koffeinzufuhr, denn dann kann sich der Wachmacher schon negativ auf die Entspannung am Abend auswirken. Dabei sollten wir daran denken, dass Koffein auch in Schokolade und Kakao, in Cola und in Energy Drinks enthalten ist. Eine Ausnahme gibt es allerdings: Menschen mit niedrigem Blutdruck schlafen häufig nach einer Tasse Kaffee am Abend besser als ohne, denn bei ihnen normalisiert das Koffein den Blutdruck, was für den Schlaf förderlich ist.

Trinken ist weniger bedeutend für den Schlaf als das Essen. Dennoch nehmen koffeinhaltige Getränke, was und wie viel wir abends trinken und Alkohol Einfluss auf unseren Schlaf.

Abends wenig trinken

Bitte trinken Sie ausreichend, am besten Wasser oder Früchte- und Kräutertees: Wenn Sie schon im Seniorenalter sind, stellen Sie sich immer ein Getränk in die Nähe und trinken Sie regelmäßig, denn Sie haben nun weniger Durst als in jungen Jahren, benötigen aber deswegen nicht weniger Flüssigkeit. Versuchen Sie aber, Ihren Flüssigkeitsbedarf hauptsächlich am Morgen und am Mittag zu decken, da Sie sonst nachts manchmal aufstehen und zur Toilette müssen.

Schlummertrunk Milch

Das ideale Gute-Nacht-Getränk ist ein Glas warme Milch mit Honig, das lässt sich nicht nur aus der Erfahrungsmedizin heraus, sondern auch naturwissenschaftlich begründen. Ein Eiweißbestandteil, die Aminosäure Tryptophan, die vor allem in Milch, Geflügel, Schokolade und Rindfleisch reichlich vorhanden ist, hilft offenbar gegen Schlafstörungen. Diese Aminosäure, die wir nicht selbst herstellen können, also mit der Nahrung aufnehmen müssen, braucht der Körper für den Aufbau des schlaffördernden Botenstoffs Serotonin. Milch ist reich an Tryptophan, der Löffel Honig fördert zudem den Einstrom des Tryptophans in die Blutbahn.

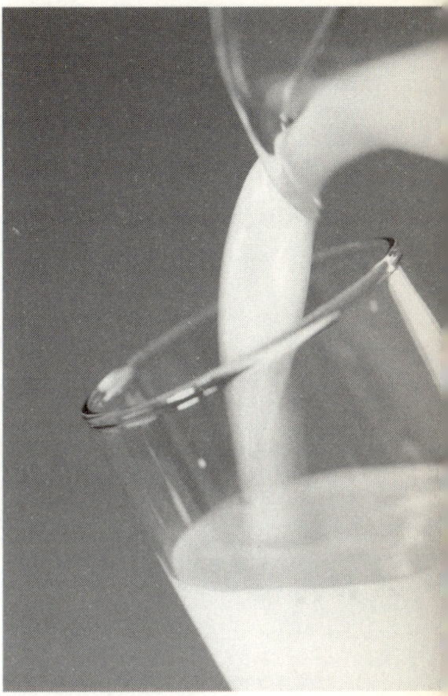

Schlafstörer Alkohol

Wer Probleme mit dem Schlaf hat, sollte einmal versuchen, eine Zeit lang ohne Alkohol auszukommen. Wer das nicht schafft, sollte wenigstens seinen Konsum auf ein Glas Wein oder Bier am Abend beschränken. Alkohol lässt uns zwar schneller einschlafen, stört aber die Erholung im Schlaf, weil die natürliche Regulation von Tief- und Traumphasen durcheinandergerät. Alkohol ist ein Narkotikum, und kein Mensch fühlt sich nach einer Narkose erfrischt, nur weil er unheimlich tief weggesunken war!

Fastenzeit – Schlafenszeit

Unabhängig von der Jahreszeit führt Fasten zu einer gesteigerten Wahrnehmungsfähigkeit und verbesserten Stimmung. Die Fastenden erleben die Situation nach vielleicht anfänglichen Gewöhnungsschwierigkeiten als sehr positiv und sind meist gut drauf. Und: Fastende schlafen besser, was mit der gesteigerten Leistungsfähigkeit zusammenhängt, denn unser Körper registriert nun zu wenig Nahrung und richtet sich darauf ein, welche beschaffen zu müssen. Körper und Geist müssen aktiver werden, um die Jagd erfolgreich abzuschließen. Nun haben wir zwar das Jäger-und-Sammler-Dasein hinter uns gelassen, doch der Mechanismus steckt noch in uns. In dieser aktiven Phase schlafen die Betreffenden als Ausgleich besser. Der Schlaf ist insgesamt ruhiger, hat mehr Anteile an Tiefschlaf und gleichzeitig an Traumschlaf. Fastende berichten auch von häufigeren Träumen.

Wundermittel Sport und Bewegung

Der Unterschied zwischen Leben und Tod ist Bewegung, sagen Sportmediziner, und sie haben Recht. Wer sich nicht bewegt, wird auf Dauer krank. Wer abends nicht auch körperlich müde ist, wird nicht gut schlafen. Was das für den einzelnen Menschen heißt, kann sehr verschieden sein, je nach Alter, Kondition und Möglichkeiten. Das kann für den einen schon ein strammer Spaziergang sein, der andere braucht eine anstrengende Trainingsstunde dafür. Wichtig ist, dass dabei der Kreislauf auf Trab gebracht wird. Um zu wissen, wann das der Fall ist, haben Sportmediziner den so genannten optimalen Trainingspuls als Maß gesetzt. Diesen Puls sollten Sie innerhalb von rund fünf Minuten erreichen und eine halbe Stunde lang halten, dabei aber nicht überschreiten (siehe Kasten, Seite 256).

Optimal für Körper und Psyche

Die doppelte Wohltat durch körperliche Bewegung hängt mit mehreren Faktoren zusammen. Zum einen führt Sport direkt zu einer Verlängerung des Tiefschlafs, in dem wir uns ja am besten erholen. Zum anderen hilft gerade regelmäßige Bewegung zu bestimmten Tageszeiten auch bei der Justierung unserer inneren Uhr, denn Sport bedeutet Aktivität und somit eine eindeutige Wachphase. Durch einen regelmäßigen Rhythmus werden alle anderen Funktionen, auch Schlafen

info Um herauszufinden, wo Ihr persönlicher optimaler Trainingspuls liegt, müssen Sie Ihren Puls messen, entweder mit zwei Fingern am Handgelenk oder an der Halsschlagader oder mit einer Pulsuhr. Sie brauchen dazu zwei Zahlen: Ihren Ruhepuls und Ihren Maximalpuls, jeweils die Anzahl Ihrer Herzschläge pro Minute. Den Ruhepuls messen Sie morgens vor dem Aufstehen. Den Maximalpuls kennen Sie entweder von einem Belastungs-EKG oder Sie rechnen ihn aus, indem Sie von der Zahl 220 Ihr Lebensalter abziehen. Die Formel für den optimalen Trainingspuls lautet dann:

(Maximalpuls – Ruhepuls) : 2 + Ruhepuls.

und Wachen, in einem stabilen zeitlichen Gerüst gehalten, das uns guttut. Daher ist es besonders empfehlenswert, den Sport regelmäßig zu festen Zeitpunkten einzuplanen.

Durch körperliche Anstrengung ermüden wir unseren Körper und bauen auch seelische Spannungen ab, was gerade am frühen Abend von großem Nutzen für die anstehende Entspannungsphase ist. Wer abends mit dem Rad von der Arbeit nach Hause fährt oder den Fitnessclub aufsucht, weiß, dass der Tag dabei abgearbeitet wird. Der Nutzen für Körper und Geist kann durch nichts anderes ersetzt werden. Eine meiner Patientinnen antwortete auf meinen Rat, mehr Sport zu treiben: »Das kann ich nicht, ich muss mich tagsüber schonen, weil ich so schlecht schlafe.« Genau das Gegenteil ist der Fall! Gerade wer schlecht schläft, sollte seinen Körper ermüden.

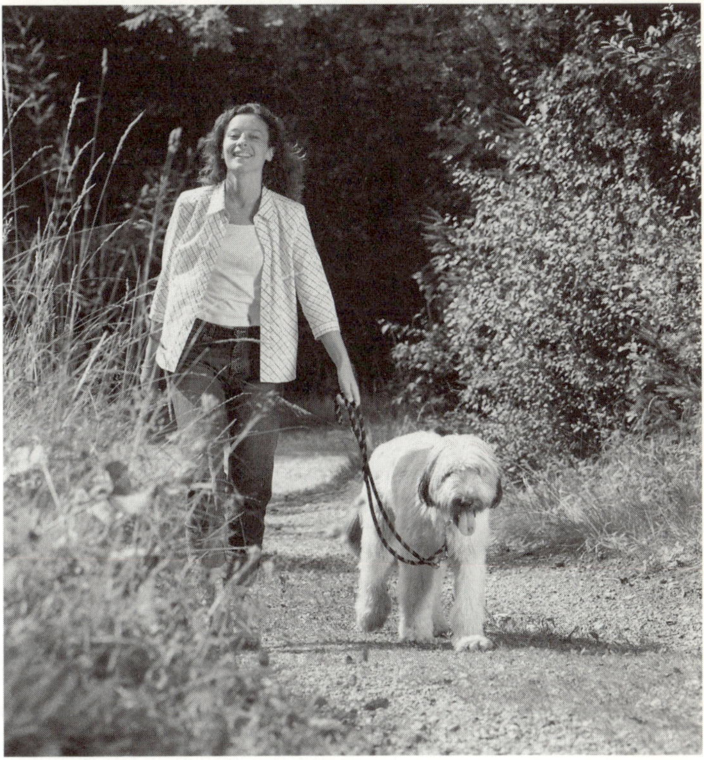

Wann und wie Sie sich bewegen, ist relativ egal, Hauptsache ist, Sie tun es. Ein paar Tipps möchte ich Ihnen dennoch geben, weil diese sehr einfach umzusetzen sind und keinen überfordern:

1. *Auf dem Weg zur Arbeit:* Wenn es die Entfernung zulässt, fahren Sie so oft wie möglich mit dem Fahrrad zur Arbeit. Sie werden wacher im Büro ankommen als bisher und

kommen abends entspannter zu Hause an. Wenn Sie mit dem Auto fahren müssen, parken Sie es etwas weiter weg, sodass Sie noch eine Strecke zu Fuß gehen. Aus dem gleichen Grund können Sie eine Station früher aus dem Bus oder der U-Bahn steigen.

2. *Im Büro:* Stehen Sie so oft wie möglich auf. Besuchen Sie Kollegen, anstatt zu telefonieren. Telefonieren Sie im Stehen. Lassen Sie den Lift links liegen und steigen Sie Treppen, vor allem aufwärts. Wenn Sie Probleme mit den Knien haben, benutzen Sie nur abwärts den Aufzug. Anstelle Ihres Schreibtischstuhls können Sie sich einen beweglichen Sitz zulegen, auf dem Sie immer das Gleichgewicht halten müssen. Das stärkt die Muskeln und schafft fast unbemerkt Bewegung.

3. *In der Freizeit:* Versuchen Sie, mindestens zweimal pro Woche Ihren Kreislauf mindestens eine halbe Stunde lang auf Trab zu bringen. Dabei gilt: Lieber öfter als länger. Es bringt wesentlich mehr, dreimal in der Woche jeweils 30 Minuten zu trainieren, als einmal zwei Stunden. Was Sie dabei tun, ist für den Schlaf egal. Ideal sind alle Ausdauersportarten wie Laufen, Radfahren, Schwimmen oder im Winter Langlaufen. Je mehr Spaß es Ihnen macht, desto besser. Wenn Sie es im Freien tun und dabei gleichzeitig Tageslicht tanken, umso besser. Die ideale Tageszeit ist für die meisten Menschen der Nachmittag, manche bevorzugen aber auch den frühen Morgen. Richten Sie sich dabei ganz nach Ihren persönlichen Vorlieben.

4. *Im Haus:* Wenn Sie an das Haus gebunden sind und etwa wegen der Kinder nicht wegkönnen, dann schaffen Sie sich ein Trainingsgerät an, etwa ein Fahrradergometer oder einen Crosstrainer. Diese stellen Sie dann am besten vor den Fernseher, damit Sie sich während des Trainings ablenken können und Ihnen das Training kürzer vorkommt. Zu meiner Verblüffung habe ich von meinen Patienten schon öfter gehört, dass sie, wenn sie nicht schlafen können, ein paar Runden auf dem Zimmerfahrrad drehen. Anschließend gehen sie wieder ins Bett und schlafen.

5. *Am Abend:* Ein wahres Zaubermittel ist der abendliche Spaziergang. Sowohl am frühen Abend als auch nach dem Abendessen. Wer einen Hund hat und deswegen noch mal rausmuss, hat ein probates Mittel, um den inneren Schweinehund zu überwinden. Alle anderen sollten es trotzdem ausprobieren, wie sich Bewegung und frische Luft am Abend positiv auf den Schlaf auswirken. Sie werden sehen: Hinterher sind Sie froh, es getan zu haben. Ihr Kopf wird leerer, die Lungen freier, der Magen leichter. Dann kann der Schlaf ja kommen.

Sport führt nicht nur zu einer Verlängerung des Tiefschlafs, in dem wir uns ja am besten erholen, regelmäßiger Sport zu bestimmten Tageszeiten hilft auch bei der Justierung unserer inneren Uhr.

Mit Stress umgehen

Ohne Belastungen kein Leben, ohne Stress keine Freude – Stress ist zunächst etwas Positives, was uns aktiv macht und Herausforderungen bewältigen lässt. Zum Leidensfaktor wird Stress erst, wenn wir

- unter hohem Zeitdruck stehen,
- sehr hoher Arbeitsbelastung ausgesetzt sind,
- unter hohem Erfolgsdruck stehen,
- die Stress erzeugende Tätigkeit negativ bewerten,
- keine Kontrolle über die Situation haben,
- nicht mehr abschalten können oder
- Konflikten ausgesetzt sind.

Den Druck umleiten

Solche negativen Belastungen halten wir so lange aus, wie wir gesund sind und schlafen können. Spätestens aber, wenn wir deswegen krank oder schlaflos werden, ist es an der Zeit, die Stressfaktoren zu reduzieren. Stress ist ein klassischer Schlafkiller, und umgekehrt ist der Schlaf ein klassischer Stresskiller. Wer gut schläft, kommt mit seinem Stress auch zumindest relativ gut zurecht.

Da wir ja unseren Schlaf nur indirekt beeinflussen können, müssen wir den Stress an der Wurzel packen, wenn er unser

Schlafkiller ist. Drei Schitte sind dazu nötig, jeder für sich keine leichte Aufgabe:

1. *Versuchen Sie herauszufinden, woher die Belastung kommt.* Sind Sie von außen unter Druck gesetzt oder setzen Sie sich selbst unter Druck? Sprechen Sie mit Ihrem Partner darüber, mit Freunden oder auch mit einem professionellen Berater.

2. *Überprüfen Sie, was Sie an der Situation selbst ändern können.* Können Sie die äußere Belastung reduzieren? Wer kann Ihnen etwas abnehmen? Sind Ihre Ansprüche vielleicht zu hoch, sei es an Ihren Lebensstil oder an sich selbst? Können Sie durch eine veränderte Lebensorganisation den Stress mindern, oder sind Sie in einer Phase, in der Sie nicht handeln können, die Sie durchstehen müssen? Hilfen gibt es für fast alle Lebenslagen – Sie müssen sie nur suchen und in Anspruch nehmen.

3. *Verändern Sie kleine Dinge in Ihrem Tagesablauf und beobachten Sie, wie Sie darauf reagieren.* Lassen Sie sich Zeit dabei und erwarten Sie nicht, nach drei Tagen schon besser zu schlafen.

Am Tag wach bleiben

Wenn Sie am Tag öfter müde sind und einen intensiven Drang nach Schlaf verspüren, sollten Sie der Ursache nachgehen. Zwar kennt man diese manchmal, kann aber daran im Augenblick nichts ändern und möchte ganz einfach besser mit der Müdigkeit umgehen können oder sie nach Möglichkeit vermeiden. Für solche Fälle sind die folgenden Hinweise gedacht, in der Schlafmedizin nennen wir das »alertness management«, übersetzt etwa »Wachheits-Management«.

Um Tagesmüdigkeit zu vermeiden, sollte man zunächst versuchen, in der Nacht vorher ausreichend Schlaf zu finden. Das ist banal, aber manchmal gar nicht so leicht einzuhalten. Denn gerade dann, wenn am nächsten Tag wichtige Ereignisse anstehen, schlafen wir vor lauter Aufregung oft schlechter als sonst. Prüfungen etwa sind ein klassischer Auslöser für schlechten Schlaf, aber auch andere Herausforderungen mit ungewissem Ausgang. Da hilft nur: sich gut vorbereiten und am Abend zuvor ganz bewusst die Vorbereitungen abschließen, entspannen und schlafen gehen in dem Bewusstsein: Ich habe getan, was ich konnte.

Abwechslung gegen Müdigkeit

Wenn etwa vorhersehbar ist, wann die Tagesmüdigkeit kommt, dann planen Sie für diese Zeit keine monotonen Tätigkeiten, auch nicht Auto fahren! Versuchen Sie, Ihre kriti-

Wenn etwa vorhersehbar ist, wann die Tagesmüdigkeit kommt, dann planen Sie für diese Zeit keine monotonen Tätigkeiten, auch nicht Auto fahren! Versuchen Sie, Ihre kritischen Tageszeiten schon in der Planung mit Aktivitäten zu überbrücken, die Sie ablenken.

schen Tageszeiten schon in der Planung mit Aktivitäten zu überbrücken, die Sie ablenken. Wenn Sie monotone Situationen gar nicht vermeiden können, organisieren Sie sich Abwechslung. Hören Sie bei langen Autofahrten ein spannendes Hörspiel oder nehmen Sie andere Menschen mit, mit denen Sie reden können. Sorgen Sie für ausreichende Getränke, denn Flüssigkeitsmangel macht müde und senkt die Konzentrationsfähigkeit. Sorgen Sie auch für kleine, leichte Zwischenmahlzeiten, die Sie erstens beschäftigen und zweitens frischer machen.

Nur ein Viertelstündchen

Lässt sich die Müdigkeit dennoch nicht verhindern, gibt es einige Tipps, damit umzugehen. Der erste und wichtigste Ratschlag heißt: Machen Sie eine Pause und gönnen Sie sich ein kurzes Nickerchen. Fahren Sie mit dem Auto auf einen Parkplatz und schlafen Sie eine Viertelstunde. Anschließend bewegen Sie sich ein bisschen, machen fünf Minuten Gymnastik und setzen die Fahrt mit neuer Energie fort. Das Gleiche gilt für alle Situationen, in denen Sie kurz schlafen können.

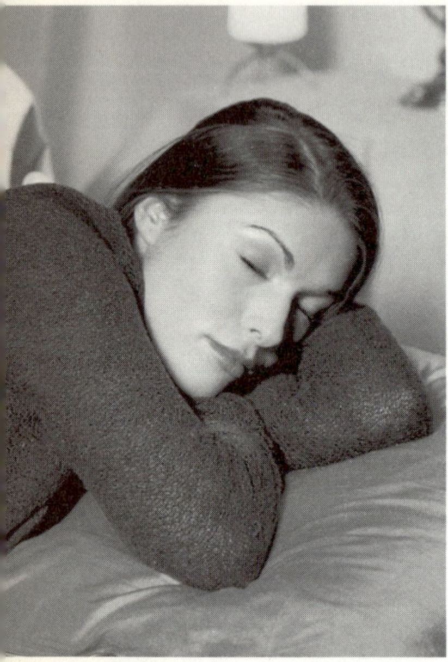

Ist ein Nickerchen zum Beispiel am Arbeitsplatz nicht möglich oder fühlen Sie sich dabei beobachtet, dann lehnen Sie sich wenigstens kurz zurück und schließen für kurze Zeit die Augen.

Muntermacher

Trinken Sie einen Kaffee (am besten einen Espresso), Tee oder eine Cola. Das enthaltene Koffein unterdrückt Müdigkeit und verbessert unsere Leistungsfähigkeit, der Zucker verstärkt den Effekt. Die Wirkung von Koffein setzt nach rund 30 Minuten ein. Deswegen ist es durchaus klug, den Kaffee vor dem Nickerchen zu trinken, dann setzt die Wirkung just dann ein, wenn Sie sie brauchen. Nach drei Stunden lässt diese aber nach – dann allerdings kommt die Müdigkeit mit umso größerer Macht.

> *Die Wirkung von Koffein setzt nach rund 30 Minuten ein. Deswegen ist es durchaus klug, den Kaffee vor einem Nickerchen zu trinken, dann setzt die Wirkung just dann ein, wenn Sie sie brauchen.*

Auch kleine Snacks unterdrücken die Müdigkeit, vor allem zuckerhaltige. Schokoriegel enthalten sowohl Koffein als auch Glukose, weswegen sie dann ausnahmsweise empfehlenswert sind, besser aber, weil gesünder, sind Bananen und Apfelsaftschorle.

Licht an und Heizung runter

Helligkeit ist ein gutes Mittel dagegen, müde zu werden. Wenn Sie also in einem gut beleuchtbaren Raum sind, schalten Sie alle nur verfügbaren Lampen ein, und öffnen Sie möglichst Fenster oder Türen. Eine Zeit lang hilft es auch, den Raum kühl zu halten. In einem kühlen Raum bleiben wir für eine halbe Stunde länger wach als in angenehm warmer Umgebung. Ein Mittel gegen Müdigkeit sind außerdem manche Duftstoffe. Rosmarin, Zitronen- und Orangenduft beispielsweise gelten besonders als Muntermacher.

Schlaf-Hilfe für Schichtarbeiter

Schichtarbeit wird nicht von ungefähr besser bezahlt als gleiche Arbeit zu normalen Tageszeiten, denn sie beeinträchtigt den Lebensrhythmus und damit die Gesundheit der Schichtarbeiter erheblich. Schichtarbeit ist eine der häufigsten Ursachen von Schlafstörungen. Damit es aber so weit nicht kommt, und damit das Leben in »Schichten« dadurch möglichst wenig beeinträchtig wird, sind einige Regeln zu beachten. Zunächst einmal gibt es eine Reihe von Umständen, bei denen ich von der Annahme einer Schichtarbeit grundsätzlich und entschieden abraten würde.

Schichtarbeit beeinträchtigt den Lebensrhythmus und die Gesundheit, sie ist eine der häufigsten Ursachen von Schlafstörungen. Nicht von ungefähr wird Schichtarbeit besser bezahlt als gleiche Arbeit zu normalen Tageszeiten.

Altersgrenze 50 Jahre

Wer die 50 bereits überschritten hat, wer durch einen zweiten Beruf oder durch Aufgaben zu Hause zusätzlich belastet ist, und wer sich selbst als Morgenmenschen bezeichnet, sollte nicht in Schichten arbeiten. Morgenmenschen stellen sich schlechter als Abendmenschen auf veränderte Schlaf- und Wachzeiten um. Ältere Menschen, Mütter von kleinen Kindern oder anderweitig Berufstätige sollten wissen, dass sie ihrer Gesundheit durch die geplante Überbelastung schweren Schaden zufügen können.

Tabu bei Vorerkrankungen

Bei allen Magen-Darm- oder Lebererkrankungen ist Schichtarbeit tabu, denn genauso wie regelmäßiges Essen den biologischen Rhythmus beeinflusst, wirkt sich dieser auch auf die Verdauung aus. Ist die aber nicht ganz gesund, dann können unregelmäßige Arbeits- und Schlafzeiten eine Heilung behindern. Ebenso sprechen alle Herz- und Kreislauf-Erkrankungen, Stoffwechselstörungen wie Diabetes oder eine Schilddrüsenerkrankung gegen Schichtarbeit, weil diese die Erkrankungen noch verschlimmert. Wer an einer psychischen Erkrankung leidet, kommt nach den Empfehlungen der Arbeitsmedizin ebensowenig in Frage wie Suchtkranke oder Epileptiker. Und last, but not least: Wer schon Schlafstörungen hat, wird die durch Schichtarbeit ganz bestimmt nicht los.

Für alle anderen kommt eine vorübergehende Schichtarbeit durchaus in Frage, aber bitte wirklich nur vorübergehend, etwa für einige Jahre und wenn man einige Regeln beachtet.

Tipps für Schichtplaner

Wechselschichten sollten unbedingt vorwärts rotieren, weil auch unsere innere Uhr vorwärts rotieren will, und das nur in möglichst kurzen Abschnitten, damit wir uns erst gar nicht an den veränderten Tag-Nacht-Rhythmus anpassen. Am besten sind zwei bis drei Tage Frühschicht, zwei bis drei Tage Spätschicht, dann zwei bis drei Nachtschichten, dann Pause. Rückwärts rotierende Schichten widersprechen dem Lauf unserer inneren Uhr. Der Körper passt sich einem solchen System noch schlechter an, und wir leiden umso mehr.

Dauerhafte Schichten sollten dem eigenen Typ entsprechen, also Frühschichten für Morgenmenschen und Spätschichten für Abendmenschen. Außerdem ist es hilfreich, wenn man schon einige Tage vor Beginn der Schicht versucht, den Körper durch verlagerte Essens- und Schlafzeiten in die neue Richtung zu dirigieren.

Wechselschichten sollten unbedingt vorwärts rotieren, weil auch unsere innere Uhr vorwärts rotieren will, und das nur in möglichst kurzen Abschnitten, damit wir uns erst gar nicht an den veränderten Tag-Nacht-Rhythmus anpassen.

Wach bleiben am Arbeitsplatz

Der Arbeitsplatz sollte zu allen Zeiten, in denen es draußen dunkel ist, maximal ausgeleuchtet und kühl temperiert sein. Licht verstärkt die Wachheit und fördert die Konzentration, eine kühle Raumtemperatur wirkt der Müdigkeit entgegen.

Stellen Sie sich ausreichend Getränke und leichte Snacks

in Reichweite. Essen Sie ein wenig und trinken Sie regelmäßig, das erhöht die Konzentration. Kaffee, Tee oder andere koffeinhaltige Getränke sind durchaus sinnvoll. Sie regen an und steigern die Leistungsfähigkeit. Man sollte nur daran denken, dass die Müdigkeit umso stärker wird, wenn ihre Wirkung nachlässt.

Halten Sie sich möglichst nicht allein in einem Raum auf und tun Sie etwas, auch wenn gerade nichts zu tun ist.

Besser ohne Pillen

Medikamente gegen Müdigkeit sind nicht immer sinnvoll, weil man relativ leicht davon abhängig werden kann und auch weil sie zu sehr aufputschen und mit Herzrasen und Zittern zu rechnen ist. Neue wach machende Präparate mit dem Wirkstoff Modafinil sind diesbezüglich harmloser, haben aber noch keine Zulassung gegen Schlafstörungen bei Schichtarbeit und fallen zudem unter das Betäubungsmittel-Gesetz, sodass es für einen Arzt relativ kompliziert ist, sie zu verschreiben. Ein einfaches Rezept genügt dafür nicht.

Schichtarbeit erträglicher machen

Um die einzelnen Schichten besser zu überstehen und dennoch genug Schlaf zu bekommen, sollten Sie Folgendes beachten:

- *Spätschicht:* Für die meisten Menschen ist die Spätschicht die angenehmste. Man geht einfach etwas später schlafen und steht später auf. Dennoch bitte auch hier beachten:

Nicht nach Hause kommen und sofort ins Bett legen. Lassen Sie sich Zeit abzuschalten, gönnen Sie sich noch einen kurzen Feierabend, auch wenn es schon Nacht ist. Wenn Sie morgens schlecht ausschlafen können, verdunkeln Sie das Schlafzimmer. Wenn Sie die Tagesgeräusche wecken, versuchen Sie einmal, ein Gerät einzuschalten, das ein leises gleichförmiges Geräusch von sich gibt, wie etwa ein Ventilator.

- *Nachtschicht:* Die härteste aller Schichten raubt den kompletten Nachtschlaf. Die meisten Menschen schlafen vor einer Nachtschicht lange aus, möglichst auch noch einmal am Nachmittag. Nach der Schicht am nächsten Morgen schlafen sie einige Stunden, dann am Mittag noch einmal. Manche schlafen auch in mehreren kleinen Häppchen. Die Folge ist ein verkürzter, zerhackter Schlaf, den kein gesunder Mensch lange aushält. Ganz wichtig ist es hier zu versuchen, maximal zweimal am Tag zu schlafen: am besten vier Stunden am frühen Morgen und zwei bis drei Stunden am Nachmittag.

- *Frühschicht:* Die meisten Frühschichtler gehen etwa eine Stunde früher als üblich zu Bett, müssen aber viele Stunden früher aufstehen. Dadurch gehen die späten Schlafstunden mit hohen Anteilen an Leichtschlaf und Traumschlaf verloren. Die Folge sind Probleme beim Aufwachen und eine bleierne Müdigkeit am Tag. Hier hilft beim Einschlafen am Vorabend, wenn man schon das Abendessen eine Stunde früher zu sich nimmt. Am Morgen macht dann möglichst helles Licht am besten wach, auch die frische Luft des frühen Morgens weckt die Lebensgeister auf, ebenso wie Kaffee oder Tee. Einen Fehler sollte man aber nicht machen: nach der Arbeit ausgiebig schlafen. Sinnvoll ist lediglich ein kleines Nickerchen von höchstens 30 Minuten. Denn je länger der Schlaf am Tag, desto später wird man am Abend müde, desto mehr Schlaf fehlt wiederum am nächsten Morgen.

Die härteste aller Schichten, die Nachtschicht, raubt den kompletten Nachtschlaf. Versuchen Sie trotzdem, maximal zweimal am Tag zu schlafen: am besten vier Stunden am frühen Morgen und zwei bis drei Stunden am Nachmittag, also nach und vor der Schicht, nicht öfter.

Tipps gegen Jetlag

Damit Ihnen Flüge über mehrere Zeitzonen hinweg nicht allzu lange zu schaffen machen, gibt es ein paar Regeln, die Ihnen ein schnelleres Eingewöhnen am neuen Ort ermöglichen.

Umstellung nur für längere Reisen

Die Umstellung auf die neue Zeit macht aber nur dann Sinn, wenn Sie dort einige Zeit verbringen möchten. Reisen Sie nur für einen oder zwei Tage dorthin, dann versuchen Sie am besten, Ihren heimatlichen Tag-Nacht-Rhythmus so weit wie möglich beizubehalten. Sie werden dann vielleicht zu nächtlichen Zeiten aktiv sein, aber müssen sich nicht doppelt umstellen.

Möglichst rasch anpassen

Stellen Sie sich so schnell wie möglich um. Dabei hilft Ihnen das Tageslicht und das soziale Leben an Ihrem Ankunftsort. Halten Sie sich tagsüber bei jeder Gelegenheit im Freien auf, um möglichst viel Licht zu »tanken«. Alles, was zu Hause Ihren Tagesrhythmus stärkt, hilft auch in anderen Ländern: regelmäßige Mahlzeiten, regelmäßige Aktivitäten und Bewegung, regelmäßige Schlafzeiten.

Vorbereitungs-Training

An den Tagen vor dem Abflug können Sie zu Hause Ihren biologischen Rhythmus schon frühzeitig ein Stück in Richtung

»neue Zeit« verschieben, indem Sie vor Flügen nach Westen später schlafen gehen und vor Flügen nach Osten früher aufstehen.

Im Flugzeug

Während des Fluges nach Westen, meist tagsüber, können Sie ein kleines Nickerchen halten, um nach der Ankunft am verlängerten Abend fit zu bleiben. Während des Fluges nach Osten, meist in der Nacht, sollten Sie so viel wie möglich schlafen, damit Sie trotz der stark verkürzten Nacht halbwegs ausgeschlafen am Reiseziel ankommen.

Möglichst keine Schlafmittel

Wenn es nicht anders geht, sind auch rasch wirksame Schlafmittel zur Überbrückung in den ersten Nächten erlaubt. Länger sollten sie nicht genommen werden, um Nebenwirkungen zu vermeiden, die nach einer Woche eintreten können. Melatonin, das in den USA frei verkäuflich ist, sollte man eine Stunde vor dem Schlafengehen einnehmen. Da aber sowohl Wirkung wie auch Nebenwirkungen bisher nicht genügend überprüft sind, würde ich von der Verwendung der Melatoninpräparate abraten.

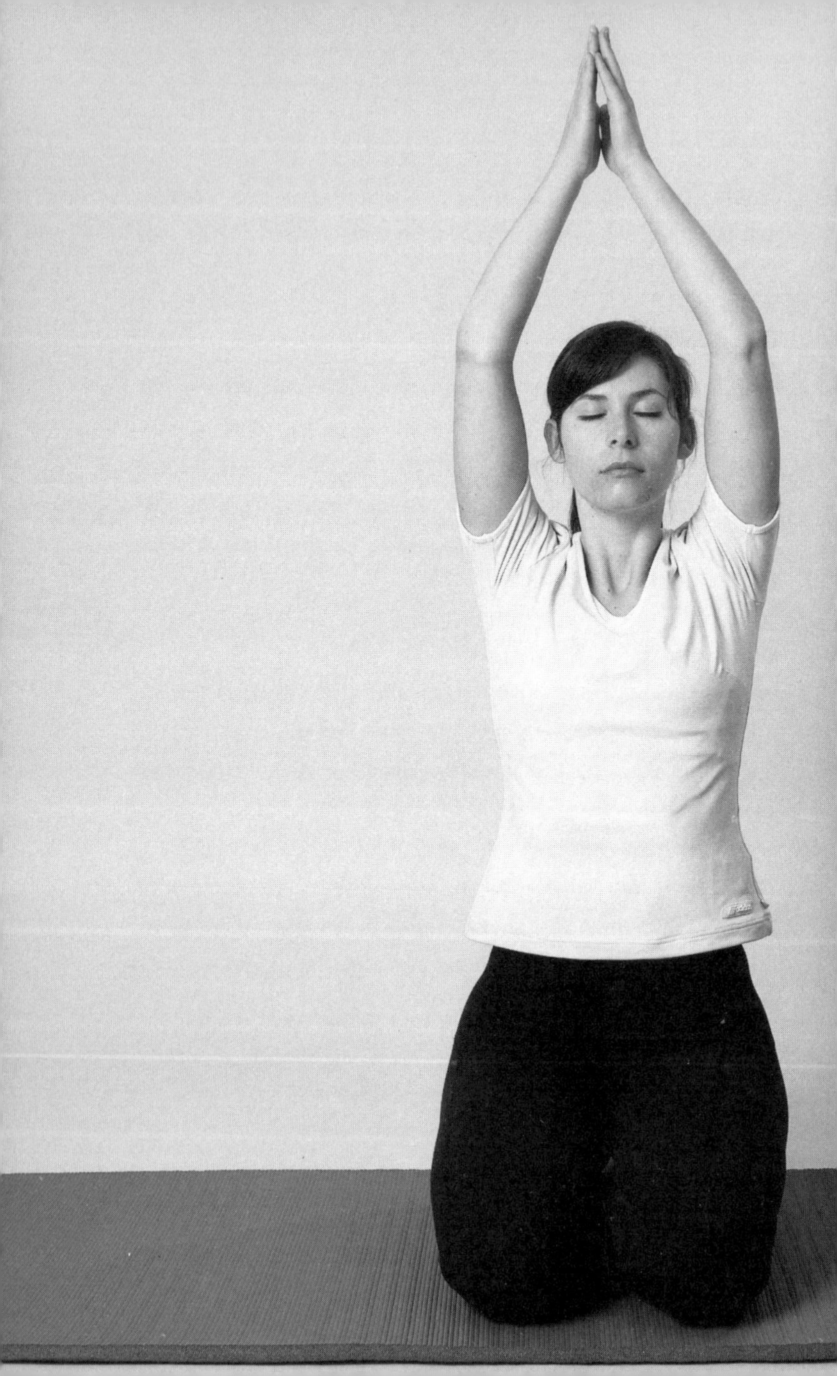

Anleitung zum guten Schlaf

Was wir abends und nachts tun können, um uns auf den Schlaf einzustimmen.

Was die erfolgversprechendsten Tipps sind, damit wir wieder gut ein- und durchschlafen können und welche sanften Heilmittel uns in den Schlaf bringen.

Wie wir richtig entspannen und was zu einer guten Schlafumgebung gehört.

Eine praktische Gebrauchsanweisung für den Schlaf.

Den Abend genießen

»Let's call it a day« sagen unsere amerikanischen Zeitgenossen und ziehen damit einen klaren Trennungsstrich zwischen dem Tag und dem Abend. Im Deutschen sagen wir etwa »das war's für heute« und versuchen, den Tag und alles, was damit zusammenhängt, beiseitezulegen und bis zum nächsten Morgen nicht mehr daran zu denken.

Nun beginnt das Privatleben, das Familienleben, das Leben unter Freunden, jene Beschäftigungen, die Freude bereiten und einen Gegenpol zum Tagesleben darstellen. Erst am Abend genießen viele die Lebensqualität, für die sie eigentlich leben, und es wäre fatal, diesen zu entsagen. Der Abend ist so wichtig wie die Pflichten des Tages, mindestens so wichtig wie der Beruf oder andere Aufgaben, die am Tag zu bewältigen sind, denn nur so können wir uns für das am Tag Geleistete belohnen, nur so halten wir die Bedeutung des all-

Der Abend ist so wichtig wie die Pflichten des Tages, mindestens so wichtig wie der Beruf oder andere Aufgaben, die am Tag zu bewältigen sind, denn nur so können wir uns für das am Tag Geleistete belohnen, nur so halten wir die Bedeutung des alltäglichen Geschäfts in Grenzen.

täglichen Geschäfts in Grenzen. Auch wenn wir gern arbeiten, brauchen wir ein Gegengewicht. Durch den abendlichen Wechsel in eine angenehme, freiwillige Welt wird uns klar, dass es noch etwas anderes gibt als Pflichten. Wir lassen es uns gut gehen und tun etwas nur für uns und unsere Lieben. Nur so können wir entspannen – eine Grundvoraussetzung für erholsamen Schlaf.

Schluss mit der Arbeit

Mit dem Arbeitsende beginnt die aktive Feierabendzeit. Hier treiben wir wahlweise Sport, kochen, treffen Freunde oder spielen mit den Kindern, besuchen mitunter ein Kino, ein Theater, ein Konzert, kurzum: Wir gehen unseren Lieblingsbeschäftigungen nach.

Für Berufstätige ist der Beginn dieser Phase meistens deutlich mit einem Ortswechsel vom Arbeitsplatz nach Hause oder an einen anderen Ort verbunden und deswegen ganz klar definiert.

Bei anderen, die ihre Tagesarbeit zu Hause verrichten, die eine Familie managen oder als Freiberufler arbeiten, fehlt die räumliche Trennung, und das macht es schwieriger. Doch auch dann ist es möglich, einen Schlussstrich unter die Arbeit zu ziehen. Man kann die Verantwortung für die Kinder zum Beispiel nun an den Elternteil übergeben, der von der Arbeit nach Hause kommt. Man kann das beruflich genutzte Telefon umleiten auf Mailbox oder Anrufbeantworter, man kann sich selbst ein Ritual schaffen, das »Ende der Arbeit« bedeutet.

Wie Sie den Feierabend beginnen

Um nicht der Versuchung zu erliegen, den Arbeitstag in die Freizeit hineinzuziehen, gibt es ein paar wenige Regeln, die Sie an dieser Stelle des Tages beherzigen sollten:

1. Die letzten fünf Minuten Ihres Arbeitstages gehören der Zusammenfassung. Halten Sie kurz fest, was sich an diesem Tag ereignet hat, entweder im Kopf oder durch Notizen. Was war wichtig, was habe ich erledigt, was verschiebe ich auf morgen oder auf einen anderen Tag? Haken Sie den Tag ab und schreiben Sie auf, was am nächsten Tag ansteht.
2. Sprechen Sie von nun an nicht mehr über berufliche Detailfragen. Das hat Zeit bis morgen. Erlaubt sind nur noch lustige Anekdoten des Tages, um andere zu erheitern, oder eine kurze Besprechung grundsätzlicher Fragen, etwa mit dem Partner oder mit Freunden. Letzteres aber bitte nur, wenn es ein Problem gibt, für das Sie sich Rat von Unbeteiligten erhoffen.
3. Schließen Sie Ihren Arbeitstag symbolisch ab. Wie, bleibt Ihnen überlassen. Manche ziehen sich erst einmal um, andere duschen, lesen private Post, telefonieren, nehmen einen Aperitif – die Varianten sind so zahlreich wie die Menschen. Es kommt weniger darauf an, was Sie tun, aber tun Sie es regelmäßig.
4. Wenn es private Probleme zu besprechen gibt, dann tun Sie das jetzt. Verschieben Sie das bitte nicht auf den späten Abend.

5. Und nun ist Feierabend. Widmen Sie die letzte aktive Zeit des Tages Ihren Lieblingsbeschäftigungen.

Genuss schafft immer automatisch auch Entspannung, und der Abend ist die Zeit, in der wir in die Entspannung eintauchen sollten, bevor wir schlafen gehen, denn Entspannung ist die Grundvoraussetzung für den Schlaf. Wem das schwerfällt, für den gibt es eine ganze Reihe von Methoden, die dabei helfen (siehe Seite 316).

Wenn Sie ständig das Gefühl haben, nicht genug getan zu haben oder den Feierabend noch nicht verdient zu haben, machen Sie einen Fehler, der sich vielleicht mit schlechtem Schlaf rächt. Jeder Mensch hat am Abend genug getan, wenn er nicht den ganzen Tag auf der faulen Haut gelegen hat.

Fernsehen – ein schlechtes Schlafmittel

Die meisten Menschen schalten abends zur Entspannung das Fernsehen ein, wogegen auch nicht grundsätzlich etwas zu sagen ist, wenn es bewusst geschieht und in Abwägung zu den vielen anderen Möglichkeiten, die der Abend bietet. Vielen ist aber gar nicht mehr klar, dass es auch ein abendliches Leben jenseits des Fernsehens gibt, und das sollten wir wieder lernen. Fernsehen hat nämlich im Hinblick auf den Schlaf einige Nachteile, über die sich klar werden sollte, wer damit

Probleme hat. Zum einen stimuliert das Fernsehen durch die schnelle Folge seiner Bilder und durch eine oft dramatisierte Form der Darstellung – und das nicht nur in Krimis oder Spielfilmen. Deswegen sollte man das Gerät spätestens eine Stunde vor dem Schlafengehen ausschalten. Zum anderen gibt es kaum eine Betätigung, die passiver ist als Fernsehen, und Passivität macht müde. Die einschläfernde Wirkung eines langweiligen Fernsehprogramms ist bekannt, und doch ist Fernsehen gerade kein gutes Schlafmittel. Wer nämlich vor dem Fernseher und damit vor seiner eigentlichen Zu-Bett-Geh-Zeit einschläft, wacht schon bald danach wieder auf, geht dann vielleicht zu Bett und kann wegen der noch vorhandenen inneren Unruhe schließlich nicht einschlafen. Oder er schläft weiter und wacht dann viel zu früh am Morgen auf.

Es gibt eine Reihe von entspannenden Tätigkeiten für den Abend, die Sie anstelle des Fernsehens ausüben können und die Sie anschließend besser einschlafen lassen (siehe Kasten auf Seite 282).

Fernsehen ist kein gutes Schlafmittel. Zum einen stimuliert das Fernsehen durch die schnelle Folge seiner Bilder und durch eine oft dramatisierte Form der Darstellung. Zum anderen macht es müde, und das frühzeitige Einschlafen führt oft dazu, dass wir später Schlafprobleme haben.

Nicht zu früh einschlafen

Sollten Sie das Problem haben, dass Sie schon um 20 oder 21 Uhr abends todmüde sind und sofort schlafen könnten, dann aber nicht bis zum nächsten Morgen einen erholsamen Schlaf finden, dann ist es gut, die abendliche Müdigkeit noch eine Zeit lang hinauszuschieben und den »toten« Punkt durch geeignete Aktivitäten zu überbrücken. Setzen Sie sich in diesem Fall nicht in den Sessel oder auf das Sofa, denn das ist der erste Schritt zum Schlaf. Lesen ist in diesem Fall auch nicht das Richtige. Das beste Gegenmittel gegen Einschlafen ist Bewegung, aber bitte mäßig, denn Sie sollen schließlich nicht wieder aufdrehen. Bewegung macht den Kopf klarer, unterstützt den Magen und hindert Sie gleichzeitig, Ihrer frühen Müdigkeit nachzugeben. Auch Duschen ist jetzt eine Methode, die müde Phase zu überbrücken und auf später zu verschieben.

Rituale für Erwachsene

Am besten gehen Sie immer zur gleichen Zeit und mit den gleichen Verrichtungen zu Bett. Schaffen Sie sich Ihr eigenes abendliches Ritual mit all ihren ganz persönlichen Vorbereitungen für die Nacht, die Sie Abend für Abend in der immer gleichen Reihenfolge treffen. Ihr Körper und Ihr Geist stellen sich darauf ein, Sie konditionieren sich selbst auf den Schlaf und werden ihn dadurch mit der Zeit leichter finden. Welcher Art diese Vorbereitungen sind, bleibt Ihnen überlassen. Die abendliche Reinigung und Pflege können dazu gehören, die Zubereitung eines Tees, das Umziehen für die Nacht, noch ein paar Seiten lesen oder Zärtlichkeiten austauschen mit dem Partner. Gut ist alles, was Sie in Ruhe tun und was Ihnen guttut. Sie sollten damit nur nicht warten, bis Ihnen die Augen zufallen. Beginnen Sie damit eine halbe Stunde vor dem Zeitpunkt, von dem Sie herausgefunden haben, dass er fürs Einschlafen am besten ist.

Besser abschalten am Abend

1. Reden Sie miteinander, in der Familie oder auch am Telefon. Aber besprechen Sie keine Probleme mehr und streiten Sie nicht. Belastende Themen sollten Sie, wenn möglich, vor dem Abendessen besprechen. Denn Streitgespräche regen mindestens an, wenn nicht auf. Das Problem und die Argumente der Auseinandersetzung beginnen in unseren Gedanken zu kreisen, und das dient nun nicht der Entspannung.

2. Gehen Sie eine Runde spazieren oder bewegen Sie sich anderweitig. Drehen Sie bei schlechtem Wetter noch ein paar leichte Runden auf Ihrem Zimmerfahrrad. Der Puls sollte dabei nur leicht ansteigen, und Sie sollten auf keinen Fall schwitzen. Leichte Bewegung aber entspannt die Muskeln und lässt Sie besser zur Ruhe kommen.

3. Nehmen Sie ein Bad oder gehen Sie in die Sauna. Auch eine leichte Massage tut am Abend gut. Durch die Wärme

fällt der Blutdruck, und Sie entspannen dabei wunderbar. Da aber der Kreislauf auf den sinkenden Blutdruck reagiert, wirkt er dem entgegen. Damit Sie also nicht danach mit Herzklopfen im Bett liegen, sollten Sie derartige Aktivitäten mindestens zwei Stunden vor dem Schlafengehen beenden.

4. Zu späterer Stunde, vor allem in den letzten 30 Minuten vor dem Schlafen, sind ganz ruhige Aktivitäten optimal: Lesen, Radio, ein Hörbuch oder Musik hören. Dabei kommen Sie zur Ruhe und schrauben Ihre »Drehzahl« herunter. Planen Sie diese Phase der Ruhe bewusst und nehmen Sie sich genügend Zeit dafür.

5. Es gibt noch etwas, was uns den Schlaf erleichtert, was ich aber keinesfalls als »Schlafmittel« empfehlen möchte, nämlich Sex. Erstens ist es etwas Schönes, zweitens wirkt es anschließend wunderbar entspannend, und zwar für Körper und Geist, und nicht zuletzt fühlt man sich wohl mit einem vertrauten Partner.

Gebrauchsanweisung für den Schlaf

Dass Sie nicht einschlafen oder nicht wieder einschlafen können, liegt an einer zu großen Anspannung, die durch vielfältige Faktoren ausgelöst worden sein kann – innere und äußere. Die äußeren Faktoren, etwa falsches Raumklima, Lärm oder zu schweres Essen, zu finden und auszuschalten ist eine relativ einfache Sache. Auch Schmerzen müssen Sie nicht hinnehmen, was immer die Ursache dafür ist. Die Schmerztherapie ist inzwischen so weit entwickelt, dass es gegen fast jede Art von Schmerzen eine wirksame Therapie gibt, die wenigstens lindert. Nehmen Sie also ein Schmerzmittel und spielen Sie nachts nicht den Helden. Bei regelmäßigen Schmerzen besprechen Sie mit einem Schmerztherapeuten, wie Sie nachts wieder ruhig schlafen können.

Bei den wenigsten sind das aber die Ursachen für ihre Schlafprobleme. Bei der großen Mehrzahl steckt das Problem im Kopf.

Gedanken-Kontrolle

Wenn nachts Gedanken, Sorgen oder Pläne durch Ihren Kopf toben, können Sie versuchen, dies unter Kontrolle zu bekommen. Überlegen Sie, was Ihnen heute an erfreulichen Dingen begegnet ist. Suchen Sie eine Antwort auf die Frage: Warum war es dieser Tag wert, gelebt zu werden? Wenn sich die Sorgen und Probleme immer wieder in den Vordergrund Ihres Bewusstseins drängen, wenden Sie die Methode des Gedankenstopps an. Sagen Sie zu Ihren Gedanken: Stopp! Pause!, und unterbrechen Sie so zumindest für einige Sekunden das Karussell. Nutzen Sie nun diese Pause, um an etwas Schönes zu denken. Überlegen Sie zum Beispiel, was Sie morgen nach der Arbeit tun oder was Sie morgen kochen wollen. Wenn es klappt und Sie darüber einschlafen, ist Ihnen aus eigener Kraft etwas gelungen, was Verhaltenstherapeuten »kognitive Therapie« nennen. Ohne eine einzige Therapiestunde.

Paradox: wach bleiben wollen

Ein anderes Mittel der kognitiven Therapie ist die »paradoxe Intention«, wobei Sie dazu schon eine gewisse Leidensbereitschaft brauchen, denn Sie müssen versuchen, genau das zu tun, was Sie eigentlich nicht wollen: wach bleiben. Gehen Sie also mit dem Vorsatz ins Bett, nicht schlafen zu wollen. Legen Sie sich bequem hin, löschen Sie das Licht, aber behalten Sie die Augen offen. Oder betrachten Sie das Bild an der Wand gegenüber und schließen Sie auf gar keinen Fall die Augen. Probieren Sie aus, wie lange Sie das aushalten. Wenn Ihnen die Augen zufallen, dann schlafen Sie bitte nicht ein. Versuchen Sie so, jeden Abend bei Dunkelheit ein wenig länger wach zu bleiben. Dass Sie dabei nicht schlafen, ist kein Problem, denn Sie erholen sich ja schon durch das entspannte Liegen. Wenn Sie bei dieser Übung ärgerlich oder besorgt werden, bleiben Sie unbedingt so lange wach, bis diese negativen Gefühle wieder verschwunden sind. Für manche Menschen ist dieser kleine Selbstbetrug eine großartige Methode zu entspannen.

Methode Sorgenstuhl

Noch wirksamer ist das Aufschreiben Ihrer Gedanken mit der Methode Sorgenstuhl. Auch die ist ganz einfach: Sie stehen auf und setzen sich dorthin, wo Sie normalerweise schriftliche Arbeiten erledigen. Schreiben Sie dort alle Ihre momentanen Gedanken oder Probleme auf. Wenn Sie fertig sind, lassen Sie Ihre Sorgen dort. Nur auf diesem Stuhl wälzen Sie Probleme, an keinem anderen Ort, vor allem nicht im Bett.

Weg mit der Uhr

Brauchen Sie überhaupt eine Uhr neben dem Bett? Wachen Sie nicht ohnehin morgens zuverlässig von allein zehn Minuten vor dem Wecker auf? Dann schaffen Sie Uhr und Wecker am Bett ab. Denn die meisten Menschen ärgern sich, wenn sie feststellen, wie lange sie schon wach liegen. Ärger aber ist schlecht für den Schlaf. Wenn Sie sich nicht trauen, Uhr und Wecker ganz wegzulassen, dann drehen Sie sie um, dass sie nachts vom Kissen nicht aus zu sehen sind.

Weniger schlafen

Vielleicht können Sie auch deswegen nicht (mehr) einschlafen, weil Sie zu früh ins Bett gegangen sind. Wir Schlafmediziner beobachten es häufig, dass unsere Patienten zu lange im Bett liegen und dort folgerichtig lange wach liegen. Das aber verstärkt das Problem nur. Deswegen raten wir fast immer, es mit einer Verkürzung der Schlafzeit zu versuchen. Dadurch erhöht sich der Schlafdruck, wie wir es nennen, und die Patienten lernen, kürzer, aber effektiver zu schlafen. Schließlich ist die Qualität des Schlafes entscheidend für die Erholung, nicht die Quantität.

Nachts aufstehen

Wenn Sie nachts wach liegen und körperlich unruhig sind, stehen Sie auf. Dieser Rat gilt auch für den Anfang der Nacht. Dann sollten Sie etwas tun, was Ihre Gedanken beschäftigt, aber nicht aufregt, und das Sie jederzeit beenden können. Lesen Sie oder blättern Sie in Zeitschriften, lösen Sie ein Kreuzworträtsel oder legen Sie eine Patience, wenn Sie das gern tun. Alles, was Ihnen hilft, sich geistig zu entspannen, macht Sie nach einiger Zeit wieder müde. Bei manchen tritt das eine halbe Stunde nach dem erneuten Aufstehen ein, andere brauchen eine Stunde.

Den Tag verlängern

Für die kommenden Nächte planen Sie Folgendes: Schätzen Sie, wie lange Sie pro Nacht netto schlafen, addieren Sie eine Stunde hinzu, und gehen Sie in den folgenden Nächten nur für diese Zeit ins Bett. Die zusätzliche Stunde planen Sie deswegen ein, weil fast alle Menschen mit Schlafproblemen ihre Nettoschlafzeit unterschätzen. Wenn Sie also der Meinung sind, dass Sie vier Stunden pro Nacht schlafen, dann legen Sie sich bitte nur für fünf Stunden ins Bett. Diese Zeitvorgaben müssen Sie genau einhalten, damit Sie eine Wirkung erzielen. Die besteht darin, dass Sie nun Ihren Tag verlängern und entsprechend müder werden.

Die richtige Umgebung: Bett und Schlafzimmer

Schlafzimmer anderer Leute, sofern man sie zu Gesicht bekommt, geben einen enormen Aufschluss über deren Charakter und Gewohnheiten. Oft sind sie alles andere, nur nicht gemütlich. Ein Schlafzimmer hingegen, in dem es sich wohlig zu Bett gehen, schlafen und aufstehen lässt, empfängt seine Bewohner freundlich und warm. Es ist nicht der kleinste Raum der Wohnung, sondern geräumig und hell, möglichst auch mit großen Fenstern, idealerweise nach Osten, um möglichst viel Morgenlicht als Wecksignal hereinzulassen und damit freundlich und entspannend zu wirken.

Besser als weiße Wände sind Wandfarben, die Wärme ausstrahlen. Bei der Farbwahl sollten Sie Ihrem persönlichen Geschmack folgen und nicht den einschlägigen Farbberatern, auch wenn diese einen Anspruch auf Allgemeingültigkeit erheben. Wählen Sie die Farbe, die auf Sie beruhigend und angenehm wirkt. Für den einen mag das Blau sein, für den anderen Beige oder Rosa. Ausprobieren können Sie das mit farbigen Glühbirnen.

Sie sollten das Schlafzimmer mit Jalousien oder Rollos abdunkeln können. Wählen Sie auch hier eine optisch leichte Variante statt schwerer Vorhänge, denn die wirken düster und fangen außerdem eine Menge Staub ein, was nicht gesundheitsfördernd ist.

Im Schlafzimmer sollten möglichst wenig Möbelstücke stehen, und auch nur solche, die zum Zu-Bett-Gehen, zum Aufstehen und Schlafen gehören.

Möglichst sparsame Möblierung

Im Schlafzimmer sollten möglichst wenig Möbelstücke stehen, und auch nur solche, die zum Zu-Bett-Gehen, zum Aufstehen und zum Schlafen gehören. Wenn Sie den Platz haben, Ihren Kleiderschrank in einem anderen Raum unterzubringen, tun Sie das. Wenn nicht, wählen Sie einen, der sich in die Wand integriert und nicht als Möbelstück aufdrängt, oder versuchen Sie es mit mehreren kleinen Schränken anstelle eines großen. Lediglich in sehr großen Räumen stört ein Kleiderschrank nicht, ansonsten sollte Ihnen jeder Quadratmeter freie Fläche in Ihrem Schlafzimmer kostbar sein.

Die übrigen Möbelstücke im Raum sollten rar und niedrig sein. Stellen Sie sich vor, wie der Raum vom Bett aus aussieht – Alles wirkt größer. Je höher daher die Möbel, desto eher wirken sie bedrückend. Halten Sie das Mobiliar also flach. Aus welchen Materialien Ihre Möbel sind, können Sie Ihren persönlichen Vorlieben überlassen.

Wenn Sie sich in Glas und Kunststoff wohl fühlen, wählen Sie dieses, wenn helle Hölzer für Sie Harmonie ausstrahlen, nehmen Sie solche. Nur sollten Sie beim Neu-Einrichten darauf achten, dass Sie eine Zeit lang gut lüften, damit eventuelle Lösungsmittel schnell verdampfen.

Schlafkultur und Schlafhygiene

Viele Bereiche unseres Tageslebens haben wir im Lauf der Zivilisationsgeschichte kultiviert, nicht nur im Geistesleben mit der Hochkultur, sondern auch im Alltag. Wir kultivieren unsere Mahlzeiten, indem wir immer neue Zubereitungsformen ausprobieren, wir kultivieren unser äußeres Erscheinungsbild durch die Wahl unserer Kleidung und wir kultivieren unsere häusliche Umgebung durch Möbel und Einrichtungsgegenstände. Jeder Tag in unserer zivilisierten Welt ist voller Alltagskultur, auch wenn wir uns dessen nicht immer bewusst sind. Da die Nacht aber einen wesentlichen Teil des Lebens einnimmt, sollten wir uns also überlegen, wie wir den späten Abend und die Nacht genussvoller und schöner gestalten könnten. Das ist Schlafkultur.

Die Nacht bewusst gestalten

Dazu gehören etwa die Kunst, abends Stress abzubauen und zu entspannen. Wer seine Abende mit schönen Dingen verbringt und wer genügend Muße aufbringt, die Dinge in Ruhe zu tun, hat schon einen großen Teil dieser Kunst für sich selbst entdeckt. Ebenso gehört zur Schlafkultur, das Schlafzimmer und das Bett wichtig zu nehmen und es sich darin schön zu machen. Schlafkultur entsteht nicht durch die Einhaltung von Regeln, sondern durch eine innere Einstellung und eine Haltung, die die Nacht und den Schlaf nicht als notwendiges Übel betrachtet, sondern als eine Chance, das Leben noch mehr zu genießen.

Regeln der Schlafhygiene

Konkreter sind die Regeln zur Schlafhygiene. Sie betreffen zwar auch einen guten Umgang mit der Nacht und dem Schlaf, sind aber schon darauf ausgerichtet, Menschen mit Schlafproblemen zu helfen. Schlafhygiene meint in einem übertragenen Sinn, den Tag und die Nacht von störenden Einflüssen sauber zu halten und gewisse Regeln ernst zu nehmen, die eine Grundvoraussetzung für guten Schlaf sind.

Dazu gehört ein gut organisiertes Leben mit regelmäßigen Mahlzeiten und Schlafzeiten. Wenn wir dafür sorgen, regelmäßig schlafen zu gehen und rechtzeitig aufzustehen, verinnerlichen wir die Zeit zum Entspannen und Schlafen und finden dann auch leichter zur Ruhe. Wenn wir im Bett nichts tun außer schlafen, dann lernt der Körper, dass dieser Ort für den Schlaf da ist und wird sich allein durch die Umgebung und ihre konstante Funktion schneller auf Schlafen einstellen. Wenn wir abends in der letzten halben Stunde vor dem Schlafengehen immer die gleichen Dinge tun, bereiten wir uns optimal auf die Ruhephase vor. Zur Schlafhygiene gehört aber auch, nachts für Ruhe zu sorgen, für die richtige Raumtemperatur und für eine sinnvolle Ernährung im Zusammenhang mit dem Schlaf. In diesem Buch sind eine Vielzahl von Tipps zusammengestellt, die freilich nicht jeder alle für sich berücksichtigen kann. Jeder sollte sich daraus jene Regeln aussuchen, die zu ihm passen und von denen er glaubt, dass er sie auch umsetzen kann.

Schlafstörer raus aus dem Schlafzimmer

Bestimmte Möbel und Gegenstände gehören auf keinen Fall hierhin: der Schreibtisch nicht, das Bügelbrett ebenso wenig wie der Computer. Auch der Fernseher hat im Schlafzimmer nichts verloren! Eine Musikanlage oder ein Radio darf dagegen ebenso sein wie alles andere, was Sie entspannt. Sie sollten stromführende Geräte nur sicherheitshalber möglichst weit weg vom Bett aufstellen, besonders wenn Sie empfindlich auf elektromagnetische Wellen reagieren. Es ist zwar wissenschaftlich bis heute nicht erwiesen, dass der so genannte Elektrosmog die Entspannung stört. Da jede Störung aber immer stark vom subjektiven Empfinden abhängt, nehmen Sie es ernst, wenn Sie auch nur das Gefühl haben, es könnte Sie stören. Dann eben möglichst weit weg mit solchen Geräten.

Ebenso sollten Sie das Telefon aus dem Schlafzimmer verbannen, es sei denn, Sie erwarten gerade einen dringenden und wichtigen Anruf. Mit dem Telefon sind Sie auf »Standby« geschaltet und können eben nicht völlig abschalten. Leisten Sie es sich, nicht immer für jeden erreichbar zu sein.

Bestimmte Möbel und Gegenstände gehören auf keinen Fall ins Schlafzimmer: der Schreibtisch nicht, das Bügelbrett ebenso wenig wie der Computer. Auch der Fernseher hat im Schlafzimmer nichts verloren! Ebenso sollten Sie das Telefon aus dem Schlafzimmer verbannen. Leisten Sie es sich, nicht immer erreichbar zu sein.

Bilder für Ihre Träume

Förderlich für die Entspannung und also für einen guten Schlaf sind dagegen Bilder, die Ihnen etwas sagen oder etwas bedeuten. Hängen Sie ein oder mehrere Bilder, die Sie gern betrachten, so auf, dass Sie sie vom Bett aus sehen können, ohne sich den Hals zu verrenken. Das können Gemälde sein oder Urlaubsfotos, auf den künstlerischen Wert kommt es dabei nicht grundsätzlich an. Diese Bilder sollten Sie nicht nach Dekorations-Gesichtspunkten auswählen, sondern nur danach, wie gern Sie sie ansehen.

Große Spiegel sind ein gutes Mittel im Schlafzimmer, um den Raum optisch zu vergrößern und heller zu machen. Sie sollten sie nur so aufhängen, dass die Morgensonne nicht hineinscheint und Sie im Bett blendet und damit aufweckt.

> *Förderlich für einen guten Schlaf sind Bilder, die Ihnen etwas sagen oder etwas bedeuten. Hängen Sie ein oder mehrere Gemälde oder Urlaubsfotos, die Sie gern betrachten, so auf, dass Sie sie vom Bett aus sehen können.*

Das optimale Raumklima

Richten Sie Lampen in Ihrem Schlafzimmer so ein, dass Sie es morgens sehr hell ausleuchten können. Das hilft Ihnen im Winter, in die Gänge zu kommen. Installieren Sie am Bett eine Leseleuchte, damit Sie abends noch ein wenig lesen kön-

Ein Schlafzimmer zum Wohlfühlen

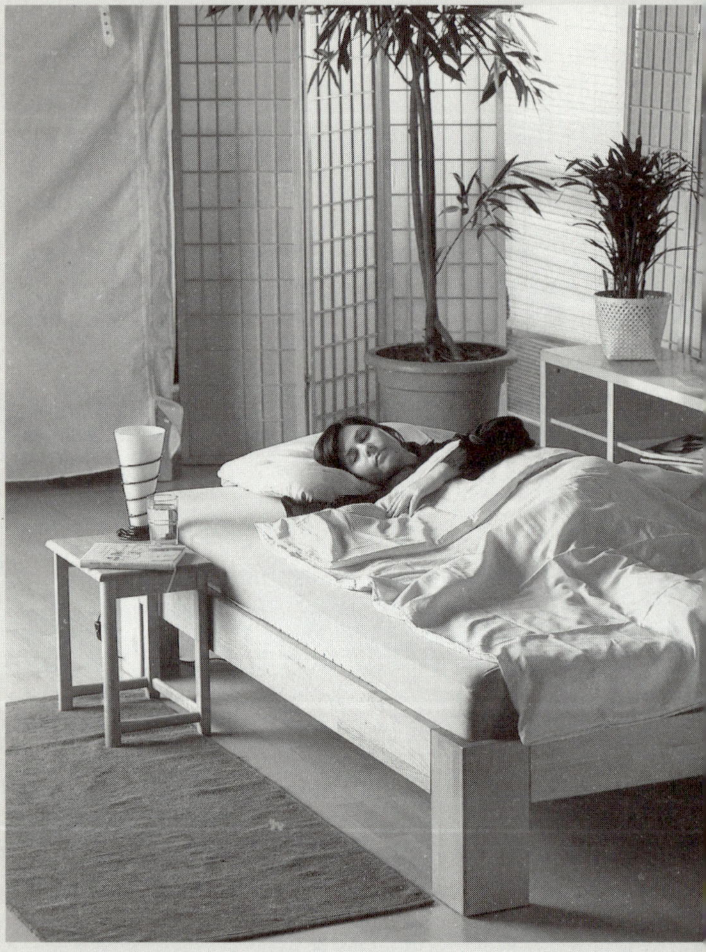

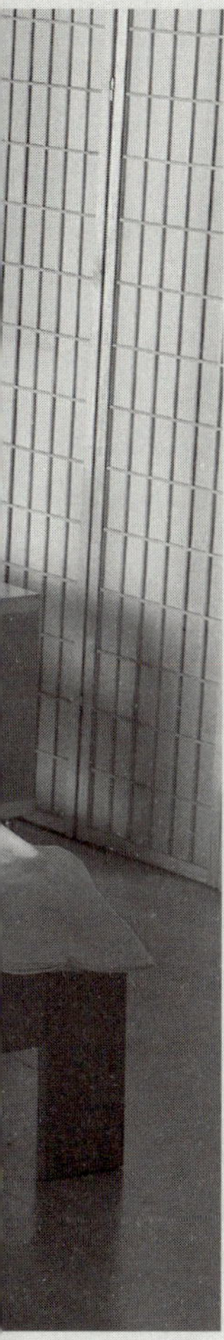

Ganz wichtig für einen guten Schlaf ist, dass die Umgebung stimmt, dass man sich in seinem Schlafzimmer wohl fühlt und dass es Ruhe signalisiert. Ein Schlafzimmer sollte eindeutig zum Schlafen da sein und nicht für irgendwelche Aktivitäten wie Arbeiten. Ebenso wenig ist Ihr Schlafzimmer eine Abstellkammer.

Richten Sie also Ihr Schlafzimmer mit Liebe und Sorgfalt nach Ihrem Geschmack ein. Möblieren Sie es sparsam, wählen Sie warme Farben und achten Sie darauf, dass Sie den Raum abdunkeln können. Schöne Bilder an den Wänden laden zum Betrachten ein und helfen beim Einschlafen. Bett und Decke sollten in erster Linie groß genug sein und ausreichend Bewegungsfreiheit bieten. Das Bett sollte nicht in der Nähe des Fensters stehen, damit Zugluft und Kältestrahlung im Winter nicht stören.

Lüften Sie das Zimmer regelmäßig und halten Sie es etwas kühler als die übrige Wohnung.

nen, am besten eine mit einem Dimmer, sodass Sie die Helligkeit Ihrer Stimmung anpassen.

Die Temperatur im Raum sollte kühler sein als in der übrigen Wohnung, weil der Körper nachts die Chance haben muss, eine Stufe kühler zu schalten, um gut schlafen zu können. Allgemein wird eine Temperatur zwischen 14 und 18 °C empfohlen, doch auch hier gilt: ein jeder nach seinem Geschmack. Manche können nur bei geöffnetem Fenster schlafen, andere nehmen als Alternative die offene Schlafzimmertür.

Befeuchten Sie im Winter den Raum etwas, so dass die Luftfeuchtigkeit um die 50 Prozent beträgt, denn kalte Luft ist sehr trocken und kann deswegen die Atemwege reizen. Zur Befeuchtung brauchen Sie keinen elektrischen Raumbefeuchter, schon ein feuchtes Handtuch über der Heizung reicht vollkommen aus.

Zusammen oder getrennt schlafen?

Ihr Partner schnarcht? Sie haben beide verschiedene Präferenzen, was die optimale Schlafzeit angeht? Der eine liest abends noch gern im Bett und der andere möchte Musik hören? Sie wachen oft nachts auf und ärgern sich, dass der andere tief und fest schläft? Sobald Sie das Gefühl haben, dass Sie besser schlafen könnten, wenn Sie allein im Bett oder im Zimmer wären, dann denken Sie doch einmal über getrennte Schlafzimmer nach. Dagegen spricht überhaupt nichts, außer der Möglichkeit, dass Sie schlechter schlafen, weil Ihnen die Nähe fehlt. Es ist bestimmt kein Zeichen fehlender Liebe, wenn Sie Ihrem Partner vorschlagen, die Nächte versuchshalber getrennt zu verbringen, um besser schlafen zu können. Es heißt ja nicht, dass Sie den anderen verstoßen oder dass Sie Ihr Sexualleben einstellen wollen, sondern nur, dass Sie sich danach zum Schlafen trennen, wenn es Ihnen guttut. Wer weiß, vielleicht regt die zeitweise nächtliche Trennung Ihre Lust aufeinander sogar wieder an. Bevor Sie aber gleich umziehen, weil Sie ein Zimmer mehr brauchen, könnten Sie ausprobieren, wie es sich anfühlt, wenn einer von beiden versuchsweise auf einem Gästebett in einem anderen Raum schläft. Die Probephase sollte aber schon ein paar Wochen umfassen, denn in den ersten Nächten wird allein der ungewohnte Zustand dafür sorgen, dass Sie zunächst weniger Ruhe empfinden, weil Ihnen die Vertrautheit fehlt. Aus meiner Erfahrung kann ich von vielen Paaren berichten, deren Beziehung sich nach dem Umzug in getrennte Schlafzimmer deutlich verbesserte.

Sobald Sie das Gefühl haben, dass Sie besser schlafen könnten, wenn Sie allein im Bett oder im Zimmer wären, sollten Sie über getrennte Schlafzimmer nachdenken.

Feng-Shui für die Nacht

Eine ganze Reihe von Menschen richtet sich in letzter Zeit bei Fragen der Schlafzimmereinrichtung nach den Regeln des fernöstlichen Feng-Shui, einer jahrtausendealten, chinesischen Harmonielehre, die in der chinesischen Kultur tief verwurzelt ist und den Menschen, die mit dieser Naturphilosophie aufwachsen und leben, eine umfassende Lebenshilfe bieten kann.

Nach den Regeln des Feng-Shui lassen sich Häuser bauen und Räume einrichten, so auch ein Schlafzimmer. So soll man wuchtige Schränke vermeiden, ebenso Spiegel und alle scharfen Kanten, besonders solche, die auf das Bett zielen. Empfohlen werden blaue Farbtöne und warmes Licht, runde Linien und weiche Klänge, etwa erzeugt von Klangspielen am Fenster oder Bambusflöten über dem Bett. Dieses soll man mit dem Kopfende an eine Innenwand stellen, möglichst nicht in die Nähe von Fenstern und Türen. Zahlreiche weitere Empfehlungen betreffen Details wie Dekoration und Beleuchtung.

Doch hat die europäische Anpassung des chinesischen Feng-Shui, weil es ja seiner Ursprungskultur entnommen und in die unsere verpflanzt wird, wenig gemein mit der ursprünglichen Lebenslehre. Geblieben sind äußerliche Empfehlungen, die innere Kultur dazu ist unterwegs verloren gegangen, denn keine Lehre lässt sich eins zu eins in eine andere Kultur verpflanzen.

Wenn wir versuchen, die Wirkungen des Feng-Shui mit unseren westlichen wissenschaftlichen Methoden zu messen, scheitern wir zwangsläufig, denn unsere Methoden basieren ja auf unserer eigenen kulturellen Geschichte. Insofern verwundert es wenig, dass es keinerlei wissenschaftlichen Nachweis darüber gibt, ob sich die Schlafqualität in einem Feng-Shui-Zimmer verbessert. Deswegen kann ich aus schlafmedizinischer Sicht nicht grundsätzlich dazu raten, diese Regeln zu beherzigen. Wenn es Ihnen aber gefällt, sich so einzurichten, spricht überhaupt nichts dagegen und eine Menge dafür, denn dort, wo wir uns wohl fühlen, schlafen wir besser.

Nach den Regeln des Feng-Shui soll man wuchtige Schränke im Schlafzimmer vermeiden, ebenso Spiegel und alle scharfen Kanten, besonders solche, die auf das Bett zielen. Empfohlen werden blaue Farbtöne und warmes Licht, runde Linien und weiche Klänge.

Zugluft vermeiden

Das Wohlfühlen gilt natürlich in allererster Linie für das Bett. Liegen Sie gern darin? Wenn ja, sind das schon einmal gute Voraussetzungen für eine erholsame Nacht. Kontrollieren Sie trotzdem anhand dieses Abschnitts, ob Sie etwas verändern können, um sich noch wohler zu fühlen. Wenn nicht, ist das umso mehr ein Anlass, über die Gründe nachzudenken.

Wo steht das Bett am besten? Nicht in der Nähe von Türen und Fenstern, da liegt Feng-Shui schon richtig, denn dort kann es Zugluft geben, und das schadet Gesicht, Nacken und allen anderen unbedeckten Körperteilen. Im Winter gelangt zudem Kältestrahlung vom Fenster dorthin, die ebenfalls den Schlaf stört.

So bitte nicht: Schlafstör-Zimmer

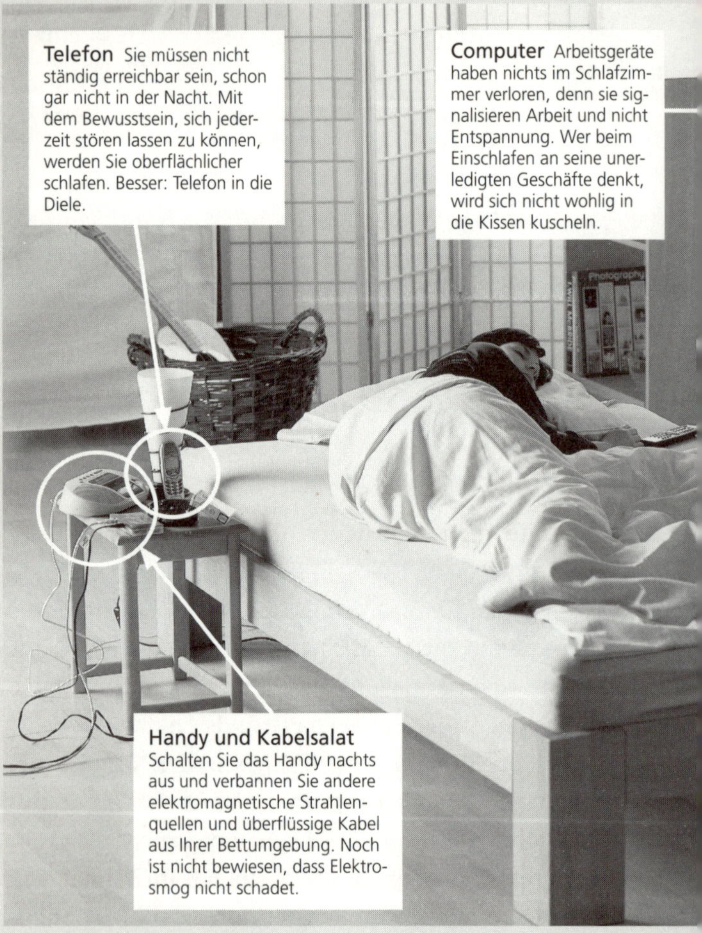

Telefon Sie müssen nicht ständig erreichbar sein, schon gar nicht in der Nacht. Mit dem Bewusstsein, sich jederzeit stören lassen zu können, werden Sie oberflächlicher schlafen. Besser: Telefon in die Diele.

Computer Arbeitsgeräte haben nichts im Schlafzimmer verloren, denn sie signalisieren Arbeit und nicht Entspannung. Wer beim Einschlafen an seine unerledigten Geschäfte denkt, wird sich nicht wohlig in die Kissen kuscheln.

Handy und Kabelsalat
Schalten Sie das Handy nachts aus und verbannen Sie andere elektromagnetische Strahlenquellen und überflüssige Kabel aus Ihrer Bettumgebung. Noch ist nicht bewiesen, dass Elektrosmog nicht schadet.

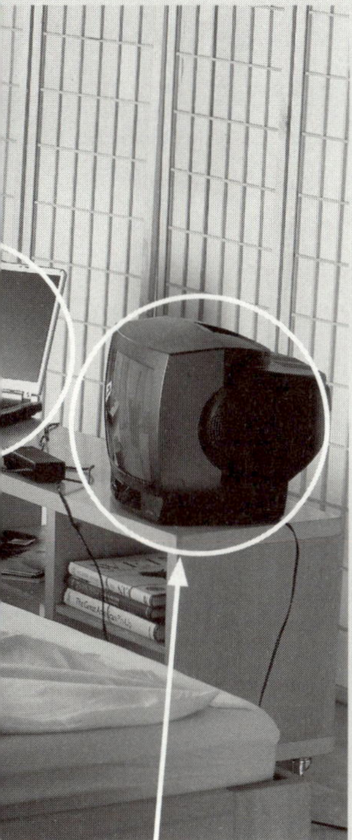

Fernseher Auch wenn die Versuchung groß ist: Benutzen Sie den Fernseher nicht als Schlafmittel. Das helle, flackernde Licht macht Sie innerlich unruhig, und je nachdem, was Sie sehen, auch die Bilder. Hören Sie lieber Musik.

Viele Schlafzimmer sind alles andere als gemütlich und laden wenig zum Schlafen ein.

Da gibt es die kalt-sterilen Endräume der Wohnung, in denen immer eine Grabestemperatur herrscht, mit Bett, Schrank und einem Stuhl für die abgelegte Kleidung, ansonsten weitgehend leer. In der Ecke stehen wahlweise Wäschekörbe oder Kartons, die sonst nirgends mehr Platz gefunden haben. Auf dem Schrank finden sich leere Koffer. Das Mobiliar sieht aus, als sei es komplett zur Hochzeit in einem Möbelmarkt gekauft worden und seither unverändert. Der Raum gleicht mehr einer Abstellkammer als einem Zimmer, in dem man 25 Jahre seines Lebens verbringen möchte.

Das Gegenteil davon sind die ungelüfteten Höhlen mit offen

stehenden Schränken und Bergen von Kleidung. Neben dem Bett türmen sich die gelesenen und ungelesenen Bücher der letzten Jahre, diverse Fernbedienungen für Fernseher, DVD-Recorder und Musikanlage, Kaugummis und Papiertaschentücher, ein paar halb heruntergebrannte Kerzen. Schwer vorstellbar, dass es den Bewohner nicht ab und zu selbst davor ekelt.

Dritter Klassiker: die trendig ausstaffierten Vorzeigeräume ambitionierter, modebewusster und ansonsten unterbeschäftigter Bewohner. Teure Möbel, indirekte Beleuchtung. Bettwäsche passend zum Wanddekor, wohlplatzierte Leuchtobjekte. Sofern man nicht selbst der Schöpfer dieses Gesamtkunstwerks ist, beschleicht einem beim Zu-Bett-Gehen das Gefühl, man solle am besten keine Falten in die Kissen drücken.

Wieder andere machen ihr Schlafzimmer zum Arbeitszimmer. Kein Wunder, dass sie schlecht schlafen, wenn die Umgebung Arbeit signalisiert.

Haben Sie Ihr eigenes Schlafzimmer erkannt? Dann wird es allerhöchste Zeit, es einladender zu gestalten (siehe Seite 288).

Viel Platz im Bett

Ein Bett, das jedem einen erquicklichen Schlaf verschafft, gibt es nicht. So verschieden wie die Menschen sind auch die Betten, in denen sie gut schlafen können. Worauf der eine prima liegt, darauf hat der andere Probleme, es bleibt also nichts anderes übrig als sich »sein« Bett zu suchen. Wer ins Bettengeschäft oder in ein Möbelhaus geht, um sich ein neues Bett auszusuchen, trifft meist auf Verkaufspersonal, das nach ästhetischen oder nach orthopädischen Gesichtspunkten berät. Das ist nicht grundsätzlich verkehrt, aber aus schlafmedizinischer Sicht ergänzungsbedürftig, und zwar um die Kriterien Bewegungsfreiheit und Temperatur-Regulation.

Bei jedem Einschlafen und in jeder Traumphase bewegen wir uns zigmal in der Nacht. Wir zählen bei einem gesunden, erholsamen Schlaf bis zu 20 größere Bewegungen mit Umdrehen und 50 weitere kleine Bewegungen pro Nacht, eine ganze Menge. Wenn wir durch das Bett bei unseren Bewegungen eingeschränkt sind, stört das schnell, denn es sind ja gerade die Phasen leichteren Schlafs, in denen wir uns bewegen. Deswegen müssen wir uns ungestört drehen und wenden können, um unsere Haut gut zu durchbluten, die Muskulatur gleichmäßig zu entspannen und die Körpertemperatur zu regeln, indem wir uns mal mehr, mal weniger zudecken. Deswegen muss das Bett groß genug sein, das heißt 20 Zentimeter länger als die Körpergröße und mindestens einen Meter breit. Ebenso sollte die Decke groß genug sein, damit wir uns bei unseren Bewegungen nicht ungewollt »frei strampeln«.

So verschieden wie die Menschen sind auch die Betten, in denen sie gut schlafen können. Worauf der eine prima liegt, darauf hat der andere Probleme – es bleibt also nichts anderes übrig, als sich »sein« Bett zu suchen.

Bett mit Klimaanlage

Decke und Unterlage sollten unseren Körper auch darin unterstützen, seine Temperatur zu regeln. Um die Kerntemperatur auf die niedrigere Nachtstellung herunterzudrehen, versucht der Körper in der ersten Nachthälfte, Wärme abzugeben. Er transportiert die Wärme von innen nach außen in unsere Haut, deren Temperatur zunächst ansteigt. Die Haut ist ein exzellenter Temperaturregulator und beginnt sich zu erwärmen, zu dampfen oder sogar leicht zu schwitzen. Pro Nacht geben wir so etwa einen halben Liter Feuchtigkeit ab, die Bett und Decke uns helfen sollten, nach außen abzutransportieren. Denn später, in der zweiten Nachthälfte, sind wir am kältesten, beginnen zu frösteln und brauchen eine wärmende Decke. Doch nur ein trockenes Bett ist ein warmes Bett. Deswegen sollten die Materialien von Decke und Matratze so gewählt werden, dass sie die Feuchtigkeit gut ableiten.

Die richtige Matratze

Um die Matratze wird in der Regel beim Bettenkauf in Fachgeschäften das meiste Aufhebens gemacht, andererseits haben sich die Matratzen-Discounter in den letzten Jahren auffallend vermehrt. In beiden gibt es Federkern-, Taschenfederkern-, Latex-, Schaumstoff- und Naturmatratzen, Wasserbetten und Futons.

Grundsätzlich sind zwei Matratzen einer großen vorzuziehen. Vor allem die nächtlichen Bewegungen spürt der Bettpartner viel stärker bei einer großen Matratze. Heutzutage sind Matratzen auch so ausgerichtet, dass es keine störende »Besucherritze« mehr gibt.

Was immer Sie kaufen: Probieren Sie es aus, darauf zu liegen, und zwar länger als ein paar Sekunden. Eine Matratze soll nachgeben, aber auch unterstützen, wo es unsere Körperform wünscht:

- In der Rückenlage soll die Matratze der Form unserer Wirbelsäule folgen, die weiterhin ein geschwungenes S bilden soll.
- In der Seitenlage sollen Schulter und Hüfte nur so weit einsinken, dass die Wirbelsäule eine horizontale Gerade darstellt.
- Eine zu harte Matratze verursacht Schmerzen an den Auflagepunkten unseres Körpers.
- Eine zu weiche Matratze unterstützt die Körperhaltung nicht, und wir versinken darin, was vor allem die Wirbelsäule gar nicht mag – oft eine Ursache für Schlafstörungen.
- Nach schlafmedizinischen und orthopädischen Gesichtspunkten sollte eine Matratze vor allem »punktelastisch« sein, das bedeutet auf einen Punkt bezogen elastisch, sonst eher hart. Testen kann man dies, indem man mit der Faust fest in die Matratze drückt. Nur dort soll sie nachgeben. Wegen der fehlenden Punktelastizität sind reine Federkernmatratzen mittlerweile überholt und von den Taschenfederkernmatratzen abgelöst, die diese Eigenschaft besitzen.

Was immer Sie an Matratze kaufen: Probieren Sie es aus, darauf zu liegen, und zwar länger als ein paar Sekunden. Eine Matratze soll nachgeben, aber auch unterstützen, wo es unsere Körperform wünscht.

Latex oder Kaltschaum?

Moderne Matratzenkonstruktionen aus Latex oder Kaltschaum, die im Gegensatz zu weichen Federkernmatratzen keine Liegemulden wie bei einer Hängematte bilden, behindern die Bewegungen nicht. Nicht ganz so optimal sind so genannte viscoelastische Matratzen, deren Härte durch die Umgebungstemperatur verändert wird. Das sind Matratzen, die sich an die Körperform anpassen, wenn die Schlafzimmertemperatur über 18 °C liegt. Ist es kühler, was aus meiner Sicht empfehlenswert ist, werden diese Matratzen zu hart, und Sie liegen darauf wie in einem Gipsbett.

Das optimale Matratzenklima

Naturmatratzen und Futons können recht hart sein, und Wasserbetten führen keine Feuchtigkeit ab. Letzteres ist für eine Matratze aber durchaus wichtig, weil sie immerhin ein Fünftel unserer Körperfeuchtigkeit aufnehmen muss. Außerdem besitzen Wasserbetten ein Heizsystem, das im Lauf der Nacht die körpereigene Temperaturregulation stört. Dafür am besten sind Latex-, Kaltschaum oder Taschenfederkernmatratzen aus einem Material, das »offenporig« oder »offenzellig« ist. Auch hier haben die »Viscomatratzen« deutliche Nachteile, denn deren Feuchtigkeitsableitung ist deutlich schwächer. Gerade Menschen, die zum Schwitzen neigen, sollten auf solche Matratzen verzichten.

Naturmatratzen und Futons können recht hart sein und Wasserbetten führen keine Feuchtigkeit ab. Letzteres ist für eine Matratze aber durchaus wichtig, weil sie immerhin ein Fünftel der Körperfeuchtigkeit aufnehmen muss.

Unter der Matratze

Unter der Matratze liegt am besten ein Lattenrost oder eine Unterfederung aus Kunststofftellerplatten, wobei viele kleine aneinandergekoppelte Teller die Matratze in ihrer ganzen Länge und Breite von unten abstützen. Optimal ist es außerdem, wenn die Bereiche für Hüfte und Schulter sowie Kopf- und Fußteil verstellbar sind. Die Unterfederung soll auf jeden Fall die Eigenschaft der Matratze unterstützen und auf diese angepasst sein.

Das Mikroklima unter der Bettdecke

Für das Mikroklima, in dem wir die Nacht verbringen, ist vor allem die Bettdecke entscheidend. Damit die Temperatur und die Luftfeuchtigkeit um uns herum stimmen, soll die Bettdecke gut isolieren, die Körperfeuchtigkeit nach außen abgeben und vor allem leicht sein. Aus welchem Material die Füllung ist, spielt keine große Rolle. Auch hochwertige Daunen sind feuchtigkeitsdurchlässig, obwohl sie bei vielen in dem Ruf stehen, diesbezüglich schlechter zu sein. Durch eine besondere Milbendichtigkeit der Decke werden auch Allergiker und Asthmatiker nicht mehr geplagt.

Wichtig ist, dass Sie unter Ihrer Decke weder frieren noch schwitzen. Da das aber ausschließlich von der Kälteempfindlichkeit des Einzelnen abhängt, gibt es hier keine allgemeine Empfehlung.

Damit die Temperatur und die Luftfeuchtigkeit um uns herum stimmen, soll die Bettdecke gut isolieren, die Körperfeuchtigkeit nach außen abgeben und zudem leicht sein.

Ein sanftes Ruhekissen

Das Kopfkissen soll idealerweise nur 40 mal 80 Zentimeter groß sein. Das ist besser für die Schlafhaltung als das übliche Standardmaß von 80 mal 80 Zentimetern, denn das Kissen soll schließlich nur den Kopf und den Nacken stützen und gehört nicht unter die Schulter. Vorgeformte Kissen wie Nackenrollen sind nicht für jeden geeignet, aber Sie sollten auf die richtige Höhe achten. Manchen Menschen schlafen besser auf einem dicken Kissen, andere besser flach. Bei manchen Modellen kann man die Höhe verändern, indem man

Einlegeteile zufügt oder weglässt. Kissen mit Daunen und Federn passen sich sehr gut dem Kopf und dem Nacken an und regulieren außerdem gut die Feuchtigkeit, denn die geben wir ja nachts auch an Hals und Kopf ab.

tipp Ich kenne viele, die ihr einmal gefundenes Idealkissen auch auf Reisen mitnehmen, eine sehr gute Idee. Denn erstens haben Sie dann die Sicherheit, Ihren Kopf immer bequem betten zu können, und außerdem schafft das ein wenig mehr Vertrautheit auch in fremden Betten – ausgesprochen förderlich für den Schlaf.

Was Sie schon aus hygienischen Gründen nicht vergessen sollten, ist, Bettzeug und auch die Matratze regelmäßig zu lüften und auszuklopfen. Das Bettzeug sollte täglich gelüftet werden, die Matratze am besten einmal pro Woche, mindestens einmal pro Monat. Sie werden staunen, welcher Staub sich darin ansammelt. Wenn Sie bedenken, dass sich die unvermeidlichen Milben über jedes Restchen abgeschorfter Haut hermachen und sich umso schneller vermehren, je mehr sie zu fressen bekommen, dann fällt Ihnen das Lüften vielleicht weniger schwer. Noch wichtiger ist, dass Bettzeug und Matratze regelmäßig gut durchtrocknen können, denn wo Feuchtigkeit hängen bleibt, findet sich irgendwann der Schimmel ein, was sehr ungesund und außerdem recht eklig ist. Bei allem Lüften und Wenden: Nach acht bis zehn Jahren hat jede Matratze hygienisch ausgedient, spätestens dann sollten Sie sich eine neue kaufen. Obwohl Sie das Bettzeug ja waschen können (wenn Sie einen Trockner haben, können Sie selbst Daunen vorsichtig waschen!), ist auch hier die Lebensdauer selten höher als zehn Jahre, dann verliert jede Daune oder Faser einen Teil ihrer Struktur und damit ihrer Isolierungseigenschaften.

> *Je eindeutiger Sie in Ihrem Bett ausschließlich schlafen, desto stärker wird das selbst anerzogene Signal: »Bett bedeutet Schlafen«. Verhaltenstherapeuten nennen das »Stimuluskontrolle«.*

Im Bett nur schlafen

Nachdem nun das Bett optimal vorbereitet ist für eine gute Nacht, noch ein Hinweis: Ihr Bett ist nur zum Schlafen da. Es ist kein zweites Sofa, auf dem Sie fernsehen oder stundenlang lesen, es ist auch kein Schreibtisch oder Esstisch, an dem gegessen wird. Obwohl ein sonntägliches Frühstück im Bett hin und wieder ein privates Fest sein kann und als Ausnahme nichts dagegen zu sagen ist, sollten Sie Ihr Bett nicht zu anderen Tätigkeiten missbrauchen. Sie sollten auch keine Eheprobleme darin diskutieren. Je eindeutiger Sie in Ihrem Bett ausschließlich schlafen, desto stärker wird das selbst anerzogene Signal: »Bett bedeutet Schlafen.« Verhaltenstherapeuten nennen das »Stimuluskontrolle«. Wenn Sie aber in Ihrem Bett ständig auch andere Dinge tun, die zudem negative Aspekte haben, dann assoziieren Sie damit automatisch auch Aktivitäten und sind nicht grundsätzlich auf Schlafen eingestellt, sobald Sie ins Bett gehen. Lassen Sie also alles Unangenehme außen vor, und widmen Sie Ihr Bett nur dem Schlaf.

tipp Falls Sie nachts aufwachen sollten und nicht gleich wieder einschlafen, legen Sie sich ein Notizbuch und einen Stift bereit, damit Sie Gedanken, die Ihnen nachts wichtig erscheinen, aufschreiben können. Vielleicht fällt Ihnen ja auch nachts noch ein, was Sie am nächsten Tag tun möchten. Notieren Sie es, und Sie haben die Gewissheit, dass es nicht vergessen wird. So schlafen Sie beruhigter wieder ein.

Problemlos einschlafen

Zu einer guten Vorbereitung der Nacht gehört auch der richtige Pyjama. Egal, was Sie anziehen: Tun Sie es bewusst. Kaufen Sie sich ein schönes Nachtkleid oder einen schönen Pyjama, in dem Sie sich wohl fühlen. Auch wenn die Nacht dunkel ist und niemand etwas sieht: Wenn Sie Ihren Pyjama gern tragen, sind Sie schon automatisch freundlicher gestimmt und dadurch entspannter – eine gute Voraussetzung für den Schlaf. Wählen Sie also am besten ein feines, weiches Material, das Feuchtigkeit aufnehmen und weiterleiten kann. Wenn Sie gern nackt schlafen, sollten Sie bedenken, dass Sie vor allem an den Schultern schnell auskühlen, weil Sie durch Ihre unwillkürlichen Bewegungen in der Nacht nicht permanent unter der Decke liegen bleiben. Das aber kann zu Muskelverspannungen führen, die schmerzen und dem Schlaf auch nicht zuträglich sind.

Betthupferl

Sehr hilfreich für den Übergang zwischen Wachen und Schlafen sind kleine Rituale, die Sie sich selbst suchen und ausprobieren können. Richten Sie sich vielleicht noch einen Tee oder ein Glas warme Milch neben das Bett, dazu etwas zu lesen. Genehmigen Sie sich noch ein paar Minuten für nichts als ein entspanntes Wohlbehagen. Hören Sie dazu noch ein wenig ruhige Musik, die Sie mögen, und die sich eventuell durch eine »Sleep«-Funktion Ihrer Musikanlage von selbst abschaltet. Wenn die Augen dann schwer werden, löschen Sie das Licht und entspannen. Manche schlafen sofort ein, andere brauchen eine halbe Stunde. Wenn Ihnen das nicht gelingt, gehen Sie die »Gebrauchsanweisung für den Schlaf« auf Seite 284 durch.

Die richtige Bettzeit

Versuchen Sie auch, den richtigen Einschlafzeitpunkt zu finden. Probieren Sie aus, welche Uhrzeit mit Ihren Abendaktivitäten am besten übereinstimmt, und zu welcher Uhrzeit Sie gut einschlafen können. Gehen Sie mal eine halbe Stunde früher oder später zu Bett und registrieren Sie mögliche Veränderungen. So können Sie Ihren optimalen Einschlafzeitpunkt finden. Generell gilt: Wenn Sie eher später zu Bett gehen, ist der so genannte Einschlafdruck umso größer und desto besser können Sie vermutlich einschlafen.

Versuchen Sie auch, den richtigen Einschlafzeitpunkt zu finden. Gehen Sie mal eine halbe Stunde früher oder später zu Bett und registrieren Sie mögliche Veränderungen. So können Sie Ihren optimalen Einschlafzeitpunkt finden.

Durchschlafen ist Wiedereinschlafen

Medizinisch gibt es keinen Unterschied zwischen einer Einschlaf- und einer Durchschlafstörung. Ob Sie also Probleme damit haben, überhaupt erst in den Schlaf zu finden, oder ob Sie zwar gut einschlafen, dann aber nachts aufwachen und nicht wieder einschlafen können – die Gegenmittel sind die gleichen.

Wem es gelingt, auch in bewussten Wach-Zeiten entspannt zu bleiben oder sich wieder zu entspannen, wird bald wieder einschlafen. Das aber ist oft leichter gesagt als getan. Es gibt Menschen, die wachen nachts auf und sagen sich: Wie schön, dass ich noch nicht aufstehen muss. Sie räkeln sich, träumen ein wenig vor sich hin – und sind schon wieder eingeschlafen. Sie haben, oft ohne es zu wissen, allein durch ihre Einstellung viel dazu beigetragen, dass sie schnell wieder einschlafen. Sie machen sich nichts daraus aufzuwachen, sie sehen das Positive ihrer Lage und bleiben entspannt. Nicht jeder kann das, sonst gäbe es vermutlich keine Durchschlafstörungen.

Warum wir grübeln

Viele wachen aber auf und machen sich Sorgen, haben trübe Gedanken oder grübeln. Dann ist es wichtig, daran zu denken, dass wir nachts aus biologischen Gründen tendenziell in schlechter Stimmung sind. Die Botenstoffe im Gehirn machen unsere Situation belastender, als sie es sein müsste, Lösungen von Problemen erscheinen schwieriger als am Tag. Allein das zu wissen ermöglicht vielen Menschen schon, sich nicht mehr völlig in ihre Grübeleien fallen zu lassen, sondern innerlich einen Schritt neben sich zu treten und zu denken: Ich habe jetzt diese Gedanken, aber ich lege sie beiseite und denke sie lieber morgen, dann bin ich in besserer Verfassung.

Die wichtigste Regel lautet also: keine Panik. Denken Sie auch daran, dass wir meistens sehr überschätzen, wie lange wir wach liegen. Wir merken nicht, wie lange wir wirklich geschlafen haben, und die meisten Menschen glauben, es sei weniger als in Wirklichkeit. Deswegen haben Sie sehr wahrscheinlich gar nicht so lange wach gelegen, wie Sie glauben (siehe Seite 152).

Wenn Sie aber all das wissen und trotzdem nicht einschlafen oder nicht wieder einschlafen können, dann versuchen Sie es mit meiner Gebrauchsanweisung auf Seite 284.

Wenn Sie nachts trübe Gedanken haben, ist es wichtig, daran zu denken, dass biologische Gründe hinter der schlechten Stimmung stecken, bestimmte Botenstoffe im Gehirn. Allein das zu wissen ermöglicht vielen schon, sich nicht mehr völlig in ihre Grübeleien fallen zu lassen.

Entspannen lernen

Ohne Entspannung kein Schlaf. Wer keine Schlafprobleme hat, denkt oft gar nicht darüber nach, wie er sich entspannt, er tut es einfach, der Glückliche. Wenn Sie zu diesen Menschen nicht gehören, ist das dennoch kein Grund, neidisch zu werden, denn Entspannung kann man lernen. Dazu gibt es eine Menge Verfahren, professionelle und hausgemachte, und es ist völlig gleich, welches Sie anwenden, wenn es zum Ziel führt. Suchen Sie sich also unter den Folgenden eines aus, von dem Sie glauben, dass es Ihnen liegen könnte, und fangen Sie damit an.

Die Zielsetzung mancher Verfahren ist entweder direkt die Entspannung, so bei der progressiven Muskelentspannung, dem autogenen Training und dem Biofeedback. Erreicht wird das Ziel jeweils durch eine Selbstsuggestion, durch eine bewusste Beeinflussung des eigenen Körpers und Geistes. Das ist kein Hokuspokus, sondern wissenschaftlich gut belegt.

Andere Methoden setzen mehr auf Bewegungsübungen oder geistige Versenkung und haben die Entspannung quasi als Nebenprodukt, etwa Yoga, Tai-Chi oder Qigong, Meditation oder Atemübungen.

Haben Sie aber etwas Geduld mit sich. Keines der Verfahren wirkt sofort, die meisten brauchen eine Zeit der Übung, bis sie ihre volle Wirkung entfalten.

Autogenes Training: Ich bin ganz ruhig

Das autogene Training nach Schultz, das auf einer Art Selbstsuggestion beruht, ist wohl das bekannteste Entspannungsverfahren mit großer Wirksamkeit. Mittels formelartiger Vorsätze wie »mein Arm ist ganz schwer« lernen Sie, Schwere- oder Wärmeempfindungen in Ihrem Körper zu erzeugen, dabei ruhiger zu atmen und sich zu entspannen. Nach längerem Training ist es auch möglich, mit dem ganzheitlichen Vorsatz »ich bin ganz ruhig« Entspannung herbeizuführen und das Verfahren auch bei Schlafproblemen einzusetzen. Das Verfahren geht sogar über eine reine Entspannungstechnik hinaus, indem Sie in einer Art Selbsthypnose lernen, sich etwa vorzunehmen, »ich werde am Morgen frisch erwachen«.

Dazu sind aber einige Monate Training und Übung nötig, wenn nicht sogar Jahre. Es allein wegen einer Schlafstörung zu erlernen, halte ich für ein aufwändiges Verfahren. Wenn Sie aber generell Gefallen daran finden und meinen, dass Ihnen autogenes Training auch im übrigen Leben hilft, sollten Sie es lernen. Um es zu erlernen, braucht man aber auf jeden Fall einen Lehrer. Autodidaktische Übungen würde ich hier nicht anraten, weil Sie am Anfang jemanden brauchen, der Sie in einer flexiblen Geschwindigkeit anleitet. Da sich keine CD auf Sie persönlich einstellen kann und die Methode nur funktioniert, wenn Sie nicht zwischendurch auf eine Fernbedienung drücken müssen, sondern sich voll konzentrieren können, lernen Sie autogenes Training wirklich gut nur in einem Kurs, bevor Sie es dann in Eigenregie übernehmen können.

Das autogene Training nach Schultz ist wohl das bekannteste Entspannungsverfahren mit großer Wirksamkeit. Mittels formelartiger Vorsätze wie »mein Arm ist ganz schwer« lernen Sie, Schwere- oder Wärmeempfindungen in Ihrem Körper zu erzeugen und sich zu entspannen.

Biofeedback: Entspannung sichtbar gemacht

Unter den Biofeedback-Verfahren gibt es eine ganze Reihe von Varianten, und sie sind alle etwas für Technikbegeisterte. Beim Biofeedback werden die Patienten, während sie unter Anleitung entspannen, an Elektroden angeschlossen und diese wiederum an ein Gerät, das die Anspannung und die Entspannung objektiv misst und entweder auf einem Bildschirm sichtbar oder über Töne hörbar macht. Man erhält so einen apparativen Beweis der eigenen Entspannung, ein Feedback der biologischen Vorgänge, und lernt durch die Rückkopplung schnell, Anspannung und Entspannung zu beeinflussen. Manche lernen es allein dadurch, dass sie in dem Augenblick, in dem die Entspannung zunimmt, dieses sehen oder hören und so diesen momentanen Zustand verstärken können. Anfangs und während eines Trainings braucht man die Biofeedback-Geräte, nach einiger Zeit hat man aber gelernt, auch ohne diese elektronische Rückmeldung zu entspannen.

Die Methode wirkt verblüffend gut und ist eine großartige Erfahrung, bedeutet aber einen gewissen Aufwand. Zunächst ist das Angebot an Biofeedback bei weitem nicht so groß wie das für die progressive Muskelentspannung und das autogene Training. Das ist kein Wunder, denn man benötigt nicht nur einen Trainer und eine weiche Unterlage, sondern spezielle Geräte. Meistens sind es Psychologen, die Biofeedback anbieten. Es gibt auch transportable Geräte, die Sie zu Hause verwenden können, und die Elektroden können Sie einfach selbst befestigen, zum Beispiel am kleinen Finger. Wer also den Aufwand und den Umgang mit der Technik nicht scheut, findet hier ein hervorragendes Entspannungsverfahren.

Die Biofeedback-Verfahren sind eine großartige Erfahrung, vor allem für Technikbegeisterte. Man erhält so ein apparatives Feedback und lernt dadurch schnell, An- und Entspannung zu beeinflussen.

Progressive Muskelentspannung nach Jacobson

Dies ist eine sehr empfehlenswerte Methode, die rasch zu lernen, einfach anzuwenden und meistens wirkungsvoll ist. Sie kombiniert körperliche mit geistiger Entspannung und ist daher ideal bei Schlafstörungen. Das Prinzip besteht darin, dass man sich auf Anspannung und Entspannung bestimmter Muskelgruppen konzentriert, dabei direkt körperlich entspannt und das Empfinden für Entspannung schärft. Sehr gezielt beginnt man bei den Händen und geht dann Schritt für Schritt über die Arme, Nacken, Schultern und das Gesicht zu

Rücken, Bauch, Beinen und Füßen über. Indem man dabei erfährt, wie sich Anspannung bei jedem einzelnen Muskel oder einer Muskelgruppe anfühlt, wie im Unterschied dazu die Entspannung, ist man nach einigem Training in der Lage, diese Muskeln direkt willentlich zu entspannen. Das führt zu einer allgemeinen Entspannung des Körpers, der Herzschlag verlangsamt sich, die Atmung geht ruhiger, durch die Konzentration auf den Körper beruhigen sich die Gedanken und für Grübeleien ist kein Platz mehr. Nach einiger Übung ist es uns schließlich möglich, allein durch den Vorsatz »ruhig« beim tiefen Ausatmen zu entspannen.

Am wirkungsvollsten lernt man die progressive Muskelentspannung in einem Kurs in Gruppen von rund zehn Personen. Meine Empfehlung ist daher, zunächst einen solchen Kurs zu besuchen und erst danach mit einer CD oder einem Buch zu Hause weiterzumachen. Machen Sie die Übungen zunächst tagsüber und nicht vor dem Einschlafen, bis Sie das Gefühl haben, mit dem Verfahren entspannen zu können. Auch tagsüber ist das übrigens eine feine Methode, um zwischendurch Stress abzubauen, und Sie können nach einiger Übung sogar auf dem Bürostuhl entspannen. Wichtig ist aber in jedem Fall, dass Sie regelmäßig üben, denn sind die Pausen zwischen den Übungseinheiten länger als vier Tage, »verliert« der Muskel bereits etwas von seiner raschen Entspannungsfähigkeit.

Um vorab einmal auszuprobieren, worum es dabei geht, stelle ich Ihnen hier eine sehr komprimierte Kurzanleitung vor, die Sie probehalber einmal praktisch durchgehen können, um zu wissen, ob das etwas für Sie wäre. Wenn Sie sich mit der Methode der progressiven Muskelentspannung anfreunden können, empfehle ich Ihnen trotzdem, sich anschließend die Zeit zu nehmen und einen Kurs zu besuchen, man lernt es dort einfach besser.

Die progressive Muskelrelaxation ist rasch zu lernen, einfach anzuwenden und meistens wirkungsvoll. Sie kombiniert körperliche mit geistiger Entspannung und ist daher ideal bei Schlafstörungen.

Meditation: die Kunst des Sich-Versenkens

Alle Kulturkreise und Religionen kennen die Meditation als ein Mittel, sich gleichzeitig zu entspannen und zu konzentrieren, ganz im Hier und Jetzt zu sein und sich eins mit dem zu fühlen, was man gerade denkt oder tut. Die alten Griechen übten sich in Selbstversenkung, in Indien ist Meditation Teil des Yoga, in Japan Teil des Zen. Die moderne amerikanische Variante heißt »Flow-Meditation«, doch alle meinen das Gleiche: Was immer wir denken und tun, es bewusster zu tun, intensiver zu erleben und dabei nicht ablenken zu lassen. Meditation ist somit das Gegenteil von Ablenkung und Unterhaltung. Dies führt ganz nebenbei zu Entspannung.

Meditation kann man, muss man aber nicht in einem Kurs lernen. Für die Menschen, denen mit festen Regeln besser geholfen ist, bietet sich eine der vielfältigen Meditationsmetho-

Übung: Progressive Muskelentspannung

Legen Sie sich zu diesen Entspannungsübungen bequem auf eine Unterlage auf den Rücken und schließen Sie die Augen. Schließen Sie Ihre rechte Hand zu einer Faust. Spannen Sie Ihre Faust mit maximaler Kraft an, fühlen Sie die Anspannung und ordnen Sie ihr den Wert 100 zu. Halten Sie die Spannung 6 Sekunden. Lassen Sie wieder los und warten Sie, bis die Spannung auf 0 heruntergegangen ist. Fühlen Sie die Entspannung 15 Sekunden. Probieren Sie nun mittlere Spannungswerte aus: 50, 70 oder 30, und registrieren Sie, wie sich das jeweils anfühlt. So lernen Sie gezielt, unterschiedliche Spannungen zu erzeugen und wahrzunehmen.

Kombinieren Sie diese Übung dann mit Ihrer Atmung: Atmen Sie beim Anspannen ein, halten Sie dann gleichzeitig mit der Spannung 6 Sekunden den Atem an, atmen Sie dann mit der Entspannung fühlbar und hörbar aus. Das Gleiche machen Sie nun mit der linken Faust.

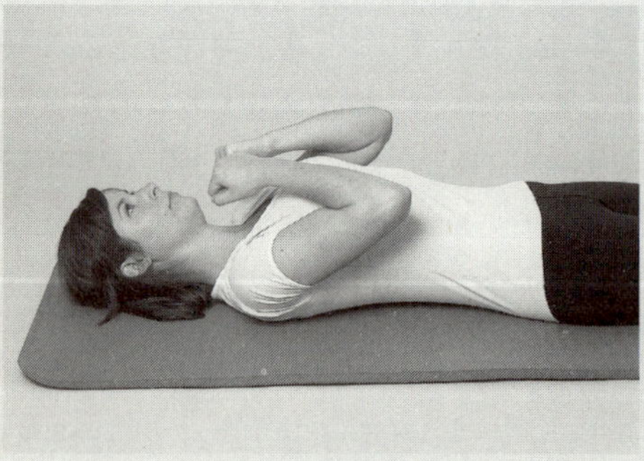

❶ Ziehen Sie mit Kraft die Faust zur Schulter der gleichen Körperseite und halten Sie Ihren Arm so 6 Sekunden lang maximal unter Spannung.

Danach trainieren Sie weitere Muskelgruppen. Formen Sie erneut eine Faust und ziehen Sie sie zur Schulter der gleichen Körperseite. Halten Sie Ihren Arm so 6 Sekunden lang maximal unter Spannung, lassen dann mit einem Schlag los und fühlen Sie die Entspannung. Warten Sie 15 Sekunden und wiederholen die Übung dann jeweils sechsmal. Weitere Muskelgruppen spannen Sie so an: Ziehen Sie beide Schultern nach vorn zur Brust. Drücken Sie beide Schulterblätter ganz fest gegen den Boden. Drücken Sie Ihren Kopf fest gegen den Boden. Winkeln Sie die Beine so an, dass die Unterschenkel genau waagerecht parallel zum Boden verlaufen, ziehen Sie dann die Zehen nach unten in Richtung Fußsohle und halten Sie diese Spannung.

Solche Übungen gibt es für alle Körperbereiche, auch für Mund, Augen und den Bauch. Wenn Sie etwas Erfahrung mit Gymnastik haben, können Sie sich die weiteren Übungen auch selbst ausdenken.

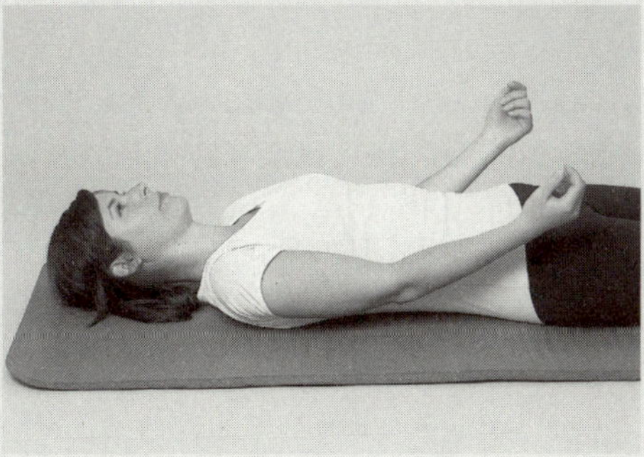

❷ Lassen Sie die Spannung mit einem Schlag los und fühlen Sie die Entspannung. Warten Sie 15 Sekunden und wiederholen Sie die Übung 6-mal.

tipp Machen Sie eine Phantasiereise. Setzen Sie sich an einen ruhigen Platz und schließen Sie die Augen. Denken Sie an einen Ort, an dem Sie glücklich waren und stellen Sie sich diesen Ort vor. Sehen Sie die Farben, riechen Sie die Gerüche, hören Sie die Geräusche. Gehen Sie an einem einsamen Strand spazieren, fahren Sie durch menschenleeres Gebirge oder fliegen Sie über Ihre Lieblingslandschaft. Denken Sie nur an diesen Ort, seine Landschaft, seine Pflanzen, seine Menschen. Sie werden merken, wie Ihr Atem tiefer wird, Ihr Herz ruhiger schlägt und Sie sich langsam immer mehr entspannen. Lassen Sie sich dafür zehn Minuten Zeit, später bis zu einer halben Stunde.

den als Seminar an. Meditation kann man aber auch jeden Tag in fast jeder Situation, in der man allein ist, versuchen und üben. Man braucht dazu etwas Disziplin und Ausdauer, die sich aber lohnen. Praktisch jede Tätigkeit lässt sich meditativ ausüben, sei es das Spazierengehen, das Bügeln oder, wie es ein Buchtitel nahelegt, das Motorradwarten. Wichtig dabei ist, dass man sich nur auf diese eine Tätigkeit konzentriert, sich nicht ablenken lässt und mit den Gedanken ganz bei sich und dieser einen Verrichtung ist. Machen Sie beispielsweise Ihre Arbeit, schauen Sie sich selbst dabei zu und beobachten Sie sich von außen. Lächeln Sie dabei, vor allem wenn etwas nicht klappt. Spüren Sie, wie Sie sich dabei körperlich und geistig entspannen.

Das Ziel der Meditation ist Selbsterkenntnis und innere Harmonie, die nebenbei auch dazu führen, dass Sie sich besser entspannen und dadurch auch nachts besser schlafen können. Auch wenn Sie keinen Kurs besuchen, können Sie es am Abend, aber auch einmal tagsüber, mit der einfachen Meditationsübung im Kasten links versuchen.

Yoga: Entspannung auf Indisch

Yoga stammt aus Indien und ist mehr eine Lebenshaltung als eine Methode. Insofern kann Yoga von Menschen, die sich mit der zugrunde liegenden Kultur und Einstellung anfreunden können, indirekt auch als Entspannungsverfahren benutzt werden, es ist aber keine schnelle Methode zur Entspannung.

Yoga zielt mit einer hochentwickelten Philosophie auf allgemeine Gelassenheit, Selbstsicherheit und Ruhe, und die bei uns landläufig bekannten Übungen sind nur ein kleiner Ausschnitt aus der ganzheitlichen Lehre. Gleichwohl lassen sie sich unter Anleitung eines erfahrenen Lehrers lernen und sind bei ständiger Übung ein gutes Mittel, um ausgeglichener und ruhiger durchs Leben zu gehen, sowohl bei Tag als auch – und darauf kommt es hier ja an – in der Nacht. Wer also offen ist für exotische Philosophien, für den ist Yoga eine durchaus empfehlenswerte Kunst.

Auf Seite 326f. beschrieben sind zwei typische Yoga-Übungen, die Ihnen einen ersten Eindruck von dieser Methode geben sollen. Es sind beides Übungen, die zur Entspannung führen und von daher bei Schlafstörungen sinnvoll sind.

Übung: Yoga gegen Schlafstörungen

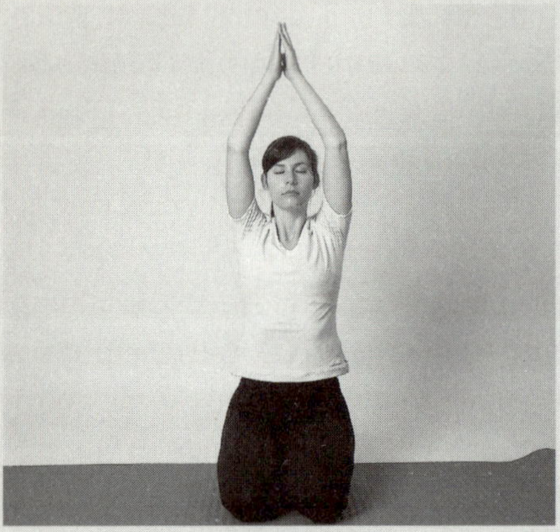

Ideal vor dem Einschlafen: meditatives Atmen zur Entspannung.

Meditatives Atmen

Setzen Sie sich auf die Fersen, aufrecht mit geradem Rücken. Strecken Sie die Arme nach oben und falten Sie die Hände. Nur die Zeigefinger zeigen zur Decke. Schließen Sie die Augen und atmen Sie durch die Nase tief und geräuschvoll ein und aus. Machen Sie die Übung anfangs drei Minuten lang, später länger.

Der Fisch entspannt die Schultern

Legen Sie sich mit gestreckten Beinen auf den Rücken und schließen Sie die Schenkel. Legen Sie die Hände mit den Handflächen nach unten neben den Körper. Atmen Sie tief ein, ziehen Sie dabei den Brustkorb nach oben und stützen Sie sich auf die Ellbogen. Drücken Sie die Ellbogen fest in den Boden und senken Sie den Kopf dann vorsichtig nach hinten.

Halten Sie die Luft an, wölben Sie den Rücken so weit wie möglich nach oben und legen Sie den Kopf weiter nach hinten, bis der Scheitelpunkt den Boden berührt. Halten Sie diese Stellung eine Minute und atmen Sie dabei tief ein und aus.

Heben Sie dann beim Ausatmen vorsichtig den Kopf, entspannen Sie den Rücken und strecken Sie sich wieder flach auf dem Boden aus.

Diese Übung können Sie mehrmals wiederholen. Wenn Ihnen dabei aber schwindlig oder übel wird, brechen Sie sofort ab, legen Sie sich flach hin und warten Sie, bis sich Ihr Kreislauf wieder ganz stabilisiert hat.

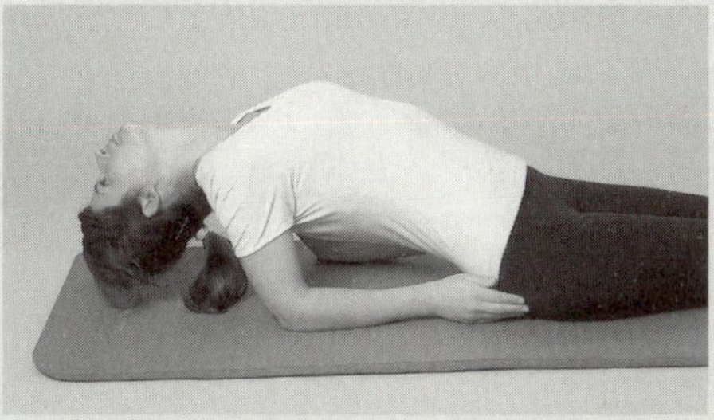

❶ Atmen Sie für den Fisch tief ein und ziehen Sie den Brustkorb nach oben, der Kopf sinkt nach hinten. Stützen Sie sich auf die Ellbogen.

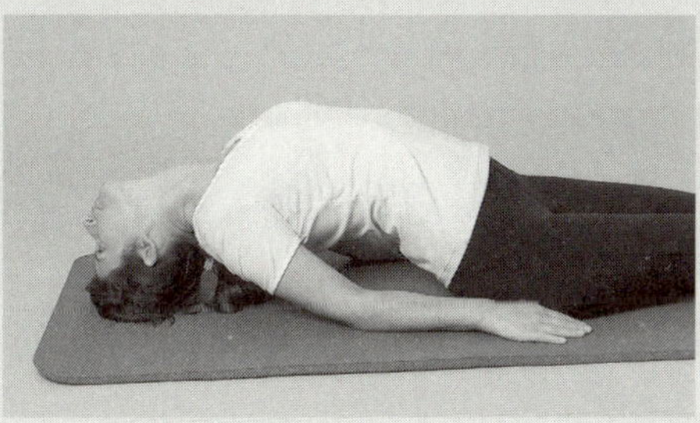

❷ Legen Sie den Kopf weiter nach hinten, bis er den Boden berührt. Halten Sie diese Stellung eine Minute und atmen Sie dabei tief ein und aus.

Qigong und Tai-Chi: Entspannung auf Chinesisch

Diese Übungen stammen aus China und sind wahrscheinlich mehrere tausend Jahre alt. Qi bedeutet Lebensenergie und Qigong ist die Kunst, die Lebensenergie zu beeinflussen. Qigong-Übungen sind Körperhaltungen und langsame Bewegungen, ähnlich einem langsamen Tanz, kombiniert mit Konzentrationsübungen, Atemtechniken und autosuggestiven Vorstellungen.

Abgeleitet davon sind die Übungen des Tai-Chi, die optisch ähnlich aussehen, bei denen es aber weniger auf das Atmen ankommt, und die verstärkt den ganzen Menschen einbeziehen. In China ist Tai-Chi, das übersetzt »das höchste Prinzip« und die harmonische Einheit von Yin und Yan bedeutet, ein Massensport.

Beides halte ich für eine sehr wirksame Kombination einer Körperübung mit einer Konzentrations- und Entspannungsmethode. Hier erfährt man am besten wiederum in einem Kurs, wie bestimmte Bewegungen den Geist beeinflussen können. Es erscheint mir weniger geeignet, um körperliche Spannungen direkt abzubauen. Wohl aber kann man mittels tänzerischer Dehnübungen körperlich und geistig zur Ruhe kommen und damit das Einschlafen erleichtern.

Qigong und Tai-Chi sind wirksame Kombinationen von Körperübungen mit Konzentrations- und Entspannungsmethoden.

Hausmittel zur Entspannung

Es muss ja nicht immer eine professionelle Methode dahinterstecken, die Sie erst dazu befähigt, sich auf die eine oder andere Art abends zu entspannen. Vielen Menschen helfen auch schon Hausmittel, die man ganz einfach anwenden und ausprobieren kann. Die vier Methoden, die ich Ihnen vorstellen möchte, entspannen alle zuerst den Geist, damit der Körper nachfolgen kann. Ihnen ist gemeinsam, dass sie durch die Konzentration auf etwas Monotones und Beruhigendes alle beunruhigenden Gedanken beiseitedrängen und so das Einschlafen möglich machen.

Vielen Menschen helfen schon einfache Hausmittel, die sich leicht anwenden lassen. Versuchen Sie es einmal mit einer ruhigen Musik am Abend, aber nicht als Hintergrundberieselung, sondern mit einer Musik, auf die Sie sich voll konzentrieren.

Eine kleine Nachtmusik

Versuchen Sie es einmal mit einer schönen ruhigen Musik am Abend, aber nicht als Hintergrundberieselung, sondern mit einer Musik, auf die Sie sich voll konzentrieren. Das ist eine Methode, die auf die eine oder andere Weise bei fast allen Menschen funktioniert, sobald man die richtige Schlafmusik gefunden hat. Was Sie sich dazu aussuchen, hängt von Ihrem Geschmack ab. Wenn Sie kein Musikliebhaber sind, probieren Sie es ruhig mit spezieller Entspannungsmusik. Stellen Sie die Musik leise, damit sie nicht stört und damit Sie genau hinhören müssen. Das fördert die Konzentration und macht es anderen Gedanken schwerer, sich in den Vordergrund zu drängen. Durch das meditative Hinhören stoppen wir das Gedankenkarussell, das uns oft nicht einschlafen lässt.

Eine Alternative mit gleicher Wirkung sind Hörbucher, also keine Hörspiele, die oft dramatisierende akustische Elemente haben, sondern vorgelesene Bücher. Es gibt inzwischen eine große Auswahl an Hörbüchern in den Buchhandlungen, die mit hervorragenden Sprechern aufgenommen sind und denen Sie sicher gern zuhören. Auch das kann einschläfern, wie ein kleines Kind, dessen Mutter oder Vater ihm eine Gute-Nacht-Geschichte vorliest. Schließlich sind wir Erwachsenen auch manchmal nur große Kinder.

Eine Frau berichtete mir vor einiger Zeit, dass sie nachts, wenn sie nicht schlafen kann, das Radio einschaltet und zwar eine Nachrichtenwelle, etwa B5 aktuell oder mdr Info, auf der die ganze Zeit in relativ monotoner Stimmlage Neuigkeiten berichtet werden, unterbrochen nur von den immer gleichen Jingles. Das wirkt offenbar so beruhigend, dass sie darüber einschlafen kann.

Damit Sie sich beruhigt über Musik oder Erzählung in den Schlaf sinken lassen können, stellen Sie das Abspielgerät auf eine »Sleep«-Funktion, sodass es sich nach der eingestellten Zeit von selbst abschaltet. Die Investition in ein solches Gerät kann sich durchaus lohnen. Wenn Musik oder Radio den Partner stören sollte, nehmen Sie Ohrhörer.

Zählen ohne Schäfchen

Ein bisschen schwieriger als Schäfchenzählen muss es schon sein, damit Sie sich darauf konzentrieren können und es Sie von Ihren sonstigen Gedanken ablenkt. Wie schwierig es sein soll, hängt natürlich von Ihren arithmetischen Fähigkeiten ab und von der Übung. Am Anfang sollen Sie es jedenfalls nicht ohne ein gewisses Nachdenken schaffen. Zählen Sie also zum Beispiel in 7er-Schritten vorwärts, oder von der Zahl 1000 in 3er-Schritten rückwärts. Zu schwer dürfen Sie es sich aber nicht machen, sonst ärgern Sie sich und erreichen das Gegenteil. Es muss gerade so schwer sein, dass Sie ein bisschen nachdenken müssen, es aber dann gut schaffen.

Wenn Sie ein paarmal darüber eingeschlafen sind, senken Sie den Schwierigkeitsgrad. Vereinfachen Sie die Übung ein wenig, und Sie werden sehen, es funktioniert immer noch. An einen Patienten erinnere ich mich, der auch damit begonnen hat, von der Zahl 1000 rückwärts zu zählen, und heute nur noch bei 10 anfängt. Bevor er bei der 1 ist, ist er eingeschlafen. Ich kann freilich nicht garantieren, dass es wirkt, aber einen Versuch ist es allemal wert.

Einfache Atemübungen

Versuchen Sie es mit der Konzentration auf die eigene Atmung. Legen Sie sich auf den Rücken, eine Hand auf den Bauch, und spüren Sie das Ein und Aus Ihrer Atmung. Achten Sie darauf, dass sich beim Einatmen zuerst der Bauch hebt, und dann die Brust, dann atmen Sie tiefer. Sagen Sie dabei leise »ein – aus – ein – aus« und sprechen Sie ein langes »s« beim Ausatmen. Diese kleine Übung entspannt immer ein Stück weit, sie braucht aber ein wenig Übung. Der Vorteil dieser Methode ist, dass Sie über zwei Wege gleichzeitig entspannen: Sie schalten nicht nur durch die Konzentration auf das Atmen andere Gedanken aus, sondern entspannen sich allein schon durch die ruhigere Atmung.

Die Ausblende-Technik

Zum Schluss möchte ich Ihnen noch eine Entspannungstechnik vorstellen, die zunächst etwas merkwürdig anmutet, die aber eine durchaus deutliche Wirkung zeigt. Sie funktioniert folgendermaßen: Wenn Sie im Bett liegen und nicht schlafen können, lauschen Sie genau in Ihre unmittelbare Umgebung. Was hören Sie? Wie viele verschiedene Geräusche können Sie unterscheiden? Sie hören zum Beispiel die Uhr ticken oder vielleicht den Kühlschrank brummen. Merken Sie sich diese Geräusche und beginnen Sie nun diese Übung.

Konzentrieren Sie sich zunächst auf Ihre Atmung und erweitern Sie dann Ihre Konzentration nacheinander auf die verschiedenen Geräusche: Atmen Sie im ersten Schritt bewusst zehnmal ein – aus – ein – aus, das ist Ihr Leitrhythmus. Im zweiten Schritt atmen Sie ein – aus – und hören auf die Uhr. Dann wieder ein – aus – die Uhr. Und so weiter, ebenfalls zehnmal. Im dritten Schritt atmen Sie ein – aus – die Uhr – der Kühlschrank – ein – aus – et cetera. Machen Sie so lange weiter, bis Sie alle Geräusche einbezogen haben, und blenden Sie dann Schritt für Schritt wieder eines nach dem anderen aus. Das Schema sieht bei zwei Geräuschen so aus:

- *1. Schritt:* 10-mal »Ein – aus« (Atmung);
- *2. Schritt:* 10-mal »Ein – aus« und – »die Uhr«;
- *3. Schritt:* 10-mal »Ein – aus« – und – »die Uhr« – und – »der Kühlschrank«;
- *4. Schritt:* 10-mal »Ein – aus« – und – »die Uhr«;
- *5. Schritt:* beliebig oft »Ein – aus« (Atmung).

Entwickeln Sie nach diesem Prinzip Ihre persönliche Methode: Statt der Geräusche können Sie auch störende Empfindungen einbeziehen, etwa kalte Füße. Durch die Konzentration auf die eigentlich störenden Geräusche oder Empfindungen nehmen wir sie bewusst wahr, gewöhnen uns an sie und blenden sie dann Schritt für Schritt aus, um uns schließlich nur noch auf den Atem zu konzentrieren. Diese Methode ist vor allem dann geeignet, wenn Sie sich über nächtliche Störungen öfter ärgern. Auch hier kann ich nicht garantieren, dass Sie darüber einschlafen werden, aber es gibt eine Reihe von Menschen, denen die Ausblendetechnik geholfen hat.

Bei der Ausblendetechnik konzentriert man sich auf störende Geräusche oder Empfindungen, nimmt sie bewusst wahr und blendet sie dann Schritt für Schritt wieder aus, um sich schließlich nur noch auf den Atem zu konzentrieren.

Pflanzliche Schlafmittel

Die Heilung, Linderung und Vorbeugung von Krankheiten durch Heilpflanzen ist uraltes Wissen und wird unter der Bezeichnung »Pflanzenheilkunde« zusammengefasst. Hier meine ich erst einmal eine traditionelle Medizin, die im Wesentlichen aus Europa kommt. Leider hat dieser Aspekt der Heilkunde bei uns nicht den großen Stellenwert, den die Traditionelle Chinesische Medizin in den letzten Jahren errungen hat. Das wird ihr nicht gerecht, denn eine Traditionelle Europäische Medizin wäre es wert, als angestammtes Gebiet der Medizin angeboten und gelehrt zu werden.

Die Heilpflanzenkunde ist auch in der Schlafmedizin ausgesprochen hilfreich und nicht schwer zu verstehen, denn es sind hauptsächlich sechs Pflanzen, die darin angewendet werden: in erster Linie der altbekannte Baldrian und seine Wirkstoffe, außerdem Hopfen, Passionsblume und Melisse, Johanniskraut und Lavendel. Sie wirken unterschiedlich und auch unterschiedlich gut.

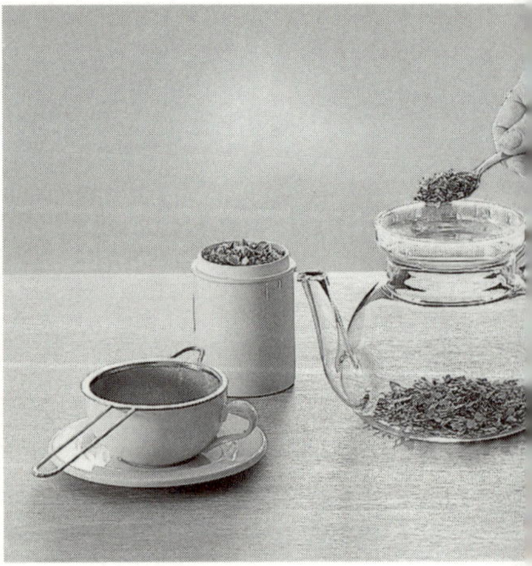

Baldrian: der wirksame Klassiker

Allen voran ist der Baldrian *die* Schlafpflanze, und seine beruhigenden Wirkstoffe sind Bestandteil zahlreicher Arzneimittel, entweder allein oder in Kombination mit anderen Inhaltsstoffen. Diese Medikamente helfen nachweislich bei leichten bis mittleren Schlafstörungen. Der Vorteil von Baldrianpräparaten ist, dass sie keine narkotische Wirkung haben und deswegen nicht zu Benommenheit am folgenden Tag führen. Außerdem bergen sie im Gegensatz zu vielen synthetischen Schlafmitteln keine Suchtgefahr in sich. In der Heilkunde wird nur die Baldrianwurzel verwendet, als deren Hauptwirkstoffe die im ätherischen Öl enthaltenen »Sesquiterpene« gelten. Wahrscheinlich sind aber alle Inhaltsstoffe gemeinsam an der beruhigenden und schlaffördernden Wirkung beteiligt.

Baldrian gibt es in Form von Tees, Frischpflanzenpresssäften, Tinkturen zum Einnehmen und Dragees. Da reiner Baldriantee sehr bitter schmeckt, sind Teemischungen die bessere Wahl. Aus dem gleichen Grund vermischt man den Frischpflanzenpresssaft am besten mit Apfel- oder rotem Traubensaft. Um sicherzugehen, dass man die richtige Dosis zu sich nimmt, empfehlen sich ohnehin standardisierte Fertigpräparate, die den zusätzlichen Vorteil haben, dass sie geschmacklich neutraler sind. Nach meiner Erfahrung wirken sie auch besser. Etwa eine halbe Stunde vor dem Schlafengehen nimmt man 250 bis 500 Milligramm des Baldrianwurzel-Extrakts als Kapsel zu sich oder einen Teelöffel Tinktur. Wenn das nicht hilft, kann man die tägliche Dosis ohne Bedenken bis auf das Doppelte erhöhen.

Ohne Nebenwirkungen

Der große Vorteil von Baldrianpräparaten ist, dass sie keine Nebenwirkungen haben. Deshalb spricht nichts gegen einen Versuch, den Schlaf mit Baldrian zu verbessern. Es hilft nicht jedem, aber ich habe mehrfach von Patienten gehört, dass unter allen synthetischen und pflanzlichen Medikamenten, die sie ausprobiert haben, nur Baldrian wirklich geholfen habe. Einen Nachteil haben Baldrianpräparate allerdings: Sie wirken meist nicht sofort. Die Wirkung setzt oft sogar erst nach zwei- bis dreiwöchiger Einnahme ein, weil die Verbesserung des Schlafs mit diesem sanften Mittel Zeit braucht. Eine Kombination mit anderen pflanzlichen Beruhigungsmitteln ist deswegen sinnvoll, wobei der Baldriananteil relativ hoch sein soll. Probieren Sie selber aus, welche Kombination Ihnen hilft, im Folgenden finden Sie einige geeignete pflanzliche Mittel.

tipp Lassen Sie sich für einen Gute-Nacht-Tee folgende Teemischung von Ihrem Apotheker zusammenstellen: 35 g zerkleinerte Baldrianwurzel, 30 g Melissenblätter, 25 g Passionsblumenkraut und 10 g Lavendelblüten. Pro Tasse übergießen Sie einen gehäuften Teelöffel der Teemischung mit einer Tasse heißem Wasser, kochen es dann 20 Minuten lang zugedeckt, sodass die Aromastoffe nicht entweichen, lassen den Sud abkühlen und seihen die festen Bestandteile ab. Von diesem Tee können Sie täglich bis zu fünf Tassen trinken, davon zwei bis drei am Abend.

Hopfen: nicht nur im Bier

Wer gern Bier trinkt, weiß, dass der Gerstensaft müde macht – auch als alkoholfreies Bier. Die Wirkung beruht also nicht allein auf dem Alkohol, sondern auch auf anderen Inhaltsstoffen, und die stammen aus dem Hopfen. Er enthält die Bitterstoffe Humulon und Lupulon aus den Hopfenzapfen, denen ein beruhigender und schlaffördernder Effekt zugesprochen wird. Wissenschaftlich nachgewiesen ist das nicht, aber es gibt zahlreiche Erfahrungen, dass Hopfen in Kombination mit Baldrian und Melisse dem Schlaf guttut. Hopfen gibt es nur als Tee in Form der geschnittenen Pflanze oder als Pulverextrakt. Ein Teelöffel Hopfenzapfen pro Tasse genügt.

Melisse, Passionsblume und Lavendel

Beruhigende Wirkstoffe enthalten auch die Melisse, die Passionsblume und der Lavendel. In den Melissenblättern stecken die wohlriechenden ätherischen Öle mit einer ganzen Reihe von Bestandteilen, dabei auch Citronellal und Citral. Leider ist das Öl nur in sehr geringen Mengen in den Blättern enthalten, was Melissenöl sehr teuer macht: Ein Liter kostet auf dem Weltmarkt etwa 3000 Euro. Daher ist in vielen Produkten nur sehr wenig Öl aus der Melisse enthalten, zusätzlich aber ein zugelassener Ersatz, das Citronellöl.

Bei der Passionsblume verwendet man das getrocknete Kraut, in dem mehrere sekundäre Pflanzenstoffe enthalten sind. Für den Duft des Lavendels ist ebenfalls ein ätherisches Öl verantwortlich, das verschiedene wirksame Substanzen, darunter Rosmarinsäure enthält. Auch ihnen wird eine beruhigende Wirkung attestiert, sowohl als Bestandteil von Tees oder auch in der Aromatherapie, die mit Duftstoffen arbeitet. Alle drei Pflanzen wirken am besten in Kombination mit Baldrian (siehe Tipp auf Seite 336).

Johanniskraut: nicht nur gegen Depressionen

Das Johanniskraut ist als pflanzliches Mittel gegen leichte bis mittlere Depressionen bekannt geworden und kann indirekt auch den Schlaf fördern. Wer in besserer Stimmung ist, schläft auch besser, und auf diesem Umweg zählt das Johanniskraut zu den pflanzlichen Heilmitteln bei Schlafstörungen, die man zumindest einmal ausprobieren kann. Die Pflanzen werden zur Blütezeit gesammelt, da sich die wirksamen Inhaltsstoffe sowohl in den Blättern als auch Blüten finden, vor allem Hypericin, Flavonoide, Gerbstoffe und ätherisches Öl. Das Hypericin beruhigt die Nerven, und die gesamte Wirkstoffkombination vermindert den Anstieg von Kortisol bei Stress. Johanniskraut ist in Apotheken in Form von Tee, Kapseln, Dragees, Tropfen und Saft erhältlich, die den Extrakt allein oder in Kombination mit anderen beruhigenden Substanzen enthalten.

> *Das Johanniskraut ist als pflanzliches Mittel gegen leichte bis mittlere Depressionen bekannt geworden und kann dadurch indirekt auch den Schlaf fördern: Wer in besserer Stimmung ist, schläft auch besser.*

Wie beim Baldrian tritt bei Johanniskraut eine spürbare Wirkung erst nach zwei bis vier Wochen ein. Ein weiterer Nachteil ist, dass durch die Einnahme von Johanniskraut Haut und Augen lichtempfindlicher werden, weshalb man sich im Sommer besonders gut vor der Sonne schützen muss. Wegen möglicher Nebenwirkungen mit anderen Arzneimitteln sollte man auch unbedingt einen Arzt informieren.

tipp Zur Beruhigung bei nervös bedingten Schlafstörungen ist eine Teezubereitung hilfreich. Die Tagesdosis beträgt 2 bis 4 g. Für den Tee übergießen Sie 2 gehäufte Teelöffel Johanniskraut mit einer Tasse Wasser, lassen ihn zugedeckt unter gelegentlichem Umrühren 20 Minuten kochen und seihen die festen Bestandteile ab. Morgens und abends trinken Sie ein bis zwei Tassen frisch zubereiteten Tee.

Besser schlafen im Alter

Ältere Menschen haben aus vielerlei Gründen häufiger Probleme mit ihrem Schlaf als jüngere. Aber auch sie können einige Regeln beachten, die bei leichten Schlafstörungen oft schon zum Erfolg führen.

Aktiv am Tag

Gestalten Sie Ihren Tag so aktiv wie möglich, sowohl körperlich als auch sozial. Bewegen Sie sich, gehen Sie spazieren oder treiben Sie Sport. Pflegen Sie Ihre Hobbys. Treffen Sie sich mit anderen Menschen, tauschen Sie sich aus. Je aktiver Sie tagsüber sind, desto besser wird Ihr Schlaf in der Nacht.

Frische Luft

Halten Sie sich tagsüber möglichst viel draußen an der frischen Luft auf. Wenn Sie einen Garten haben, widmen Sie ihm einen Teil Ihres Tages. Wenn Sie keinen haben, aber gern garteln und noch körperlich fit sind, bieten Sie Ihre Dienste jüngeren Nachbarn an, die weniger Zeit dafür haben als Sie. Was immer Sie draußen tun, es verbessert Ihren Schlaf doppelt: Es ermüdet durch die körperliche Aktivität, und das helle Tageslicht macht Sie fitter und lässt Sie nachts besser schlafen.

Leichte Kost

Ernähren Sie sich Ihrem Alter entsprechend: nicht mehr so schwer, vollwertig und mit ausreichend Flüssigkeitszufuhr. Im Alter lässt der Durst nach, und man muss öfter trinken, ohne

Durst zu haben, um den täglichen Flüssigkeitsbedarf zu decken. Trinken Sie tagsüber und nicht mehr so viel am Abend, damit Sie in der Nacht seltener zur Toilette müssen. Essen Sie um 18 Uhr zu Abend, bitte nicht früher.

Früh aufstehen

Wenn Sie morgens aufwachen, stehen Sie auf, auch wenn es sehr früh ist. Versuchen Sie nicht, fehlenden Schlaf durch einen längeren Aufenthalt im Bett wettzumachen, das hat die gegenteilige Wirkung. Bringen Sie am Morgen Ihren Kreislauf in Schwung, indem Sie möglichst helles Licht machen, duschen, etwas Morgengymnastik betreiben und zum Frühstück ein anregendes Getränk zu sich nehmen: Kaffee oder schwarzen Tee.

Nickerchen am Mittag

Wenn Sie den Tag nicht ohne Mittagsschlaf durchstehen können, gönnen Sie sich diesen. Eine halbe Stunde sollte reichen, maximal eine Stunde, denn je länger Sie tagsüber schlafen, umso kürzer wird Ihr Nachtschlaf.

Spät zu Bett gehen

Gehen Sie abends nicht zu früh schlafen, sonst ist die Nacht schneller wieder zu Ende. Überlegen Sie schon tagsüber, was Sie nachts tun könnten, wenn Sie aufwachen und nicht wieder einschlafen können. Probieren Sie, welche der in diesem Buch beschriebenen Möglichkeiten Ihnen am besten helfen.

Wie Kinder besser schlafen

Wie glücklich sind diejenigen Eltern, deren Kinder problemlos schlafen! Sie können oft gar nicht ermessen, was andere durchmachen, die jahrelang keine Nacht durchschlafen können, weil ihre Kinder nachts wach werden und Nähe suchen. Zunächst einmal: Dass vor allem Babys und Kleinkinder nicht durchschlafen, ist völlig normal und keine Schlafstörung. Natürlich gibt es Schlafstörungen bei Kindern, und man kann viel dagegen tun. Sie sollten sich aber nicht beunruhigen, wenn Ihr Kindergartenkind immer noch nachts aufwacht. Ansonsten gilt für die nächtlichen Durchschlafschwierigkeiten der Kinder das Gleiche wie für Erwachsene: Das Aufwachen ist ganz normal, das Problem ist das Wiedereinschlafen. Bei Babys und Kleinkindern, die diesbezüglich am anstrengendsten für die Eltern sind, helfen oft Verhaltensweisen, die zwar nicht immer einfach durchzuhalten sind, am Ende aber die Kinder beruhigen und damit auch die Eltern.

Die Bettzeit

Kinder lernen viel schneller als wir Erwachsene. Sie lernen auch ganz schnell, wann Schlafzeit ist, wenn die Eltern diese nur konsequent einhalten. Dabei sollten sie in einer möglichst ruhigen und ungestörten Umgebung sein.

Das Einschlafritual

Wenn Sie jedes Mal, wenn das Kind schlafen soll, das gleiche Ritual zelebrieren, helfen Sie Ihrem Kind, sich auf das Schlafen einzustellen. Das kann eine Geschichte sein oder ein Lied, am besten selbst erzählt, vorgelesen oder gesungen, das ist wesentlich beruhigender als das Gleiche aus der Konserve. Aber bitte nur eines! Nicht drei Geschichten und drei Lieder.

Allein einschlafen

Gehen Sie dann aus dem Raum und lassen Sie das Kind allein einschlafen. Lassen Sie ihm dazu ruhig, was es gern hat, ein Kuscheltier oder eine Spieluhr, einen Schnuller oder ein kleines Licht. Wenn es beim Einschlafen jammert, gehen Sie nicht hin, nur wenn es wirklich laut und anhaltend weint. Dehnen Sie die Zeit, bis Sie hingehen, jeden Tag ein wenig aus, denn so merkt das Kind, dass es nun schlafen soll und dass das Spielchen »Mal sehen, was ich tun muss, damit Mami kommt« aufhört.

Im Bett der Eltern?

In den ersten sechs Monaten sollten Sie das Baby bei sich haben, am besten nicht im eigenen Bett, weil Sie sich dann beide beim Schlafen stören, aber daneben. So haben Sie erstens eine bessere Kontrolle und müssen zweitens nicht jedes Mal aufstehen, wenn das Baby Sie braucht. Es schadet dem Baby nicht, wenn es in seinem eigenen Bettchen liegt, das ist kein Zeichen einer kinderfeindlichen Gesellschaft und findet sich auch bei Naturvölkern. Später gilt: Lassen Sie erst einmal zu, dass das Kind zu Ihnen ins Bett kommt. Sobald Sie sich aber dadurch gestört fühlen, unternehmen Sie etwas dagegen. Machen Sie dem Kind freundlich, aber konsequent klar, dass es in seinem eigenen Bett schlafen soll, jedenfalls im Normalfall. Wenn Sie das nicht schaffen, können Sie auch neben Ihrem Bett ein Notlager für das Kind installieren, wo es schlafen kann, wenn es nachts nicht allein bleiben kann. Dann ist es zumindest in Ihrer Nähe und Sie haben trotzdem Platz im Bett. Außerdem halten Sie so ein Mindestmaß an Distanz und signalisieren den Ausnahmefall.

Das Kinderbett

Das Bett sollte auf jeden Fall deutlich größer sein als das Kind, nur dann hat es genügend Platz. Bei Babys binden Sie die Bettdecke am besten leicht am Fußende an oder verwenden einen nicht zu großen Schlafsack, damit das Kind sich nicht die Decke über den Kopf ziehen kann. Dadurch wird verhindert, dass die Decke über den Kopf rutschen kann und das Kind Probleme beim Atmen bekommt. Denn wenn es nicht mehr richtig Luft bekommt, wird es aufwachen und schreien. Babys brauchen kein Kopfkissen, es reicht eine zusammengelegte Stoffwindel.

Die Kleidung

Viele Kinder sind in der Nacht zu warm angezogen. Ab dem vierten Lebensmonat sollten Babys nicht mehr tragen als Erwachsene zum Schlafen. Sie brauchen weder eine Mütze noch dicke Strampler noch Bettjäckchen, im Gegenteil. Wenn Sie Ihr Kind aber zu warm anziehen, dann kann es einen Wärmestau bekommen und damit steigt das Risiko für den plötzlichen Kindstod.

Die Körperlage bei Babys

Wenn es frisch getrunken hat, legen Sie Ihr Kind am besten auf die Seite, wenn es dort liegen bleibt, vor allem wenn es dazu neigt, einen Teil der Mahlzeit wieder auszuspucken. Davon sind zwar die Orthopäden wegen der Hüftreifung nicht begeistert, aber irgendwie muss das Kind ja liegen. Ansonsten legen Sie es auf den Rücken, wenn Sie nicht gerade den Eindruck haben, dass es der Milchrückfluss oder der eigene Speichel beim Atmen behindern würde. Die Bauchlage sollten Sie im ersten Lebensjahr jedenfalls weitgehend vermeiden, obwohl sie eigentlich beruhigt und den Schlaf fördert, denn es hat sich herausgestellt, dass dann das Risiko für den plötzlichen Kindstod viel höher ist als in den anderen Schlafpositionen.

Überdrehte Kinder

Wenn Kinder abends scheinbar zu Hochform auflaufen, ist das oft ein Zeichen dafür, dass sie übermüdet sind und nicht genügend Ruhe hatten. Lassen Sie es erst gar nicht so weit kommen und richten Sie den Tagesablauf entsprechend darauf ein: Gehen Sie rechtzeitig nach Hause, sorgen Sie frühzeitig für Ruhe und lassen Sie den Fernseher am späten Nachmittag nicht mehr laufen – Kinder müssen spüren, dass abends keine »action« mehr angesagt ist. Schläft es dann trotz allem nicht ein, bringen Sie es in eine monotone Situation und warten sie ab, bis sich das Kind beruhigt. Manchmal brauchen Sie dazu sehr viel Geduld, aber die zahlt sich aus.

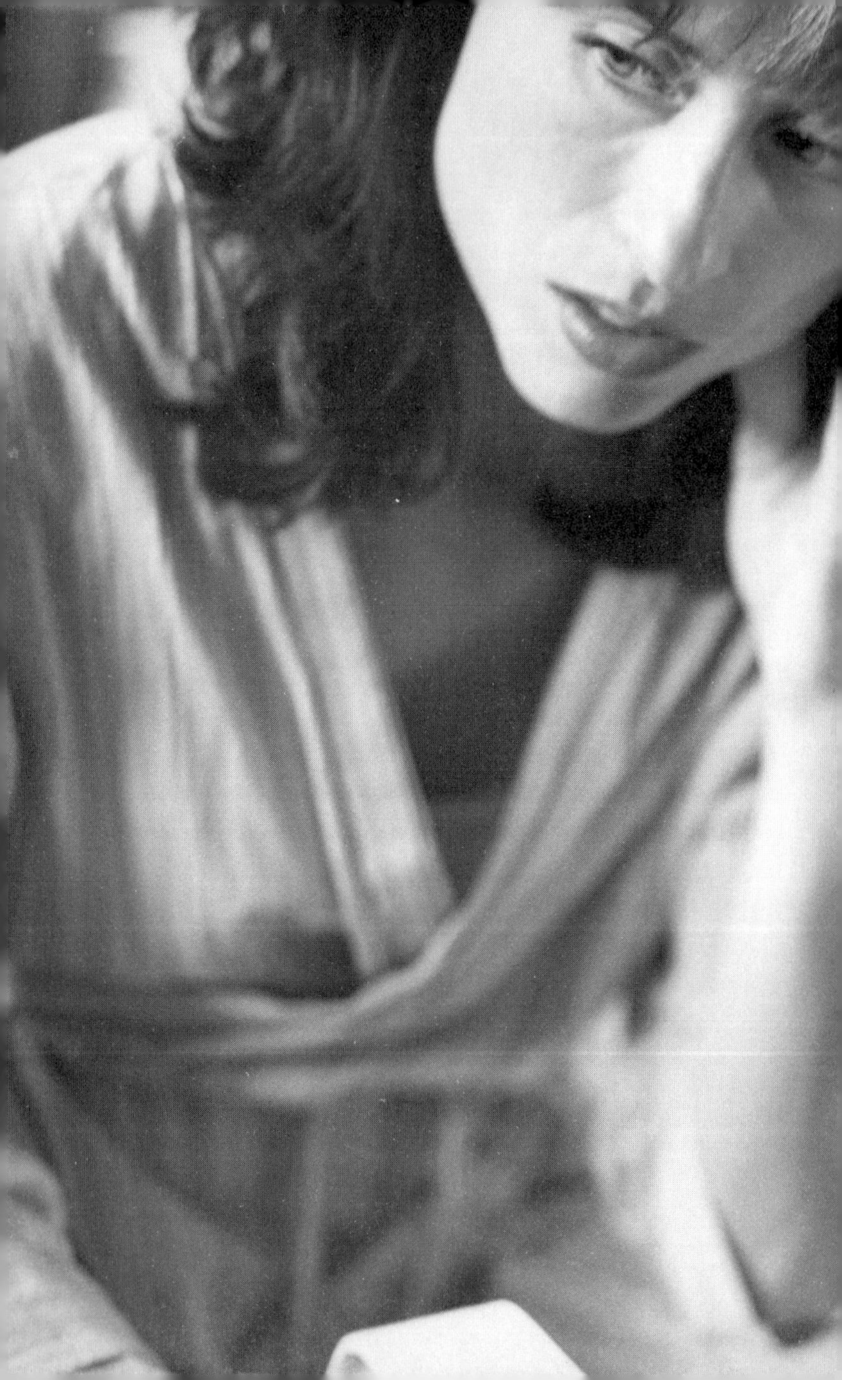

Ernsthafte Schlafstörungen

Wie man ein vorübergehendes Schlafproblem von einer behandlungsbedürftigen Schlafstörung unterscheidet.

Ab wann man zum Arzt sollte.

Welche Krankheitsbilder es in der Schlafmedizin gibt, welche Ursachen sie haben und wie man sie erkennt.

Mit dem Zulley-Test: Haben Sie eine ernsthafte Schlafstörung?

Vielfalt der Schlafstörungen

Wenn Sie nun schon länger als vier Wochen jede oder fast jede Nacht schlecht schlafen und tagsüber unter der entsprechenden Müdigkeit leiden, dann ist es an der Zeit, darüber nachzudenken, was man gegen die Schlafprobleme tun könnte. Sie haben vermutlich eine Schlafstörung, und wenn Sie tatenlos bleiben, können sich die Probleme festsetzen und chronisch werden.

Was nun? Wie bei jedem medizinischen Problem muss man der Sache zunächst einmal genauer auf den Grund gehen. Da die Schlafmediziner sage und schreibe 88 verschiedene Schlafstörungen unterscheiden und mindestens so viele Ursachen dafür kennen, wird jeder Arzt, den Sie deswegen aufsuchen, erst einmal genau nach den Umständen fragen. Diese Überlegungen können Sie vorher auch selbst anstellen, und manchmal brauchen Sie gar keine Therapie, sondern können aus eigener Kraft mit den Mitteln der Selbsthilfe etwas dagegen unternehmen.

Auf der anderen Seite gibt es auch Schlafstörungen, die die Betroffenen erst einmal gar nicht als solche bezeichnen würden. Sie schlafen gut, sind aber tagsüber oft unerklärlich müde. Auch in solchen Fällen lohnt es sich, den eigenen Schlaf unter die Lupe zu nehmen. Und schließlich gibt es jene Störungen, die man selbst gar nicht merkt, wohl aber der Partner. Kurze Atemstillstände im Schlaf gehören dazu oder das

Schlafwandeln. Um all diese ernsthaften Probleme, ihre Anzeichen und Ursachen geht es in diesem Kapitel, und darum, ab wann man Hilfe in Anspruch nehmen sollte.

Manche Schlafstörungen bemerken die Betroffenen selber nicht. Sie schlafen gut, sind aber tagsüber oft unerklärlich müde. Besonders in solchen Fällen lohnt es sich, den eigenen Schlaf genau unter die Lupe zu nehmen.

Probleme beim Ein- und Durchschlafen

Probleme beim Ein- und Durchschlafen sind das, was man landläufig unter Schlafstörungen (Insomnie) versteht und was auch mit Abstand am häufigsten vorkommt. 5 Millionen Menschen in Deutschland klagen über derart nächtliche Schwierigkeiten: Man liegt abends länger als eine halbe Stunde wach und kann nicht einschlafen, obwohl man müde ist. Man wacht in der Nacht auf und kann nicht mehr einschlafen, oder man erwacht lange vor dem Morgen und findet keinen Schlaf mehr. Mindestens dreimal pro Woche geht das so, und länger als einen Monat hält es schon an. Auf Dauer zermürbt es die Betroffenen, sie fühlen sich tagsüber angespannt, sind schnell gereizt und unruhig, gleichzeitig aber können sie nicht das gewohnte Pensum an Arbeit und Aufgaben in Beruf oder Freizeit erledigen. Konzentrationsprobleme treten auf, und man ist nicht mehr richtig belastbar. Ein Gefühl der Abgeschlagenheit und der dauerhaften Erschöpfung macht sich mehr und mehr bemerkbar. Trotzdem sind die Betroffenen tagsüber nicht schläfrig. Selbst dann, wenn der Lebensstil es erlauben würde, den nachts versäumten Schlaf tagsüber nachzuholen, finden die Betroffenen keinen erholsamen Schlaf. Abschalten ist kaum mehr möglich. Der Puls schlägt ständig schneller, die Körpertemperatur ist leicht erhöht, und würde man den Stresshormonspiegel messen, dann fände man diesen ebenfalls über dem üblichen und gesunden Pegel. Solche Menschen fühlen sich ständig unter Spannung, als liefe der Körper mit hoher Drehzahl in ständigem Leerlauf.

Bei diesen Symptomen, auch wenn nur einige davon zutreffen, sprechen Mediziner von einer Insomnie, was dem Wortsinn nach Schlaflosigkeit bedeutet, aber schlaflos sind diese Patienten nicht ganz, nur eben sehr arm an Schlaf. Ob Sie selbst vielleicht an einer solchen behandlungsbedürftigen Schlafstörung leiden könnten, kann Ihnen der Fragebogen auf Seite 396 helfen herauszufinden.

Fünf Millionen Menschen in Deutschland klagen über ernsthafte Probleme beim Ein- und Durchschlafen.

Typische Insomnie-Patienten

Eine Reihe von Menschen ist aufgrund bestimmter Eigenschaften gefährdeter als andere. Frauen sind häufiger betroffen als Männer, und die Altersgruppe zwischen 30 und dem Rentenalter ist stärker vertreten als jüngere und ältere Menschen. Bei Charakteren, die oft gedrückter Stimmung sind oder die sich leicht Sorgen machen, ist das Risiko höher, dass sich aus einer vorübergehenden Beeinträchtigung ihres Schlafs eine regelrechte Schlafstörung entwickelt. Auch bei nervösen Menschen, die sich schnell überfordert fühlen, wird aus gelegentlichem schlechtem Schlaf eher eine Insomnie. Zu den gefährdeten Personen zählen auch jene, die ständig unter Druck stehen, gereizt sind und sich schnell aufregen, deren innerer Motor auf Hochtouren läuft. Wenn dann noch eine chronische Überlastung, ein schwerwiegendes Problem oder eine Krankheit als akuter Auslöser dazukommen, ist die Schlafstörung oft nicht weit. Es braucht aber häufig auch gar keinen besonderen Anlass.

Antrainierte Schlafstörungen

Eine sehr seltsame Möglichkeit, wie eine Schlafstörung entstehen kann, beginnt ganz harmlos: Eine Zeit lang schläft man im Bett nicht, entweder freiwillig, weil man dort fernsieht oder arbeitet, oder unfreiwillig, weil man ein drängendes Problem hat und oft nachts darüber nachgrübelt. Unbemerkt und peu à peu lernen wir dadurch, dass das Bett nicht nur zum Schlafen da ist, sondern eben auch zum Filme-Anschauen, Arbeiten oder zum Grübeln. Wenn dann eines Tages die ursprüngliche Ursache wegfällt, weil wir nun nicht mehr im Bett arbeiten oder weil wir unser Problem los sind und nicht mehr grübeln, können wir dennoch nicht schlafen – den Ort »Bett« haben wir inzwischen mit dem Zustand »Anstrengung« verbunden und nicht mehr wie früher mit dem Zustand »Entspannung«. Das ist wie beim berühmten Pawlow'schen Hund, der in seinem Zwinger in St. Petersburg immer dann zu fressen bekam, wenn vorher eine Glocke klingelte. Eines Tages läutete sie, ohne dass es Futter gab, und die Hunde sabberten dennoch heftig, weil sie gelernt hatten: Glocke bedeutet Fressen. Wenn der Mensch nun in seinem Bett gelernt hat, dass »Bett« Anspannung bedeutet, ist er genauso konditioniert wie der Pawlow'sche Hund. Deswegen ist es schon rein vorbeugend gut, das Bett nur zum Schlafen zu nutzen, damit sich solch ein Lerneffekt gar nicht erst einstellt.

Wenn wir das Bett eine Zeit lang auch zu anderen Tätigkeiten nutzen, etwa zum Arbeiten oder Fernsehen, lernen wir dadurch unbemerkt und peu à peu, dass das Bett nicht zum Schlafen da ist – der Beginn einer Schlafstörung.

Ein Teufelskreis zwischen Tag und Nacht

Die Gefahr ist groß, auf diese Weise in einen gefährlichen Teufelskreis zu geraten, in dem sich das Problem von ganz allein immer weiter verstärkt. Wer eine Zeit lang schlecht schläft, fühlt sich am Tag zwangsläufig müde und erschöpft. Da der Alltag aber dennoch bewältigt werden muss, ob im Beruf oder in der Familie, strengt man sich zunächst tagsüber stärker an, um das Tagespensum zu erledigen. Man spürt, dass man dies auf Dauer nicht wird durchhalten können, und bemüht sich, nachts doch einigermaßen ausreichend zu schlafen. »Ich muss doch jetzt schlafen« ist ein Gedanke, der an jedem Abend und in jeder Nacht aufkommt, in der man wach liegt. Unwillkürlich steigt die Anspannung an, man strengt sich an, um einzuschlafen, konzentriert sich mit aller Kraft darauf, und gerade deshalb muss es misslingen.

Denn Anspannung und Schlaf schließen sich gegenseitig aus. Das Einschlafen wird noch schwieriger, weil es zur Aufgabe wird, die »geschafft« werden muss. Am nächsten Abend geht man schon ängstlicher ins Bett, in sorgenvoller Erwartung, wieder nicht schlafen zu können. Und prompt – nach dem Gesetz der sich selbst erfüllenden Prophezeiung – wird es wieder nichts mit einem entspannten und erholsamen Schlaf. Das Problem verstärkt sich von Nacht zu Nacht.

Schlafstörungen bei Kindern

Kinder können die gleichen Schlafstörungen haben wie Erwachsene, jedoch sind unruhige Nächte mit Kindern nicht gleich ein Anzeichen für eine behandlungsbedürftige Schlafstörung. Der Schlaf der Kinder ist individuell so verschieden wie der von Erwachsenen. Schon bei den Kleinen gibt es Tendenzen zum Eulen- und zum Lerchentum, und es gibt Kurzschläfer und Langschläfer. Insofern sollten Sie als Eltern nicht erwarten, dass Ihr Kind eine bestimmte Schlafnorm erfüllt.

Wann zum Kinderarzt

Wichtig ist, ob das Kind unter Schlafproblemen leidet, nicht ob die Eltern leiden. Im ersten Fall sollte man das Problem immer zunächst einem Kinderarzt schildern, der auch herausfinden kann, ob eine körperliche Störung dahintersteckt. Wenn das Kind tagsüber oft sehr müde ist, sollte man der wahrscheinlich nächtlichen Ursache möglichst frühzeitig nachgehen.

Albträume und Schlafwandler

Kinder haben häufig Albträume und schrecken nachts oft hoch. Dies kann zur normalen Entwicklung gehören und ist nicht grundsätzlich bedenklich. Wenn die Albträume aber auf ein traumatisches Erlebnis zurückgehen könnten, sollten die Eltern sie ernst nehmen und Hilfe bei einem Kinderpsychotherapeuten suchen.

Wegen der Reifungsprozesse sind auch Schlafwandler bei den Kleinen viel häufiger zu finden als bei Erwachsenen. Auch dieses verliert sich später wieder. Man sollte allerdings die Schlafumgebung so weit absichern, dass dabei keine Unfälle passieren können.

Damit Kinder gut schlafen

Kinder, die möglichst früh durchschlafen, sind natürlich am bequemsten für die Eltern. Die meisten Kinder wachen aber nachts häufig auf, schlafen schwer wieder ein und suchen dann oft die Nähe der Eltern. Auch dies ist nicht besorgniserregend, kann aber durch eine stringente Schlafhygiene eingedämmt werden.

Kinder brauchen einen sehr geregelten Tagesablauf, mit regelmäßigen Schlafzeiten und Aufstehzeiten, brauchen abends Ruhe und keinen Fernseher, brauchen eine Gute-Nacht-Geschichte oder ein Gute-Nacht-Lied. Sie sollten lernen, allein einzuschlafen, damit sie es auch nachts können, nachdem sie aufgewacht sind.

Schnell verschätzt

Dabei verschätzen sich sehr viele Menschen bezüglich ihrer tatsächlichen Schlafdauer und ihrer Schlaftiefe. Manche würde es vielleicht schon ein wenig beruhigen, wenn jemand neben ihnen wachte und die Zeit stoppte, die sie tatsächlich schlafen. Denn diese objektive Schlafzeit ist sehr oft länger als die subjektiv geschätzte. Dieser Fehleinschätzung unterliegt jeder in gewisser Weise, denn unsere Wahrnehmung ist ja im Schlaf eigentlich abgeschaltet, sie kann also gar nicht so funktionieren wie im wachen Zustand.

Nachmessen hilft

Menschen mit Schlafstörungen neigen häufiger als andere dazu, ihren Schlaf als kürzer und oberflächlicher anzunehmen, als er tatsächlich ist. Das ändert an den Folgen der Schlaflosigkeit zunächst nichts, denn die Müdigkeit am Tag wird nicht deswegen nachlassen, weil man den Betroffenen sagt, dass sie gar nicht so wenig oder schlecht geschlafen haben, wie sie glauben. Das Leiden wird dadurch nicht geringer. Dennoch kann diese Information jene Menschen, die in einem Teufelskreis aus Schlafproblemen, Erschöpfung, Anspannung und wieder Schlafproblemen gefangen sind, oft einen Teil von ihrer Anspannung nehmen. Wenn sie nach einer Nacht unter ärztlicher Beobachtung in einem Schlaflabor gezeigt bekommen, dass sie viel länger und auch tiefer geschlafen haben, als sie glaubten, kann dieses Wissen beruhigend wirken und so den Schlafstörungskreislauf zumindest verlangsamen.

Fataler Fokus

Obwohl das zuweilen schwer sein mag, sollte man sich davor hüten, die eigene Schlafstörung zum Lebensinhalt zu erklären. Wir treffen in der Schlafmedizin, wie übrigens Kollegen in anderen medizinischen Disziplinen auch, immer wieder Patienten, die ihr Leben ganz auf ihr medizinisches Problem ausgerichtet haben. Die Schlafstörung ist so bedeutend und so zentral, dass das übrige Leben hinter ihr fast schon verschwindet. Sie wird prägend für das ganze Leben. Gerade Patienten, die schon jahrelang darunter leiden, fokussieren mitunter all ihre Sorgen auf dieses eine Problem. Sie glauben, dass ihr ganzes Leben besser, schöner, lebenswerter würde, wäre nur diese Schlafstörung endlich verschwunden. Zum Teil stimmt das ja auch. Die Gefahr ist aber, dass solche Menschen anderen Dingen, die sie in ihrem Leben vielleicht gern ändern wollen, zu wenig Aufmerksamkeit schenken. Sie meinen, diese anderen Veränderungen erst dann vornehmen zu können, wenn das primäre Problem erst einmal behoben wäre. Oft beobachten wir in der Schlafmedizin aber gerade das

tipp

Machen Sie Ein- und Durchschlafstörungen nicht zu Ihrem Lebensinhalt. Versuchen Sie es trotz aller Tagesmüdigkeit mit einem neuen Hobby, oder gehen Sie Dingen nach, die Sie schon immer für sich selbst entdecken wollten, etwa einer neuen Sprache, einer neuen Sportart oder Malen. Oft bessert sich das Schlafproblem dann von ganz allein.

Schlaf-Wahrnehmungsstörung

Erst durch die Entwicklung der Schlafmedizin und durch die Erfindung der Schlaflabore als Untersuchungszentren für einen gestörten Schlaf kam man auf die Spur einer recht merkwürdig anmutenden Schlafstörung: Sie kommt sehr selten vor, bei deutlich weniger als einem Prozent der Schlafgestörten, und stellt sowohl Patienten als auch Ärzte vor besondere Herausforderungen. Die Betroffenen leiden unter schlechtem Schlaf, wenn man jedoch genauer prüft, wie groß die Schwierigkeiten sind, dann stellt man fest: Die Patienten brauchen weniger als 20 Minuten, um einzuschlafen, sie schlafen länger als sechseinhalb Stunden pro Nacht und wachen in der Nacht nicht häufiger auf als Menschen mit gesundem Schlaf. Sie sind auch am Tag nicht ganz so müde wie Patienten mit einer messbaren Schlafstörung, etwa bei Insomnie. Als man dies zum ersten Mal beobachtete, hielt man die Patienten für Simulanten, doch das stellte sich als Fehler heraus. Heute weiß man, dass sie unter einer Schlaf-Wahrnehmungsstörung leiden. Sie sind wirklich davon überzeugt, dass ihr Schlaf nicht in Ordnung ist. Dahinter stecken oft Probleme im Privatleben oder im Beruf, die die Betroffenen nicht als Ursache einordnen können. Sie stellen nur fest, dass sie sehr stark belastet sind, und beziehen diese Probleme aus anderen Lebensbereichen auf den Schlaf. Doch die Ursache liegt nicht dort, und der erste Schritt auf dem Weg zur Hilfe ist dann, auf die zugrunde liegenden Probleme aufmerksam zu machen und diese zu bereinigen.

Gegenteil. Patienten, die es schaffen, ihr übriges Leben zu ordnen, tun sich auch leichter, ihre Schlafstörung loszuwerden. Möglicherweise liegt das daran, dass die Fixierung auf den Schlaf nachlässt. Anderes wird zeitweilig wichtiger als der eigene Schlaf, und siehe da: Er bessert sich plötzlich, ganz von allein, gerade weil man ihm weniger Aufmerksamkeit zuteilwerden ließ.

Unbemerkter Schlafmangel

Mehrere hunderttausend Menschen in Deutschland haben genau das umgekehrte Problem: Sie haben eine Schlafstörung, ohne es selbst zu merken. Na, dann ist ja alles in Ordnung, möchte man meinen. Wo kein Leiden, da auch keine Krankheit, oder nicht? Leider stimmt das so nicht. Denn Menschen mit dem so genannten Schlafmangelsyndrom haben durchaus ein Problem. Sie sind tagsüber weitaus weniger fit, als sie sein könnten, sie werden in monotonen Situationen oft von einer bleiernen Müdigkeit überfallen, der sie kaum widerstehen können. Am Wochenende oder im Urlaub wollen sie nur eines: schlafen, schlafen und nochmals schlafen. Wenn dann aber der Partner oder die Partnerin darauf drängt, etwas zu unternehmen, weil man ja nun endlich dafür Zeit habe, steht das hausgemachte Beziehungsproblem schon vor der Tür. Dabei ist die Ursache der übermäßigen Müdigkeit meistens denkbar simpel: Diese Menschen schlafen zu wenig.

Raubbau am eigenen Körper

Obwohl die Schlafmedizin hierüber keine Zahlen hat, weil diese Menschen ja keinen Leidensdruck verspüren und sie sich deswegen selten aus eigenem Antrieb in helfende Hände begeben, wissen wir aus zahlreichen eigenen Beobachtungen, dass es nicht wenige Menschen gibt, die mehr oder we-

Mehrere hunderttausend Menschen haben hierzulande eine Schlafstörung, ohne es selbst zu merken. Sie meinen, mit wenig Schlaf auszukommen, doch das Gegenteil ist der Fall. Auf Dauer führt das nicht nur zu bleierner Müdigkeit, sondern im schlimmsten Fall zum Burn-out-Syndrom.

niger bewusst Raubbau an ihrem Schlaf treiben. Dazu gehören zum Beispiel beruflich sehr engagierte Menschen, oft kreative Freiberufler oder Angestellte in Führungspositionen oder berufstätige Mütter. Auch Politiker ab einer gewissen Machtposition neigen zu einer solchen permanenten Selbstausbeutung. Sie arbeiten häufig bis in die Nacht hinein, stehen aber am nächsten Morgen wieder früh auf, weil ihr Umfeld und sie selbst das von sich verlangen. Sie behaupten, mit extrem wenig Schlaf auszukommen, und das Fehlende spielend in kleinen Tagespausen aufzuholen, etwa auf Reisen, im Flugzeug oder in der Bahn. Das trifft aber keineswegs zu, sondern sie nehmen sehr wohl Schaden. Nicht nur Müdigkeit am Tag ist die Folge, mit der Zeit lässt auch die Leistungsfähigkeit nach, Gereiztheit stellt sich ein, und am Ende kann sogar ein Burn-out-Syndrom daraus werden. Auch diese Menschen haben eine Schlafstörung, und zwar eine mutwillig verursachte.

Während erwachsene Menschen diesbezüglich eigenverantwortlich handeln sollten, sind Eltern in einer besonderen

Pflicht gegenüber ihren Kindern (siehe Seite 342 bis 345). Diese Art von Schlafstörung trifft nämlich auch ganz junge Patienten, die abends öfter überdreht sind. Sie gehen abends zu spät ins Bett, müssen morgens zur Schule wieder aufstehen und laufen dadurch schnell Gefahr, in eine solche Schlafstörung hineinzugeraten.

Rätselhafte Müdigkeit

Bei jedem zehnten Menschen, der tagsüber unter großer Müdigkeit leidet, findet man trotz heftigen Nachforschens keine Ursache. Die Betroffenen schlafen leicht ein und liegen nachts nicht wach, sie haben keine Schlafapnoe, keine Narkolepsie und kein Syndrom der unruhigen Beine (siehe Seite 365 und 371), außerdem einen normalen Schlaf-wach-Rhythmus und eine robuste Gesundheit. Sie schlafen nachts sogar oft sehr lang, trotzdem kommen sie morgens kaum aus den Federn. Es vergeht viel Zeit, bevor sie richtig wach werden, und tagsüber fühlen sie sich nicht fit. Manchmal schlafen sie sogar am Tag unfreiwillig ein, im Zug, im Bus oder in der Vorlesung.

Ein Phänomen der Pubertät

Was hinter dieser anscheinend unbegründeten Müdigkeit steckt, ist auch der Schlafmedizin oftmals noch ein Rätsel. Aber wir wissen, dass es vorkommen kann, auch ohne Erkrankung als Auslöser. Die mysteriöse Schläfrigkeit tritt hauptsächlich im Winter und besonders bei Jugendlichen im Alter zwischen 15 und 25 Jahren auf. Die Eltern geben meist verspätetem Zu-Bett-Gehen die Schuld. Das muss aber nicht der Grund sein. Offenbar verursachen hier Wachstum und Reifung in dieser Lebensphase ein übermäßig großes Schlafbedürfnis. Da die Ursache noch ungeklärt ist, orientiert sich die Behandlung hier nur an den Symptome: Immerhin helfen die Methoden der Schlafhygiene oder wachheitsfördernde Medikamente.

tipp Bei länger als sechs Monate dauerndem, zu großem Schlafbedürfnis ist eine Untersuchung im Schlaflabor notwendig. Vorher sollte abgeklärt werden, ob eine körperliche oder psychische Ursache dahintersteckt. Meist ist dann schon Schlafhygiene (siehe Seite 275 bis 345) hilfreich, erst in schweren Fällen sind Medikamente vonnöten.

Nachts stockt der Atem: Schlafapnoe

Zwölf Millionen Deutsche leiden unter einer deutlichen Müdigkeit am Tag. Die meisten sind zumindest zeitweise davon betroffen. Bei einem Drittel von ihnen ist die Ursache ein Phänomen, das man selbst gar nicht erkennen kann, denn es tritt mitten im Schlaf auf. Selten wachen die Betroffenen darüber auf. Manchmal erinnern sie sich morgens an nächtliche Erstickungsgefühle, manchmal erwachen sie auch mit einem sehr trockenen Hals, sind stark verschwitzt oder haben morgens Kopfschmerzen. Weil die Störung selbst recht wenig bekannt ist und diese Symptome recht unspezifisch sind, führen die Betroffenen sie oft auf andere Ursachen zurück oder können sie sich überhaupt nicht erklären. Wenn sie nicht allein schlafen, wird das Problem dennoch meist rasch und früh erkannt, und zwar vom Partner. Trotzdem dauert es manchmal gefährlich lange, bis die richtige Diagnose gestellt wird.

Alarmglocke für den Bettnachbarn

Es beginnt mit normalem Schnarchen. Innerlich ruhig, doch äußerlich laut atmet der Schlafende deutlich vernehmbar ein und aus und ein und aus und – plötzlich nicht mehr ein. Sekundenlang stockt der Atem, um anschließend umso lauter wieder einzusetzen. Der erschrockene Bettnachbar ist zunächst erleichtert, dass der Lebenspartner nebenan nicht gerade einen Herzstillstand erlitten hat und offenbar sehr le-

Zwölf Millionen Deutsche leiden unter einer deutlichen Müdigkeit am Tag. Die meisten sind zumindest zeitweise davon betroffen. Bei einem Drittel von ihnen ist Schlafapnoe die Ursache.

bendig weiterschnarcht. Doch nach einiger Zeit setzt der Atem wieder aus. Wieder sekundenlanges Warten, dann ein lautes, hastiges Einatmen. Am nächsten Morgen weiß der darauf Angesprochene nichts davon. Wie sollte er auch, wenn er schon sein Schnarchen nicht bemerkt?

Steigerung des Schnarchens

Was da geschehen ist, ist nichts weiter als eine Steigerung des Schnarchens. Durch die Atembewegung des Zwerchfells und des Brustkorbs entsteht ein Unterdruck, der die Luft in die Lunge treibt. Dieser Unterdruck zieht auch die Luftwege leicht zusammen. Wenn das Gewebe um die Luftwege sehr weich ist, fängt es an zu vibrieren, und der Schlafende schnarcht. Ist der Atemweg nun recht eng und sind die Schlund- und Rachenmuskeln sehr entspannt, dann vibriert das weiche Gewebe rund um die Atemwege oft nicht nur wie beim Schnarchen, sondern fällt völlig zusammen, so wie ein zu weicher Gummischlauch, an dem plötzlich Luft angesogen wird. Ist dort eine Stelle schon verengt, kann durch den Unterdruck der Schlauch an dieser Stelle völlig zusammengezogen werden.

Lebensrettender Reflex

Geschieht das an den Atemwegen, strömt zunächst wegen des Verschlusses keine Luft mehr durch. Es kommt zu einem Atemstillstand. Die Atemmuskeln im Bauch versuchen unwillkürlich, das Hindernis in den oberen Luftwegen zu überwinden, und verstärken ihre Anstrengungen, Luft einzusaugen, was den Unterdruck nur noch vergrößert. Nach einiger Zeit kommt es aber zu einem lebensrettenden Reflex mit kurzem Aufwachen, bei dem die Blockierung der Atemwege explosionsartig aufgehoben wird – der Schlafende kann wieder einatmen. Es besteht keine Gefahr, dass er erstickt, denn der Reflex arbeitet sehr zuverlässig nach einem biochemischen Mechanismus, der durch den Unterdruck und durch den Kohlendioxid-Anstieg ausgelöst wird. Mediziner nennen diese Störung eine Schlafapnoe. Möglicherweise treffen die Symptome aber nicht alle genau so zu. Bei selteneren Formen setzt die Atmung auch aus, ohne dass die Luftwege verschlossen sind. Dann kommt es sogar ohne Schnarchen zu den befürchteten Atemstillständen. Dies kann durch eine Fehlsteuerung im Gehirn, aber auch durch eine Herzmuskelschwäche mit verlangsamtem Blutkreislauf ausgelöst werden.

Risikofaktor Übergewicht und Alkohol

Im Anschluss an dieses Kapitel finden Sie einen Fragebogen, der Ihnen und Ihrem Partner helfen kann herauszufinden, ob Sie vielleicht zu den vier Millionen Menschen in Deutschland gehören, die an einer Schlafapnoe leiden. Wenn ja, sind Sie sehr wahrscheinlich ein Mann. Die Schlafapnoe ist bei Männern bis zu zehnmal häufiger als bei Frauen, vermutlich wegen der unterschiedlichen Anatomie der Atemwege. Raucher leiden häufiger darunter als Nichtraucher. Menschen mit einer erschwerten Nasenatmung oder mit Bluthochdruck sind stärker betroffen, außerdem Übergewichtige, die schwerer atmen und allein schon dadurch Gefahr laufen, einen Atemstillstand zu erleiden. Bei ihnen lagert sich das übermäßige Körperfett nicht zuletzt auch rund um den Rachenraum ab, sodass die Atemwege enger sind als bei Normalgewichtigen und sie eher schnarchen. Ein weiterer Risikofaktor ist jede Art und jede Menge von Alkohol, der die Atemmuskulatur entspannt und damit das normale Schnarchen fördert, aber auch Atemstillstände begünstigt.

Übergewichtige atmen schwerer und laufen allein schon dadurch Gefahr, einen Atemstillstand zu erleiden: Bei ihnen lagert sich das übermäßige Körperfett rund um den Rachenraum ab, sodass die Atemwege enger sind als bei Normalgewichtigen und sie eher schnarchen.

Schwierige Erholung

Die Atemstillstände selbst sind weniger das Problem, die Folgen aber können dem Betroffenen schwer zu schaffen machen. Wer nicht atmet, bekommt keinen Sauerstoff. Das Blut ist mit Sauerstoff unterversorgt, das Gehirn bemerkt den Sauerstoffmangel und registriert eine Notsituation. Sofort tritt der körpereigene Notfallplan in Kraft, ohne dass der Betroffene davon aufwachen muss. Als Reaktion auf den Alarm aktiviert das zentrale Nervensystem auch die Atmung. Diese lebensrettende Unterbrecherfunktion stört aber auch den Schlaf, der Schlafende erholt sich nicht ausreichend: Durch das heftige Not-Einatmen schwankt der Puls, das Herz kommt aus dem Takt, der Blutdruck saust hinauf und hinunter, und die Muskeln wechseln zwischen Entspannung und Anspannung. So kann sich niemand nachts vernünftig erholen. Der Schlaf kann sich nicht in seinem natürlichen Rhythmus zwischen Leicht- und Tiefschlafphasen bewegen, sondern wird ständig unterbrochen. Manchmal findet der Schlafende durch die andauernden Lebensrettungsaktionen seines Körpers gar nicht mehr in den Tiefschlaf oder in dem Traumschlaf.

Tagsüber müde

Kein Wunder, dass die Patienten tagsüber nicht mehr so leistungsfähig sind wie zuvor. Außerdem laufen sie Gefahr, in monotonen Situationen tagsüber einzuschlafen. Am Steuer zum Beispiel kann das sehr schnell lebensgefährlich werden. Insofern birgt die Schlafapnoe, auch wenn man nicht zwangsläufig daran erstickt, dennoch ein sehr hohes Risiko in sich.

Gefährlich für Herz und Hirn

Mittelfristig steigt zudem das Risiko von Folgeerkrankungen an. Als Reaktion auf die Atempausen verdickt sich nämlich das Blut, und der Sauerstoffbedarf nimmt zu. Um mehr Sauerstoff zu fördern, steigen Puls und Blutdruck. Sobald nach

info

In extremen Fällen sind bis zu 500 Atemstillstände pro Nacht gemessen worden, die jeweils bis zu zwei Minuten anhalten können. Solche Patienten können mitunter nur zwei- oder dreimal normal atmen, bevor sie wieder den nächsten Stillstand erleiden. Aber auch wenn es bei weitem nicht so schlimm kommen muss: Ab fünf Atemstillständen pro Stunde von mehr als zehn Sekunden Dauer sollte man ärztliche Hilfe suchen.

dem Atemstillstand wieder genügend Sauerstoff im Blut vorhanden ist, fallen diese Werte wieder ab, um beim nächsten Mal erneut anzusteigen. Dieses ständige Auf und Ab von Puls und Blutdruck belastet zusätzlich das Herz und die Blutgefäße, es kommt zu einem chronischen Bluthochdruck. Patienten mit schweren Formen der Schlafapnoe erleiden doppelt so oft Schlaganfälle und Herzinfarkte, und ohne Behandlung verkürzt sich ihre Lebenserwartung um bis zu zehn Jahre. Doch damit nicht genug: Bei jedem Atemstillstand kommt es zu kleinen Hirndurchblutungsstörungen, und im Lauf der Zeit lassen auch die geistigen Funktionen nach.

Patienten mit schweren Formen der Schlafapnoe erleiden doppelt so oft Schlaganfälle und Herzinfarkte, und ohne Behandlung verkürzt sich ihre Lebenserwartung um bis zu zehn Jahre.

Ruhelose Beine

Übergroße Müdigkeit am Tage kann auch eine höchst merkwürdige Ursache haben, die ganz unglaublich klingt, aber dennoch sehr oft anzutreffen ist. Ärzte schätzen, dass bis zu zehn Prozent der Deutschen mit dieser bizarren Störung belastet sind, das wären vier Millionen Menschen. Genau weiß man es freilich nicht, denn es gibt eine sehr hohe Dunkelziffer. Die meisten Betroffenen haben zunächst wegen vermeintlicher Venenprobleme oder anderer Schmerzen in den Beinen einen Arzt aufgesucht, und nicht wenige haben eine Odyssee von Arzt zu Arzt hinter sich, bis endlich einer den Verdacht auf die wahre Ursache der Probleme äußert.

Dabei sind die Symptome ziemlich eindeutig: Sobald man sich ins Bett legt und langsam zur Ruhe kommt, werden die Beine lebendig. Sie kribbeln, als würden Ameisen darüber laufen, manchmal verkrampfen sich die Muskeln, die Beine beginnen zu schmerzen, bis sie wieder bewegt werden. Manche Menschen stehen dann auf, gehen ein wenig herum, und sofort verschwindet das unangenehme Gefühl. Doch kaum liegen die Beine wieder unter der Decke, geht es von neuem los. Es dauert lange, bis man endlich einschlafen kann. Mitten in der Nacht erwacht man mit Schmerzen, Kribbeln, Brennen oder Unruhe in den Beinen und findet nur dann Linderung, wenn man die Beine bewegt. Erst gegen morgen klingen die Beschwerden dann ab. Kein Wunder, dass solche

Nächte nicht mehr ausreichend Erholung bieten. Die Diagnose ist so einfach wie unbefriedigend: Diese Menschen leiden unter dem Restless-Legs-Syndrom, dem Syndrom der unruhigen Beine, abgekürzt RLS.

Vergleichbares wie das Syndrom der unruhigen Beine gibt es auch in den Armen, wenn auch sehr viel seltener. Außerdem existiert eine Variante, bei der die Betroffenen keine Schmerzen haben, aber ihre Beine, Füße oder auch nur die Zehen in der Nacht rhythmisch bewegen. Manchmal merken sie nichts davon, spüren aber am nächsten Tag eine übergroße Müdigkeit.

Wie bei allen Krankheiten, die »Syndrom« genannt werden, weiß die Medizin auch hier nichts Genaues über die Ursachen. So versteht man auch noch nicht, warum gerade schwangere Frauen öfter darunter leiden, warum Dialysepatienten, deren Nieren nicht mehr ausreichend arbeiten, und warum Patienten mit Eisenmangel häufiger ruhelose Beine beklagen. Familiär vorbelastete Menschen sind ebenfalls stärker betroffen, was auf eine genetische Beteiligung an der Krankheitsentstehung hinweist, die aber auch nur einen kleinen Teil der Ursachen ausmachen kann.

Ein fehlender Botenstoff als Ursache

Man vermutete aber, dass die Krankheit im Gehirn liegt. Möglicherweise besteht ein Mangel des Botenstoffs Dopamin. Dafür spricht, dass Medikamente, die das Dopaminangebot im Gehirn vermehren, die Beschwerden zumindest vorübergehend beseitigen, wenn sie die Krankheit auch nicht heilen können. Trotz dieser Unsicherheit ist vielen Patienten schon damit geholfen, dass ihre Beschwerden einen Namen haben und man endlich weiß, in welche Richtung eine sinnvolle Behandlung gehen kann. Da sich die Erkrankung nur ganz selten von alleine wieder bessert, sollte man auf jeden Fall einen Arzt aufsuchen, wenn der Verdacht auf RLS aufkommt. Auf Seite 396 finden Sie einen Fragebogen, der Ihnen herauszufinden hilft, ob Sie an einem solchen Syndrom leiden.

Wenn das Kribbeln oder die Krämpfe nur ab und zu auftreten, kann auch ein Magnesiummangel dahinterstecken, der nach sportlicher Betätigung auftreten kann, was aber nichts mit dem RLS-Syndrom zu tun hat. Dann helfen schon Magnesiumpräparate.

Hilfreich gegen das Syndrom der unruhigen Beine sind Arzneimittel, die den Stoffwechsel des Botenstoffs Dopamin regulieren und zumindest die Beschwerden lindern, wenn sie die Krankheit auch nicht heilen können.

Schlaf-Rhythmus-Störungen

Auch Menschen, die genug schlafen, können Schlafstörungen haben. Dann nämlich, wenn sie ein innerer Drang oder ein äußerer Zwang nicht zu der Zeit schlafen lässt, wenn es eigentlich angebracht wäre. Sie leben entgegen ihrem biologischen Tag-Nacht-Rhythmus oder entgegen unserem gesellschaftlichen Rhythmus und bekommen oft genug Probleme dadurch. Wir Schlafforscher haben drei unterschiedliche Phänomene beobachtet, die zu dieser veränderten Schlafwach-Rhythmik führen:

- Die innere Uhr geht vor,
- die innere Uhr geht nach oder
- die Schlaf-wach-Muster haben gar keinen Rhythmus mehr.

Wenn die innere Uhr vorgeht

Bei älteren Menschen ist ein vorverlagerter Schlaf relativ weit verbreitet, sie werden mitunter zu »Über-Lerchen«, werden abends um 19 Uhr todmüde und gehen, da ihr Tagwerk vollbracht ist, oft schon um 20 Uhr schlafen (siehe Seite 184). Da ältere Menschen aber auch nachts weniger Schlaf brauchen als junge, haben sie dann mitten in der Nacht ausgeschlafen. Spätestens um 3 Uhr wachen sie auf und könnten aufstehen, wenn sie nur wüssten, wozu. Alle Welt schläft noch, man will niemanden wecken, also bleibt man im Bett

Auch Menschen, die genug schlafen, können Schlafstörungen haben. Dann nämlich, wenn sie ein innerer Drang oder ein äußerer Zwang nicht zu der Zeit schlafen lässt, wenn es eigentlich angebracht wäre. Sie leben entgegen ihrem biologischen Tag-Nacht-Rhythmus.

und versucht, noch einmal zu schlafen, obwohl man das gar nicht müsste. Manchmal gelingt es, doch wenig später erwacht man wieder, und es ist immer noch sehr früh. Im Sommer fühlt man sich mit dem Zwitschern der Vögel zumindest im Rhythmus der Natur, wenn auch die meisten Menschen immer noch schlafen. Im Winter jedoch ist morgens um fünf noch alles totenstill, wenn man nicht gerade an einer Hauptverkehrsstraße wohnt, was soll man also schon so früh mit dem Tag anfangen?

Menschen, denen es so ergeht, leben im Grunde gemäß ihrem biologischen Tag-Nacht-Rhythmus. Rein körperlich bekommen sie dadurch keine Probleme. Dennoch leiden sie unter ihrem Frühschlaf, weil sie sich selbst nicht im sozialen Einklang mit der Welt empfinden. Eine behandlungsbedürftige Schlafstörung entsteht aber dann, wenn die Betroffenen versuchen, entgegen ihrem inneren Bedürfnis nach den gesellschaftlich üblichen Schlafzeiten zu leben. Da sie ihre innere Uhr weiterhin um 3 Uhr weckt, erleben sie das als eine bestimmte Form der Insomnie und leiden unter ihrem frühmorgendlichen Erwachen.

Die Grenze, wann die Schlafunregelmäßigkeit zu einer behandlungsbedürftigen Schlafstörung wird, ist hier wie bei vielen psychischen Erkrankungen fließend. Entscheidend ist jedoch das subjektive Empfinden und die Beeinträchtigung am Tag.

Diese Störung unterstützen zudem die meisten Altenheime und Krankenhäuser, indem dort oft schon um 17 Uhr nachmittags das Abendessen gereicht wird, was der weiteren Vorverschiebung des Schlafes noch Vorschub leistet.

Hinter beidem, dem vorgezogenen und dem verzögerten Schlaf, steckt eine Verschiebung der inneren Uhr. Es nützt dann nichts, die Betroffenen an ihren guten Willen zu erinnern, denn willentlich ist das alles nur begrenzt beeinflussbar.

Wenn die innere Uhr nachgeht

Genau das Gegenteil gibt es auch, tendenziell aber eher in jungen Jahren. Die ideale Schlafenszeit für extreme Eulen (siehe Seite 174) kann bei einer Uhrzeit liegen, zu der die extremen Lerchen schon wieder aufstehen könnten, gegen 3 Uhr. Entsprechend spät wachen die Menschen mit dem verzögerten Schlaf auf, oft ist es dann schon später Vormittag. Bis sie richtig auf Touren kommen, wird es 13 Uhr, da beginnt bei den anderen gerade das Mittagstief. In welches Arbeitsleben lässt sich ein solcher Tagesrhythmus integrieren?

Ein Angestellten-Dasein ist so kaum realisierbar. Wer nicht gerade Bühnenkünstler oder Musiker ist und entsprechend spät arbeitet, oder Schriftsteller, der seinen Arbeitsrhythmus selbst bestimmt, muss fast immer nach Vorgaben leben, die dieser Natur zuwiderlaufen. Man geht also abends um Mitternacht ins Bett, um am nächsten Morgen halbwegs ausgeschlafen zu sein, und liegt hellwach da – kein Wunder, dass die Schlafstörung nicht lange auf sich warten lässt. Denn eine entsprechende Uhrzeit für den Durchschnittsmenschen wäre um 20 Uhr. Können Sie da schlafen? Ich auch nicht.

Hinter beidem, dem vorgezogenen und dem verzögerten Schlaf, steckt eine Verschiebung der inneren Uhr. Sie wird nicht wie bei der Mehrheit der Menschen durch den Tag- und Nacht-Wechsel so justiert, dass sich zwischen 22 und 24 Uhr abends Schläfrigkeit einstellt, sondern sie geht um einen gewissen Betrag vor oder nach. Die Justierung selbst arbeitet dennoch genau, was daran zu erkennen ist, dass sie sich auf den 24-Stunden-Tag einstellt. Die Betroffenen gehen ja nicht jeden Tag noch ein wenig früher oder später schlafen. Aber ihre persönliche Schlafenszeit ist deutlich verschoben. Es nützt übrigens nichts, die Betroffenen an ihren guten Willen zu erinnern, denn willentlich ist das alles nur begrenzt beeinflussbar.

Schlaf in Etappen

Ein drittes Phänomen, bei dem die innere Uhr fehlerhaft arbeitet, ist das unregelmäßige Schlaf-wach-Muster, bei dem die Betroffenen nicht »eine einzige Nacht« erleben in dem

Sinn, dass sie pro Tag eine Haupt-Schlafzeit erleben, sondern sie haben pro Tag »mehrere Nächte«. Sie schlafen in Etappen in der Nacht und am Tag zu unregelmäßigen Zeiten. Eine solche Art der Schlafstörung kann bei ansonsten gesunden Menschen auftreten, häufiger findet man sie aber bei älteren, bei Patienten mit einer Depression, und sehr ausgeprägt bei Alzheimer-Kranken. Offenbar ist ihre innere Uhr wegen des allgemeinen Nervenzellen-Abbaus im Gehirn nicht mehr in der Lage, Schlafen und Wachen zu steuern.

Der Tribut des Berufsalltags

Es muss aber nicht unbedingt eine innere Ursache haben, wenn Schlafen und Wachen aus dem Takt geraten. Nach Fernflügen mit der entsprechenden Zeitverschiebung haben auch Gesunde einen Jetlag, vorübergehende Schlafprobleme, bis sich die innere Uhr auf den verschobenen Wechsel von hell und dunkel eingestellt hat. Je nach Entfernung und der Zahl der Stunden, um die sich die innere Uhr verstellen muss, kann das mehrere Tage dauern. Der Körper verkraftet das kurzfristig problemlos, wenn man es ihm nicht allzu oft zumutet. Wer jedoch ständig zwischen Ost und West auf Reisen ist und jahrelang so lebt, der überfordert auf Dauer die Flexibilität seiner inneren Uhr und riskiert, dass sie eines Tages auch ohne Fernflug ins Stolpern gerät. Dann kann sich eine Insomnie einstellen, die der Betroffene durch unentwegtes Verstellen der inneren Uhr selbst von langer Hand vorbereitet hat.

Ebenso schädlich ist es, die innere Uhr permanent zu ignorieren, etwa bedingt durch Schichtarbeit. Probleme mit der

Konzentration oder der psychischen Verfassung stellen sich bei Menschen im Schichtbetrieb meist schnell ein, und wenn bestimmte Regeln nicht beachtet werden oder eine Veranlagung dazukommt, kann schnell eine behandlungsbedürftige Schlafstörung daraus entstehen.

Es muss nicht unbedingt eine innere Ursache haben, wenn Schlafen und Wachen aus dem Takt geraten. Wer ständig zwischen Ost und West auf Reisen ist und jahrelang so lebt, der riskiert, dass sich eine Insomnie einstellt, die er durch unentwegtes Verstellen der inneren Uhr selbst von langer Hand vorbereitet hat.

Schlafattacken am Tag – die Narkolepsie

In einem Konferenzraum sitzt ein Dutzend Leute um einen großen runden Tisch. Die Besprechung dauert schon zwei Stunden, die Luft wird schlechter und ein Ende ist nicht abzusehen. Plötzlich, mitten in der Diskussion, sinkt einem der Teilnehmer der Kopf auf den Tisch. Offensichtlich ist er eingeschlafen. Manche sehen peinlich berührt zur Seite, ein Tischnachbar versucht ihn diskret zu wecken – erfolglos. Einige Minuten lang sieht man geflissentlich darüber hinweg, schließlich schaut aber doch jeder hin, und der Konferenzleiter fühlt sich bemüßigt, den Schlafenden anzusprechen. Der erwacht, steht nach anfänglichem Erröten auf und gibt der staunenden Runde souverän bekannt: Entschuldigen Sie, liebe Kollegen, ich leide unter einer Narkolepsie. Abgesehen davon, dass er sich in der nächsten Kaffeepause einer Flut von Fragen unkundiger Kollegen ausgesetzt sieht, ist ihm nichts geschehen. Überfällt ihn eine solche Schlafattacke aber am Steuer seines Autos, kann es für ihn und die übrigen Verkehrsteilnehmer lebensgefährlich werden.

Riskant: Schlafanfälle in jeder Lebenslage

Das Tückische an der Narkolepsie ist, dass die Betroffenen ihrer überfallartigen Müdigkeit nicht widerstehen können. Sie schlafen tagsüber einfach ein, nicht nur im Sitzen oder

Nicht nur im Sitzen oder Liegen, sondern auch im Stehen, beim Gehen und sogar mitten im Gespräch schlafen Narkoleptiker ein. Mit Langeweile oder Erschöpfung hat das nichts zu tun.

Liegen, sondern auch im Stehen, beim Gehen und sogar mitten im Gespräch. Mit Langeweile oder Erschöpfung hat das nichts zu tun. Die Schlafattacken kommen einmal oder mehrmals am Tag aus heiterem Himmel und lassen sich willentlich nicht beeinflussen.

Außer an solchen Schlafanfällen leiden Narkolepsie-Kranke an einer bizarren Art von Muskellähmung: Besonders in sehr emotionalen Situationen mit starker Freude, Angst oder Überraschung fällt ihre Muskelspannung plötzlich zusammen. Das kann von einem flüchtigen »Entgleisen« der Gesichtszüge bis zu einer kompletten Lähmung des ganzen Körpers gehen, bei der die Betroffenen zu Boden gleiten oder stürzen können. In diesem Zustand sind sie dennoch vollkommen wach und bei vollem Bewusstsein. Binnen Sekunden, höchstens nach wenigen Minuten ist der Spuk vorbei, doch da kann der Unfall schon passiert sein. Treten solche Attacken auf, wenn der Betroffene auf dem Fahrrad oder im Auto unterwegs ist oder gerade in den Bus steigt, wird es sehr schnell sehr gefährlich. Das Risiko von Stürzen und Unfällen aller Art ist bei solchen Narkoleptikern, wie sie die Mediziner nennen, außerordentlich groß.

Außerdem hat diese Krankheit noch eine unangenehme Begleiterscheinung: Tagsüber oder abends beim normalen Einschlafen sehen die Menschen plötzlich Bilder vor ihrem inneren Auge, haben Halluzinationen und Sinnestäuschungen, die sehr beunruhigend sein können. Zudem leisten die Patienten weniger in ihrem Alltag, was zu Schwierigkeiten im Beruf oder in der Schule führen kann.

Genetische Vorbelastung

Die Ursache der Narkolepsie ist erst seit kurzem bekannt: Bei den Betroffenen fehlt ein bestimmter Botenstoff im Gehirn, dessen Aufgabe es ist, Schlafen und Wachen in einem regelmäßigen Rhythmus ablaufen zu lassen. Vermutlich durch eine fehlgesteuerte Immunreaktion werden die Körperzellen, die den Botenstoff herstellen, im Lauf des Lebens eines angehenden Narkoleptikers zerstört und können dadurch den Botenstoff nicht mehr produzieren. Dann aber arbeiten verschiedene Gehirnbereiche, die mit der Regulation von Schlafen und Wachen zu tun haben, unkoordiniert nebeneinander, wie ein Orchester ohne Dirigent.

Wie dieses Problem letztlich zu den Schlaf- und Lähmungsattacken führt, weiß man noch nicht, ebensowenig hat man herausgefunden, was das Immunsystem dazu bringt, die Zellen anzugreifen, die den Botenstoff herstellen. Aus statistischen Beobachtungen ist aber klar, dass es eine familiäre Belastung gibt, dass also Erbfaktoren eine Rolle spielen, dass aber ebenso Umweltfaktoren mit hineinspielen. Immerhin kennt die Medizin in der Zwischenzeit eine Reihe von Risikofaktoren, die die Gefahr eines Ausbruchs anscheinend erhöhen: Stress, Schichtarbeit oder anderweitig bedingte unregelmäßige Schlafzeiten, Übergewicht, Kopfverletzungen und möglicherweise auch Infektionen. Bestimmte Ereignisse können eine akute Attacke auslösen, etwa besonders belastende oder aufregende Situationen mit Stress oder großen Gefühlen, seien sie nun angenehm oder unangenehm.

tipp Unter den Narkoleptikern hat sich eine agile Selbsthilfegemeinschaft gebildet, die Informationen und Tipps auch im Internet anbietet (www.dng-ev.org) und ihre Mitgliederzeitschrift humorvoll »Der Wecker« getauft hat.

Unpassend: Wenn Betroffene im schönsten Flirt einschlafen

So passiert es, dass Narkoleptiker mitten im Streit einschlafen, was aus der Sicht eines nicht Betroffenen keine schlechte Methode ist, um selbigen zu beenden; sie schlafen aber mitunter auch mitten im schönsten Flirt ein, gerade weil er so aufregend ist. Dann allerdings können die Folgen fatal sein, denn welcher uneingeweihte Partner verzeiht das schon? Im Lauf der Jahre lernen die meisten Patienten aber ihre ganz persönlichen Schlaf-Faktoren kennen und können so Anfälle zu ungünstigen Zeiten zumindest vorhersehen und die schlimmsten Folgen vermeiden. Da die wenigsten Menschen diese Krankheit kennen, ist es für Patienten wichtig,

Schlafstörungen im Alter

Im Alter nehmen die Gesundheitsprobleme zu, leider auch viele Schlafstörungen. Das gilt vor allen Dingen für die Schlafapnoe und das Syndrom der unruhigen Beine. Manche Schlafstörungen entstehen aber auch sekundär, als Folge anderer Erkrankungen.

Wer Schmerzen hat, kann nicht gut schlafen, weshalb eine konsequente Schmerzbehandlung dann sehr wichtig ist. Auch Stoffwechselerkrankungen wie Schilddrüsenfunktionsstörungen oder Diabetes können durch die Hormonenwirkung, durch Schmerzen oder Harndrang dazu führen, dass man häufiger aus dem Schlaf erwacht. Auch Depressionen sind im Alter häufiger, die sehr oft mit Schlafstörungen einhergehen.

Ältere Menschen müssen nachts häufiger zur Toilette, vor allem Männer, denen die gutartig vergrößerte Prostata auf die Harnblase drückt. Wer auf diese Weise zu häufig aus dem Schlaf gerissen wird, entwickelt in der Folge leicht eine echte Durchschlafstörung.

Weitere Quellen für Schlafstörungen bei älteren Menschen sind Medikamente. Zahlreiche Arzneimittel wirken sich auf den Schlaf aus, vor allem auch Beruhigungs- und Schlafmittel. Gerade im Alter tritt mitunter das Phänomen der paradoxen Reaktion auf: Dabei wirken die Mittel genau umgekehrt, wie sie eigentlich sollen und machen unruhig. Wer das feststellt, sollte sofort den Arzt konsultieren.

Freunde, Bekannte und Kollegen darüber aufzuklären, damit sie mithelfen können, riskante Attacken abzufangen. Es hilft auch, tagsüber kleine Nickerchen einzuplanen, um die Zahl der Schlafattacken zu verringern und sich mit anregenden Getränken wie Kaffee oder Tee oder mit koffeinhaltigen Medikamenten ein wenig aufzuputschen, wenn man eine Attacke aufschieben möchte. In der Schlafmedizin kennt man inzwischen zwei Gruppen von Medikamenten, die den Traumschlaf unterdrücken und gegen bestimmte Symptome wie die Lähmung wirken. Tagsüber helfen antriebssteigernde Medikamente, wach zu bleiben. Hilfreich sind außerdem feste Schlafregeln, deren Einhaltung für ausreichenden Schlaf sorgt.

Nacht-Aktivitäten

Bisher war immer von Schlafstörungen die Rede, bei denen man zu wenig, zu viel oder zur falschen Zeit schläft. Zusätzlich gibt es auch noch jene, die unter einer schlafgebundenen Störung leiden. Diese Phänomene kommen daher, dass die Betroffenen an der Schwelle zwischen Schlaf und nächtlichem Erwachen plötzlich aktiver werden, als das gemeinhin der Fall ist, oder weil am Übergang von einem Schlafstadium zum nächsten etwas aus dem Ruder läuft. Teile des Gehirns wachen auf, das zentrale Nervensystem wird aktiv und schickt seine Aktivitätssignale in den Körper aus. Wenn sie an der Muskulatur ankommen, beginnen die Schlafenden mit Bewegungen, ohne etwas davon zu merken, denn das Bewusstsein schläft weiter tief und fest. Die Rede ist von Albträumen und Angst, vom Zähneknirschen und vom Schlafwandeln.

Sprechen im Schlaf

In diese Reihe gehört auch das Sprechen im Schlaf, ein harmloses und manchmal spannendes Phänomen. Partner oder Eltern, die daneben wach sind, lauschen interessiert und versuchen zu verstehen, was ihr Kind, Mann oder Frau da vor sich hin brabbelt. Meistens verstehen sie aber nichts, weil die Aussprache im Schlaf doch recht undeutlich ist. Am nächsten Morgen erzählen die Lauscher am Bett dem ebenfalls Erwachten, dass er im Schlaf gesprochen hat. »Und? Was habe

Bei einer »schlafgebundenen Störung« wird das zentrale Nervensystem aktiv und schickt seine Aktivitätssignale in den Körper aus. Wenn sie an der Muskulatur ankommen, bewegen sich die Schlafenden, ohne etwas davon zu merken.

ich gesagt?«, fragt mancher gespannt, andere in ängstlicher Sorge, ein Geheimnis verraten zu haben. »Ich habe nichts verstanden«, heißt dann oft die enttäuschende oder auch beruhigende Antwort, »wahrscheinlich hast du geträumt.« Diese Vermutung trifft aber nicht notwendigerweise zu. Schlaf-Erzähler reden nicht nur im Traumschlaf, sondern in jeder Phase, auch im Tiefschlaf. Das kann vom Stöhnen bis zu Kurzvorträgen gehen, manchmal begleitet von entsprechender Mimik oder Gestik.

Eine Ursache dafür, dass 16 Prozent der Kinder und 8 Prozent der Erwachsenen im Schlaf sprechen, hat die Schlafmedizin bisher nicht gefunden. Wir stellen aber fest, dass Stress das nächtliche Reden fördert. Wer hin und wieder nachts Geschichten erzählt, wird unter Stress redseliger. Da ihm das aber weder direkt noch indirekt schadet, zählt es nicht als Störung oder gar als Krankheit.

Albträume und Angst

Einen klassischen Albtraum hat jeder Zweite schon einmal gehabt. Man ist darin vor unlösbare Probleme gestellt, wird verfolgt oder stürzt ins Bodenlose; alternativ geschieht Derartiges mit einem nahestehenden Menschen, mit dem Partner oder den Kindern. Albträume sind echte Träume und begegnen uns im Traumschlaf, meist im letzten Drittel der Nacht. Ihre Wirkung ist so stark, dass wir aus solchen Träumen oft angsterfüllt aufwachen, noch in dem Bewusstsein, in dem uns der Traum hinterlässt. Sofort nach dem Aufwachen realisieren wir sehr erleichtert die beruhigende Wirklichkeit. Sofern sich solche Träume nicht allzu oft einstellen und uns nicht zu sehr belasten, sind sie eine ganz normale und gesunde Reaktion auf das, was uns tagsüber im Leben begegnet und uns ängstigt.

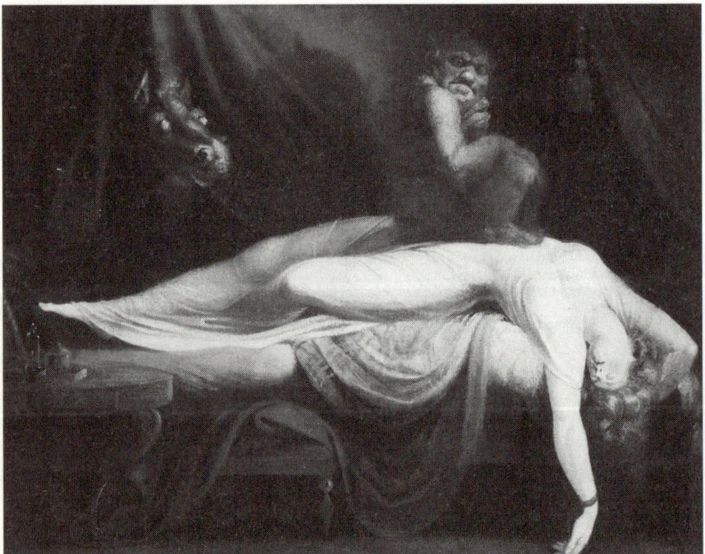

Quellen von Albträumen

Wer unter seinen Albträumen aber leidet, weil sie zu schrecklich oder zu häufig sind, ist gut beraten, nach der möglichen Ursache zu fahnden. Hat man in der jüngeren Vergangenheit etwas sehr Belastendes erleben müssen, etwa einen schweren Unfall oder den Tod eines nahestehenden Menschen, dann können Albträume als Folge davon entstehen. Psychologen nennen das eine posttraumatische Stressreaktion oder Belastungsstörung. Für solche Probleme bietet die Psychologie inzwischen vielfältige Hilfen an.

Die Ursache von häufigen Albträumen kann bei Erwachsenen aber auch wesentlich einfacher sein. Man kennt zum Beispiel Medikamente, die als Nebenwirkung Angstträume auslösen können. Dazu gehören Arzneimittel gegen hohen Blutdruck, wie Betablocker und Parkinson-Medikamente. Auch eine Suchttherapie bei Alkoholismus oder Tablettensucht führt in der Entzugsphase oft zu Angstträumen. Leiden aber Kinder unter bösen Träumen, dann hilft in aller Regel schon Fernsehverzicht, um das Übel abzustellen.

Es gibt auch Medikamente, die als Nebenwirkung Angstträume auslösen können. Dazu gehören Arzneimittel gegen hohen Blutdruck, Betablocker und Parkinson-Medikamente.

Nächtliche Panik bei Kindern

Eine zweite Sorte von nächtlichen Angstanfällen hat mit Träumen gar nichts zu tun. Besonders Kinder bis 15 Jahre schrecken nachts mitunter hoch und stoßen einen lauten Schrei aus. Sie zeigen alle Anzeichen von Panik: Sie schwitzen und zittern, und ihr Herz klopft aufgeregt. Werden sie wach oder spricht man mit ihnen und weckt sie dadurch auf, dann können sie sich sofort in der Wirklichkeit orientieren, doch es dauert einige Minuten, bis sie sich wieder beruhigt haben.

Fragt man sie, was denn los war, erzählen sie manchmal davon, dass sie nur schwer atmen konnten, dass sie das Gefühl hatten, ihr Herz rase wie wild, dass sie dachten, sie seien gelähmt, oder dass sie sich hilflos fühlten. Der wesentliche Unterschied zum Albtraum ist aber, dass sie eben nicht geträumt haben.

Der so genannte Nachtmahr entsteht aus bisher unbekannter Ursache oft in der ersten Nachthälfte aus dem Tiefschlaf heraus und beginnt mit einer rein körperlichen Aktivierung. Das Herz schlägt schneller, der Schlafende wird unruhig und bekommt manchmal Erstickungsgefühle, obwohl er keinerlei Atemprobleme hat. In der Folge dieser Aktivierung kommt es dann zum nächtlichen Aufschrecken und zu dem begleitenden Angstgefühl. Die Schlafmedizin gab dieser Störung den Namen »Pavor nocturnus« und vermutet die Ursachen zum einen in den Erbanlagen und zum anderen auch in ungelösten Problemen, die auf diese merkwürdige Weise zum Ausdruck kommen.

Da sich die Störung als Erwachsener wieder legt, denken wir, dass es sich um die Begleiterscheinung des Reifungsprozesses handelt, den die Jungen und Mädchen durchlaufen. Bei 3 Prozent der Kinder kommt das vor, bei Erwachsenen mit weniger als 1 Prozent noch seltener. Bei Erwachsenen kann auch eine Vielzahl anderer Krankheiten oder auch Stress dahinterstecken, und man sollte nach einer möglichen Ursache im Schlaflabor suchen.

Der so genannte Nachtmahr entsteht aus bisher unbekannter Ursache oft in der ersten Nachthälfte aus dem Tiefschlaf heraus – und nicht wie beim Albtraum aus der Traumphase.

Zähneknirschen

Es stört in der Hauptsache den Bettnachbarn und den Zahnarzt: das nächtliche Malmen und Knirschen. Die Hälfte der Kinder knirscht zeitweilig, und über das Leben betrachtet tut es jeder einmal. Männer schnarchen gern, Frauen neigen eher zum Knirschen. Immerhin acht Prozent von ihnen verrichten mit Muskeln, Kiefern und Zähnen nächtliche Schwerstarbeit, besonders in den leichten Schlafphasen. Sie selbst merken nichts davon und wundern sich höchstens am nächsten Morgen über Kiefer- oder Kopfschmerzen, oder es wundert sich der Zahnarzt über vorzeitige Abnutzungen, vor allem wenn der Biss nicht optimal aufeinander steht. Denn Zähne sind dafür da, in Nahrung hineinzubeißen und nicht auf sich selbst herumzumalmen. Zwar kann der Zahnarzt eine Beißschiene anfertigen lassen, die der Knirscher nachts trägt und die Zähne schont, doch an der Ursache ändert das natürlich nichts.

Knirschen ist im Gegensatz zum Schnarchen ein Zeichen von nächtlicher Anspannung. Auch am Tag pressen wir ja gern die Zähne zusammen, wenn wir psychisch angespannt sind, und ebenso reagieren wir in der Nacht. Knirschen geht daher häufig mit ernsthaften Angststörungen oder mit Depressionen einher. Doch wer schon lange knirscht, bei dem kann es sich schon so verselbstständigt haben, dass er mittlerweile aus lauter Gewohnheit die Zähne aufeinanderreibt, obwohl gar keine Anspannung mehr da ist. In jedem Fall sollte man versuchen, dem Knirscher mit Entspannungsmethoden oder anderen Techniken zur Stressverminderung zu helfen, damit nicht noch eine Durchschlafstörung daraus wird.

Schlafwandeln

Ein Dachfirst im Vollmondlicht. Von links tritt eine weiße Gestalt im Nachthemd auf, die Arme gerade nach vorn gestreckt, lächelnd und leicht mit den Knien wippend, die Augen geschlossen. Mit traumwandlerischer Sicherheit setzt der Schlafwandler auf dem schmalen Grat einen Fuß vor den anderen. Bevor er das Ende des Daches erreicht hat und der Zuschauer erfährt, ob er hinunterstürzt oder nicht, blendet die Trickkamera ihn aus. Diesen Film kennen wir alle, aber jedes Klischee ist falsch.

Schlafwandeln hat nichts mit Vollmond zu tun, und ein

Schlafwandler würde nicht auf einem Dachfirst entlanggehen, denn er würde schon vorher herunterfallen. Die so genannte schlafwandlerische Sicherheit gibt es nämlich nicht, im Gegenteil: Obwohl Schlafwandler die Augen geöffnet haben, leben sie in Gefahr, sind anfällig für Stürze und Unfälle.

Für den Beobachter mag das, was Schlafwandler im Schlaf unternehmen, durchaus sinnvoll erscheinen. Im harmlosesten Fall sitzen sie nur im Bett, gestikulieren und reden, allerdings meist Unverständliches. Manche stehen auf und bewegen sich wie ferngesteuert durch das Zimmer, ohne Licht zu brauchen. Nicht wenige haben schon ein Fenster geöffnet, sind hinausgestiegen und haben sich beim Sturz beide Handgelenke gebrochen oder noch schlimmere Verletzungen zugefügt. Man muss Schlafwandler daher vor sich selbst schützen und entsprechende Sicherheitsvorkehrungen treffen, sodass sie zum Beispiel das Fenster nicht öffnen können.

Nach wenigen Minuten ist der Spuk nämlich vorbei. Der Schlafwandler geht, wenn ihm nichts geschehen ist, oft wieder ins Bett und kann sich am nächsten Morgen an nichts erinnern.

Schlafwandeln hat nichts mit Vollmond zu tun, und ein Schlafwandler würde nicht auf dem legendären Dachfirst entlanggehen – er würde schon vorher herunterfallen. Die so genannte schlafwandlerische Sicherheit gibt es nämlich nicht.

Besser nicht aufwecken

Selbst wenn man daneben steht, reagieren Schlafwandler nicht und nehmen auch keinen Augenkontakt auf. Wenn man sie aufweckt, antworten viele gereizt oder verwirrt, als hätte man sie aus dem Tiefschlaf geholt, und tatsächlich ist das auch der Fall: Schlafwandeln beginnt fast immer im Tiefschlaf. Was dabei genau geschieht und was die Aktivitäten auslöst, ist bis heute kaum bekannt. Wir können nur vermuten, dass es sich ähnlich wie beim nächtlichen Aufschrecken um ein unvollständiges Aufwachen handelt. Manche Bereiche des Gehirns wachen auf, andere nicht. Bei Kindern hängt der Somnambulismus, wie die Schlafmedizin es nennt, mit der Reifung des Gehirns zusammen. Bei Erwachsenen finden wir häufig bestimmte Persönlichkeitsmerkmale: Viele sind introvertiert, wenig belastbar und haben ein gering ausgeprägtes Selbstwertgefühl. Als Auslöser haben wir hier zum Beispiel Schlafentzug, Stress und Fieber, aber auch Alkohol und manche Medikamente im Verdacht.

Wenn man Schlafwandler aufweckt, antworten viele gereizt oder verwirrt, als hätte man sie aus dem Tiefschlaf geholt, und tatsächlich ist das auch der Fall: Schlafwandeln beginnt fast immer im Tiefschlaf.

Bei Kindern vorübergehend

Die meisten Schlafwandler sind aber Kinder und Jugendliche. Rund 15 Prozent der Kinder zwischen 5 und 12 Jahren sind mindestens einmal schlafgewandelt, meistens Jungen. Anscheinend gibt es eine familiäre Veranlagung dafür. Wenn man sie in der Zeit, während ihr Gehirn noch reift, vor Unfällen schützt, verflüchtigen sich die nächtlichen Aktivitäten, sobald sie erwachsen sind. Erwachsene, die plötzlich schlafwandeln, sollten sich jedoch in ärztliche Behandlung begeben, um auszuschließen, dass eine andere Erkrankung vorliegt wie ein Anfallsleiden oder ein Syndrom der unruhigen Beine.

TEST: Leiden Sie unter einer ernsthaften Schlafstörung?

Wenn Sie Schlafprobleme haben, muss das nicht sofort heißen, dass Sie an einer ernsthaften Schlafstörung leiden. Es lohnt sich aber auf jeden Fall, die Probleme genauer unter die Lupe zu nehmen. Vorerst geben Ihnen diese Tests Hinweise darauf, ob Sie an einer behandlungsbedürftigen Schlafstörung leiden könnten. ***Wichtig:*** Ob bei Ihnen tatsächlich eine Schlafstörung oder anderweitige Erkrankung vorliegt, kann nur ein behandelnder Arzt feststellen, der Sie untersucht.

Kreuzen Sie jeweils an, was auf Sie zutrifft, und notieren Sie sich die ***angegebenen Punktzahlen.*** Trifft eine Aussage nicht auf Sie zu, gibt das jeweils ***0 Punkte.***

A. Haben Sie eine behandlungsbedürftige Schlafstörung?

1. Sie leiden unter Schlafproblemen oder sind tagsüber unerklärlich müde . . . . ②
2. Sie haben diese Probleme seit mehr als einem Monat . . ②
3. Sie sind am Tag nicht leistungsfähig . . . . ②

Auswertung

0–2 Punkte: Auch wenn Ihr Tag oder Ihre Nacht beeinträchtigt ist, brauchen Sie sich keine Sorgen zu machen, denn Sie haben nur leichte Schlafprobleme. Trotzdem sollten Sie Ihre Schlafkultur verbessern.

2–4 Punkte: Sie haben deutliche Schlafprobleme. Was Sie dagegen tun können, lesen Sie ab Seite 223. Sie sollten die folgenden Fragen in Block B ebenfalls beantworten.

4–6 Punkte: Sie leiden unter einer Schlafstörung, die in professionelle Hände gehört. Zur genaueren Abklärung bitte die folgenden Fragen in Block B beantworten.

B. Welche Ursachen hat Ihre Schlafstörung?

1. Ihre Zu-Bett-Geh-Zeiten und Aufstehzeiten sind immer unterschiedlich . . . . O ja O nein
2. Sie sind ein Schichtarbeiter . . . . O ja O nein
3. Sie nehmen schlafstörende Medikamente oder Substanzen ein . . . . O ja O nein
4. Sie leiden an keiner körperlichen oder psychischen Erkrankung . . . . O ja O nein

Auswertung

Haben Sie **bei 1. mit ja geantwortet**, ist Ihr Schlaf-wach-Rhythmus gestört. Sie sollten die Regeln der Schlafkultur ab Seite 275 beachten.

Haben Sie **bei 2. mit ja geantwortet**, sollten Sie über regelmäßige Arbeitszeiten tagsüber nachdenken.

Haben Sie **bei 3. mit ja geantwortet**, beachten Sie bitte die Regeln der Schlafhygiene und reduzieren Sie die Einnahme dieser Medikamente oder Substanzen. Sprechen Sie mit Ihrem Arzt hierüber.

Haben Sie **bei 4. mit ja geantwortet**, sollten Sie die Grunderkrankung behandeln lassen.

C. Haben Sie eine Ein- und Durchschlafstörung (Insomnie)?

1. Sie benötigen abends länger als 30 Minuten zum Einschlafen . . . . ②
2. Sie werden nachts häufig wach. . . . . ①
3. Sie liegen nachts lange wach . . . . ②
4. Sie werden morgens früh wach und können dann nicht wieder einschlafen. . . . . ②
5. Sie werden morgens nur schwer wach . . . . ②
6. Sie haben Angst vor der Schlaflosigkeit. . . . . ②
7. Sie können tagsüber nicht schlafen, auch wenn Sie das möchten . . . . ②
8. Sie sind tagsüber nicht leistungsfähig . . . . ②
9. Sie haben seit mehr als vier Wochen diese Schlafstörungen. . . . . ②

Auswertung

0–1 Punkte: Ihr Schlaf ist gesund und normal. Wenn Sie einen Punkt haben, achten Sie auf eine gute Schlafkultur. Wie das geht, finden Sie ab Seite 275 in diesem Buch. Stellen Sie sicher, dass die Ursache Ihrer Beschwerden nicht in anderen Erkrankungen, Medikamenten oder Schichtarbeit liegt.

2–6 Punkte: Ihr Schlaf ist leicht gestört, Ihre Beschwerden sind im medizinischen Sinn aber noch nicht behandlungsbedürftig. Sie sollten aber auf eine gute Schlafkultur achten, um einer ernsthaften Schlafstörung frühzeitig entgegenzuwirken. Wie das geht, finden Sie ab Seite 275 in diesem Buch. Wenn das nicht hilft, ist der Besuch einer Schlafschule empfehlenswert, die Sie berät und Ihnen helfen kann. Stellen Sie sicher, dass die Ursache Ihrer Beschwerden nicht in anderen Erkrankungen, Medikamenten oder Schichtarbeit liegt.

7–17 Punkte: Sie leiden an einer behandlungsbedürftigen Schlafstörung (Insomnie). Sie sollten auf jeden Fall professionelle Hilfe in Anspruch nehmen, z. B. eine Schlafschule aufsuchen oder sich an einen spezialisierten Arzt wenden. Sie könnten auch direkt bei einem Schlaflabor anfragen, welche Behandlungsmöglichkeiten es gibt. Wie therapeutisch gegen die Schlafstörung vorgegangen wird, erfahren Sie ab Seite 405. Bedenken Sie bitte, dass Ihre Schlafstörung verschiedene Ursachen haben kann. Möglich ist, dass eine andere Erkrankung dahintersteckt, vielleicht ist Ihr Alltag auch zu stressig. Möglicherweise haben sich aber nur Fehler im Umgang mit Schlafen und Wachen eingeschlichen, die sich im Lauf der Zeit in eine Schlafstörung verwandelt haben. Je nach Ursache ist eine andere Therapie erforderlich.

D. Haben Sie Atemaussetzer im Schlaf (Schlafapnoe)?

1. Sie schnarchen sehr laut und unregelmäßig .... ②
2. Bei Ihnen sind Atemaussetzer im Schlaf beobachtet worden .... ⑥
3. Sie wachen manchmal mit trockenem Hals auf ..... ②
4. Sie ringen nachts gelegentlich nach Luft .... ②
5. Sie sind tagsüber häufig müde, obwohl Sie nachts genügend schlafen .... ①
6. Sie schlafen in Ruhesituationen gegen Ihren Willen ein .... ②
7. Sie schlafen tagsüber auch in ungewöhnlichen Situationen gegen Ihren Willen ein (z. B. während einer Diskussion, unter der Dusche) .... ③
8. Sie sind beim Autofahren schon in einen Sekundenschlaf gefallen (ohne Unfall) .... ④
9. Sie hatten schon einen Unfall wegen Einschlafens am Steuer oder Schläfrigkeit................ ⑥
10. Sie haben diese Schlafstörungen seit mehr als vier Wochen .... ②
11. Sie schwitzen nachts häufig stark .... ①
12. Sie wachen manchmal mit Herzrasen oder Atemnot auf............................ ①
13. Sie leiden unter Bluthochdruck .... ③
14. Sie haben Übergewicht...................... ③

Auswertung

0–2 Punkte: Ihr Schlaf ist in Ordnung und Sie haben keine Atemaussetzer im Schlaf (Schlafapnoe).

3–6 Punkte: Sie könnten eine Schlafapnoe haben, wenn eine der Aussagen 1–4 auf Sie zutrifft. Beobachten Sie sich einmal genau, ob Sie weitere Symptome aus der Liste feststellen können oder bitten Sie Ihren Partner darum. Schildern Sie Ihren Verdacht im Zweifelsfall einem Arzt. Wenn die Aussagen 1–4 nicht zutreffen, haben Sie wahrscheinlich keine Schlafapnoe, möglicherweise aber eine andere behandlungsbedürftige Schlafstörung.

7–36 Punkte: Sie haben vermutlich eine behandlungsbedürftige Schlafapnoe, vor allem wenn eine der Aussagen 1–4 auf Sie zutrifft. Sie sollten Ihren Verdacht mit einem Facharzt (Internist, Lungenfacharzt, HNO-Arzt) besprechen oder ein Schlaflabor aufsuchen. Dort kann man feststellen, ob Sie wirklich unter einer Schlafapnoe leiden und Ihnen entsprechende Hilfe anbieten. Vor allem bei höheren Punktezahlen ist es dringend geraten, sich bald in fachärztliche Hände zu begeben.

E. Haben Sie das Syndrom der unruhigen Beine? (Restless-Legs-Syndrom)

1. Sie leiden unter unangenehmen Missempfindungen in den Beinen (z. B. Kribbeln, Ziehen, Schmerzen, Hitze- oder Kältegefühl), die fast ausschließlich im Sitzen oder Liegen auftreten . . . . ②
2. Sie spüren einen Bewegungsdrang in den Beinen, wenn Sie sitzen oder liegen. . . . . ②
3. Missempfindungen oder Bewegungsdrang lassen deutlich nach, wenn Sie sich bewegen oder die Beine massieren, sie reiben oder kühlen . . . . ②
4. Die Missempfindungen verstärken sich am Abend. . . . ②
5. Sie haben diese Probleme seit mehr als vier Wochen . . ①
6. Tagsüber sind Sie häufig matt und erschöpft. . . . . . . ③

Auswertung

0–2 Punkte: Sie können zufrieden sein, Sie haben kein Syndrom der unruhigen Beine.

3–6 Punkte: Wenn Sie bei den Fragen 1–4 keine Punkte haben, leiden Sie nicht am Syndrom der unruhigen Beine. Sie haben aber einzelne Symptome einer Schlafstörung, die Sie mit Ihrem Arzt abklären sollten.

7–12 Punkte: Ihre Symptome deuten auf das Syndrom der unruhigen Beine hin. Bitte wenden Sie sich an einen Facharzt für Neurologie oder an ein Schlaflabor.

F. Haben Sie ein Burn-out-Symdrom?

1. Sie sind häufig tagsüber müde . . . . ①
2. Sie schlafen oft schlecht . . . . ①
3. Ihnen wird schnell alles zu viel. . . . . ①
4. Sie haben zu wenig Ruhepausen oder Auszeiten. . . . ①
5. Sie sind ausgebrannt. . . . . ①
6. Sie sind häufig erschöpft, aber innerlich unruhig . . . . ①
7. Sie fühlen sich oft niedergeschlagen . . . . ①
8. Sie glauben, dass Sie es bald nicht mehr schaffen . . . ①
9. Ihr Privatleben leidet erheblich unter Ihren Belastungen . . . . ①
10. Sie sind pessimistisch . . . . ①
11. Sie fühlen sich schwach . . . . ①

Auswertung

0–3 Punkte: Sie können zufrieden sein, das Burn-out-Syndrom haben Sie jedenfalls nicht.

4–6 Punkte: Auch wenn es noch nicht so gravierend ist, Sie sind belastet. Sorgen Sie für Pausen, nehmen Sie sich Auszeiten und vor allem: Achten Sie auf Ihren Schlaf.

7–11 Punkte: Sie leiden unter dem Burn-out-Syndrom. Sie sollten dringend etwas verändern. Die Arbeit muss weniger werden, der Zeitdruck geringer. Und auch Sie brauchen Pausen und Schlaf.

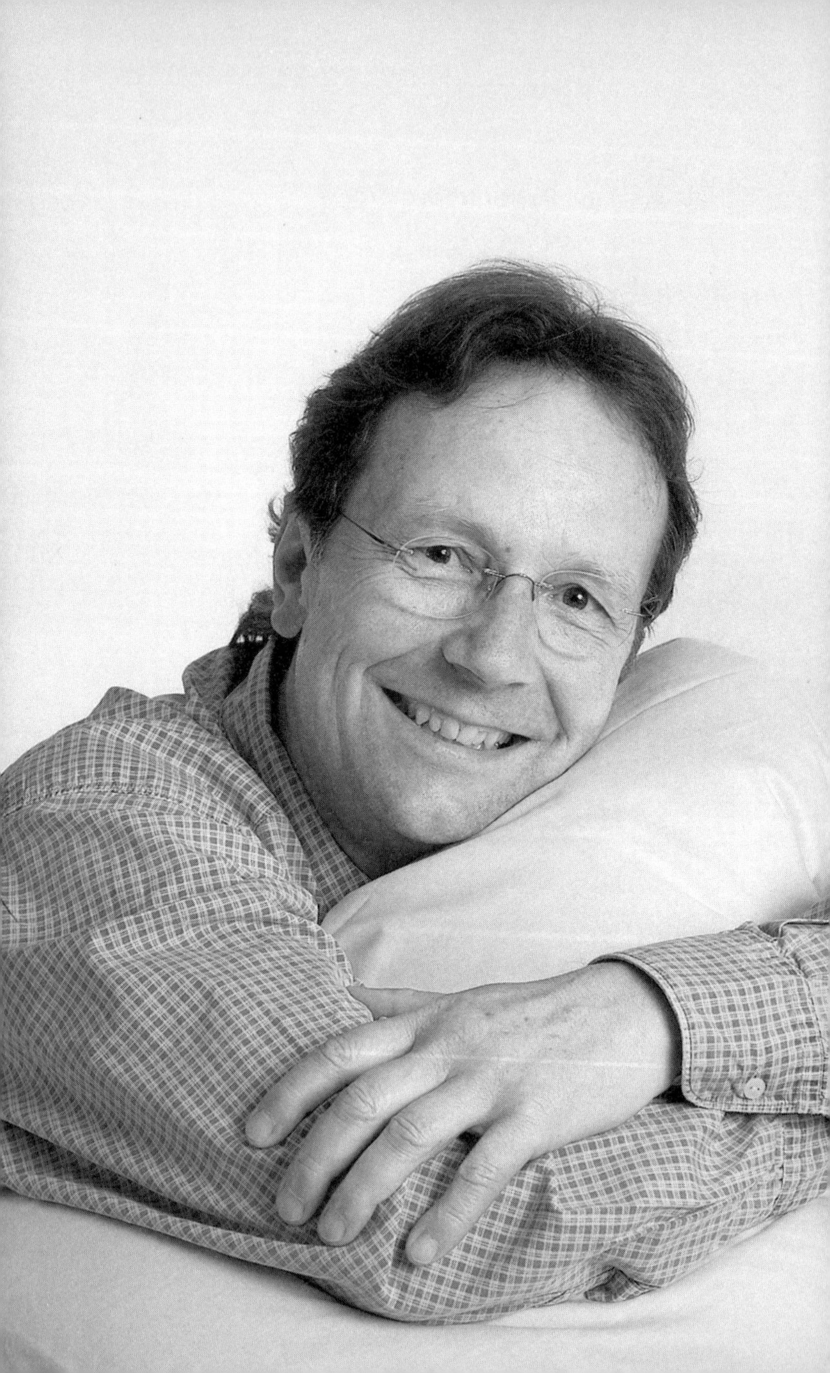

Die Methoden der Schlafmedizin

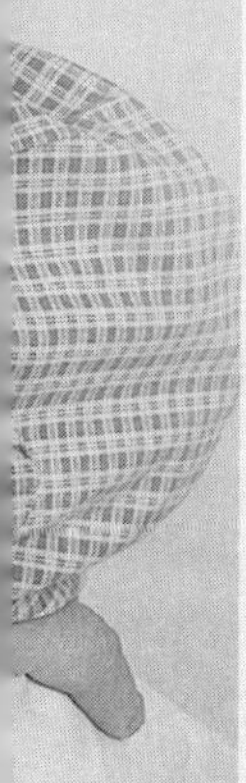

Wie Schlafstörungen diagnostiziert und wie sie behandelt werden.

Was in einem Schlaflabor geschieht und was man in einer Schlafschule lernen kann.

Warum Schlafmittel langfristig keine Lösung sind und was von alternativen Angeboten wie Hypnose, Akupunktur oder Homöopathie zu halten ist.

Ein Rundgang durch das Arsenal der Schlafmedizin.

Professionelle Hilfe

Bei manchen Menschen sind die Schlafstörungen so gravierend, dass alle Selbsthilfe nicht in der Lage ist, sie zu beseitigen, andere schaffen es einfach nicht, die Ratschläge zur Selbsthilfe aus eigener Kraft umzusetzen. Sie brauchen professionelle Hilfe, die es zum Glück gibt. Eine gründliche professionelle Diagnose ist ein wesentlicher Schritt zur erfolgreichen Behandlung. Wer weiß, was er hat, kann gezielter gegen die Beschwerden vorgehen.

Einen Arzt sollten Sie immer dann aufsuchen,

- wenn Sie schon länger als vier Wochen fast jede Nacht erhebliche Probleme mit dem Schlafen haben,
- wenn Sie mit Ihrer Leistungsfähigkeit und Befindlichkeit am Tag schon länger als vier Wochen erhebliche Probleme haben,
- wenn Sie am Tag gegen Ihren Willen einschlafen und
- wenn Ihre Versuche, die Situation mit den beschriebenen Selbsthilfemethoden zu verbessern, fehlgeschlagen sind.

Wer tagsüber gegen seinen Willen einschläft, sollte sofort zum Arzt, denn das kann gefährlich werden, wenn es zum Beispiel am Steuer geschieht. Alle anderen sollten selbst entscheiden, ob die Probleme so erheblich sind, dass es für sie so nicht weitergehen kann.

Wer tagsüber gegen seinen Willen einschläft, sollte sofort zum Arzt, denn das kann gefährlich werden, wenn es zum Beispiel am Steuer geschieht. Alle anderen sollten selbst entscheiden, ob die Probleme so erheblich sind, dass es für sie so nicht weitergehen kann.

Den richtigen Arzt finden

Grundsätzlich gibt es mehrere Anlaufstellen bei Schlafstörungen: den Hausarzt, den Facharzt, den Psychologen und das Schlaflabor. Der geeignete Facharzt für Ihre Schlafprobleme ist entweder ein Neurologe oder Psychiater, ausgenommen wenn es sich um Probleme mit der Atmung handelt, etwa Schnarchen oder Atemaussetzer im Schlaf. Dann ist der Internist, der Lungenfacharzt oder der HNO-Arzt gefragt. Ich empfehle Ihnen generell, zuerst mit einem Arzt zu sprechen, bei dem Sie derzeit in Behandlung sind, denn er kennt Sie und Ihre Vorgeschichte und kann deswegen Ihre Lage besser beurteilen. Wenn Sie nicht in Behandlung sind, gehen Sie zu Ihrem Hausarzt. Bessert sich die Situation nach drei Monaten Therapie beim Hausarzt nicht, lassen Sie sich an einen geeigneten Facharzt überweisen. Wenn auch er Ihnen innerhalb von einigen Monaten nicht helfen konnte, wenden Sie sich an ein Schlaflabor.

Der Weg zur richtigen Diagnose

Bei wem Sie auch wegen Ihrer Schlafprobleme vorsprechen, grundsätzlich gilt: erst eine gründliche Untersuchung, dann eine sichere Diagnose, dann die passende Behandlung. Die Untersuchung hat das Ziel, Ihre speziellen Symptome zu erkunden, um Ihre Erkrankung zu erkennen und mögliche andere auszuschließen. Am Ende steht die Diagnose. Die wiederum dient vor allem dem Ziel, die richtige Behandlung für Sie zu finden.

Der Arztbesuch

Ihren Besuch beim Arzt sollten Sie so gut wie möglich vorbereiten, denn dann steigen die Chancen, dass Sie die richtige Hilfe bekommen. Am besten führen Sie vorher drei bis vier Wochen lang ein Schlafprotokoll, in dem Sie Tag für Tag genau notieren, wann Sie zu Bett gehen, wie Sie schlafen, wann Sie aufstehen, wann und was Sie essen, wann und wie viel Sie sich bewegen und welche besonderen Lebensumstände gerade vorliegen. Falls es Ihr erster Arztbesuch in dieser Angelegenheit ist, bringen Sie auch alle früheren Befunde mit, ebenso die Medikamente, die Sie gerade einnehmen.

Meine Erfahrung zeigt leider, dass sich nicht alle Ärzte in der Schlafmedizin ausreichend auskennen. Ob der Arzt, bei dem Sie gerade sitzen, zu denen gehört, können Sie aber kontrollieren. Folgende Beobachtungen sollten Sie eher dazu veranlassen, noch einen zweiten Arzt aufzusuchen, um dessen Meinung zu hören:

- Der Arzt geht auf Ihre Beschwerden über den Schlaf nicht ein.
- Er verschreibt Ihnen gleich Schlaf- oder Beruhigungsmittel.
- Er kontrolliert Ihre internistischen Werte nicht.
- Er achtet nicht auf mögliche Atemaussetzer in der Nacht.
- Er fragt nicht nach Ihrer Tagesbefindlichkeit.

Auch wenn es dem Arzt nicht gelingen sollte, eine Diagnose zu stellen, sollten Sie einen zweiten Arzt aufsuchen. Am besten lassen Sie sich dann gleich an einen Facharzt überweisen oder an ein Schlaflabor. Ein guter Arzt wird seine Diagnose mit Ihnen gründlich besprechen und Ihnen eine Therapie vorschlagen. Mit dem in diesem Kapitel vorgestellten Wissen sind Sie immerhin in der Lage, gemeinsam mit dem Arzt über die optimale Vorgehensweise gegen Ihre Schlafstörungen zu diskutieren.

Bevor Sie zum Arzt gehen, sollten Sie diesen Besuch so gut wie möglich vorbereiten, denn dann steigen die Chancen, dass Sie die richtige Hilfe bekommen. Am besten führen Sie vorher drei bis vier Wochen lang ein Schlafprotokoll, das Sie dann mitbringen.

Schlafstörungen durch Medikamente

Manche Arzneimittel können als unerwünschte Nebenwirkung Schlafstörungen hervorrufen, weswegen der Arzt überprüfen sollte, welche Medikamente Sie zurzeit nehmen und ob diese als Auslöser in Frage kommen. Das bedeutet auch, dass Sie dem Arzt nichts verschweigen dürfen, auch dann nicht, wenn Sie es für unerheblich halten oder wenn Sie meinen, dass der Arzt das nicht gutheißen würde, aus welchen Gründen auch immer. Insbesondere sind das Appetitzügler, Medikamente für hyperaktive Kinder und: Schlafmittel. So paradox es klingt, Schlafmittel können Schlafstörungen verursachen. Schon nach drei Wochen gewöhnt man sich an sie und kann vielleicht ohne sie gar nicht mehr schlafen. Oder man muss ständig die Dosis erhöhen, um einen Effekt zu erzielen. Sobald eines von beidem eintritt, ist man schon medikamentenabhängig und ein Kandidat für einen Medikamentenentzug, der recht hart sein kann. Insbesondere gefährdend sind Präparate mit Wirkstoffen aus der Gruppe der Benzodiazepine, die verschreibungspflichtig sind, und die frei verkäuflichen Antihistaminika.

Manche Medikamente können als unerwünschte Nebenwirkung Schlafstörungen hervorrufen, weswegen der Arzt überprüfen sollte, welche Medikamente Sie zurzeit nehmen und ob diese als Auslöser in Frage kommen.

Erkrankungen, die Schlafstörungen auslösen

Es gibt viele Erkrankungen, körperliche und psychische, die als Ursache Ihrer Schlafstörungen grundsätzlich auch in Frage kommen und die der Arzt deswegen ausschließen muss, bevor er eine Diagnose stellt. Wenn sich herausstellt, dass eine andere Krankheit die eigentliche Ursache ist, muss sie zuerst behandelt werden.

- *Depression:* An dieser schwerwiegenden psychischen Krankheit, für die die Betroffenen nichts können, leiden 7 Prozent der Bevölkerung. Sie hat nichts mit dem vorübergehenden Stimmungstief zu tun hat, das jeder von uns kennt. Depressionen gehen meistens mit klassischen Schlafstörungen einher: Die Betroffenen können nicht einschlafen oder liegen nachts lange wach, weil sie innerlich nicht zur Ruhe finden und keine Entspannung erleben können. Chronische Schlafstörungen können sogar die Vorstufe einer Depression sein und unbehandelt in den Ausbruch der Krankheit führen.

- *Andere psychiatrische Erkrankungen:* Fast alle psychiatrischen Erkrankungen gehen mit einem besonderen psychischen Erregungsniveau einher, das die Patienten nicht gut schlafen lässt. Bestimmte biochemische Botenstoffe, etwa das Serotonin, die für das Funktionieren einer gesunden Psyche im Gehirn unerlässlich sind, sind aus den unterschiedlichsten Gründen in zu hoher oder in zu niedriger Konzentration vorhanden und bringen die psychische Verfassung der Betroffenen aus dem Takt. Zu den Krankheiten, die auf diese Weise Schlafstörungen mit sich bringen können, zählen Angststörungen und Suchterkrankungen, insbesondere die Alkoholsucht.

- *Erkrankungen des Nervensystems:* Wenn im Gehirn Bereiche erkrankt sind, die mit der Steuerung unseres Schlaf-wach-Rhythmus zu tun haben, wirkt sich das auch auf den Schlaf aus. Sehr ausgeprägt findet man das bei Alzheimer-Patienten im fortgeschrittenen Stadium, die nachts nicht mehr richtig schlafen und »umhergeistern« und ihre Angehörigen damit zur völligen Erschöpfung bringen können. Parkinson-Patienten, deren Grundproblem ein gestörter Stoffwechsel des Überträgerstoffs Dopamin im Gehirn ist, können ebenso »aus dem Takt« geraten, bis hin zu einer Umkehrung von Tag und Nacht.
- Gravierende *Virusinfektionen* mit hohem Fieber können ausreichen, uns unruhig oder zeitweise nur mit großen Unterbrechungen schlafen zu lassen.
- Indirekt können jede Art von *Schmerzen*, beispielsweise bei einer Migräne oder einer Schädigung der Nervenbahnen, den Schlaf beeinträchtigen. Sie sollten unabhängig von der Ursache immer behandelt werden, damit sie nicht chronisch werden. Steife und schmerzende Glieder am Morgen können ein Zeichen für Rheuma oder eine Fibromyalgie (Erkrankung, die mit Schmerzen und Abgeschlagenheit einhergeht, ohne dass der Arzt eine Ursache findet) sein. Manchmal treten bei Gichtkranken schmerzhafte Anfälle besonders in der Nacht auf.

- Verschiedene *Hormonstörungen*, vor allem des Schilddrüsenhormons, lassen uns nicht gut schlafen. Eine Schilddrüsenüberfunktion macht uns aufgedreht und unruhig und steigert unseren Puls, was der nötigen Entspannung entgegenwirkt. Leider können wir bei einer Schilddrüsenunterfunktion aber nicht besser schlafen, sondern ebenfalls schlechter. Die Unterfunktion macht uns zwar ständig müde, lässt uns dann aber zu viel schlafen, was die Schlafqualität letztlich verschlechtert.

Es gibt eine ganze Reihe von Erkrankungen, körperliche und psychische, die als Ursache Ihrer Schlafstörungen grundsätzlich auch in Frage kommen und die der Arzt deswegen ausschließen muss, bevor er eine Diagnose stellt.

- Wer unter einer *Lungenkrankheit* leidet, etwa an Asthma oder einer schweren Bronchitis, kann Schlafprobleme bekommen, weil die Atmung beeinträchtigt ist. In diesen Fällen sollte der Arzt unbedingt auch die Lunge überprüfen.
- *Herzerkrankungen* wie verengte Herzkranzgefäße oder Herzrhythmusstörungen lassen uns mit dem klassischen Engegefühl in der Brust erwachen. Ist der Herzmuskel geschwächt, kann es zu Wassereinlagerungen im Gewebe kommen, die uns häufiger auf die Toilette treiben oder das Atmen erschweren.

- *Magen-Darm-Erkrankungen* stören unseren Schlaf vor allem gegen Morgen. Dann produziert der Magen im Hinblick auf den nahenden Morgen wieder mehr Magensäure, die die Schleimhaut reizt und Magenschmerzen provozieren kann. Dabei gelangt gelegentlich auch Magensäure in die Speiseröhre und verursacht dort ein unangenehmes Brennen. Erkrankungen von Nieren und Leber können ebenfalls hinter einer Schlafstörung stecken.

Untersuchung im Schlaflabor

Ein Schlaflabor ist zunächst eine etwas merkwürdig anmutende Einrichtung. Man geht dorthin, an einen fremden Ort, in eine vollkommen fremde Umgebung, um zu schlafen und sich dabei zuschauen zu lassen. Man möchte meinen, das sind per se gar keine guten Bedingungen, und auch Menschen mit einem gesunden Schlaf würden dort schlechter schlafen. Doch dem ist nicht so. So ein Schlaflabor ist eine äußerst segensreiche Einrichtung, um festzustellen, was in der Nacht wirklich schiefläuft.

Alles, was man lange Zeit über den Schlaf wusste, waren Berichte über Träume, allenfalls ergänzt durch Beobachtungen von schlafenden Menschen. Was sich aber im Schlaf im Innersten des Körpers und des Gehirns alles tut, blieb ein großes Geheimnis. Auch als die Naturwissenschaft sich anschickte, mit nachprüfbaren Experimenten viele bisherige Mutmaßungen zu beweisen oder zu widerlegen, stand das, was in der Nacht geschieht, noch lange Zeit im Dunkeln. Das änderte sich erst, als Mitte der 30er-Jahre eine Forschergruppe aus Amerika begann, Schlafende zu verkabeln und ans andere Ende der Drähte ein Messgerät anzuschließen, das Aufschluss über die Geheimnisse des Schlafs geben sollte.

Ein Schlaflabor ist eine äußerst segensreiche Einrichtung, um festzustellen, was in der Nacht wirklich schiefläuft.

In diesen 70 Jahren seit dem Beginn der modernen Schlafforschung haben sich viele hilfreiche, beruhigende und verblüffende Erkenntnisse daraus ziehen lassen. Heute ist ein Schlaflabor ein Hightech-Schlafzimmer mit einer ganzen Reihe von Messgeräten, die Nacht für Nacht tausende von Daten sammeln – erstaunlich, dass die so verkabelten Menschen trotzdem selten schlechter schlafen als zu Hause. Denn die Schreibgeräte, die auf langen Papierrollen Stunde um Stunde Zacken und Kurven auf das Papier zittern (oder heute meist auf leistungsfähige Computer), stehen natürlich nicht neben dem Bett, sondern nebenan. Und ein Schlaflabor ist auch nicht ein einziger Raum mit Forschern und Technik und Schlafenden dazwischen, sondern meistens Teil einer Klinikstation. Es gibt Zimmer zum Schlafen und Zimmer zum Forschen, und wer dorthin kommt, damit Ärzte, Psychologen und Wissenschaftler seinen ganz persönlichen Schlafproblemen auf die Spur kommen, verbringt eine oder mehrere Nächte wie auf einer ganz normalen Krankenhausstation.

Wer ins Schlaflabor kommt, damit Ärzte, Psychologen und Wissenschaftler seinen ganz persönlichen Schlafproblemen auf die Spur kommen, verbringt eine oder mehrere Nächte wie auf einer ganz normalen Krankenhausstation.

Elektroden und Messgeräte

Am Abend kleben Helfer jedem, der dort schlafen will, eine ganze Reihe von Metallplättchen auf die Haut von Kopf, Gesicht und Körper. Von diesen Elektroden gehen feine Drähte ab und verbinden den Schlafenden mit einem Aufzeichnungsgerät, das verschiedene Körperfunktionen erfasst: die Gehirnströme, die Augenbewegungen und die Muskelspannung. Außerdem wird die Herzfunktion mit einem EKG-Gerät (Elektrokardiographie-Gerät) beobachtet, zudem werden die Atmung und der Sauerstoffgehalt des Blutes gemessen, die Bewegungen der Beine und nicht zuletzt die Körperposition im Bett. Auch wenn man es nicht glauben mag, nach der ersten Eingewöhnungsnacht kann man derart verkabelt ganz gut schlafen.

Was das Gehirn preisgibt

In unserem Gehirn werden die Nervensignale elektrisch entlang der Nervenzellen geleitet, und überall dort, wo Strom fließt, entsteht ein elektrisches Feld, mag es auch noch so klein sein. Diese elektromagnetischen Wellen strahlt unser

Kopf ständig nach außen ab wie ein Sendemast, und dort können sie von den Elektroden auf der Haut registriert werden. Allerdings sind die Signale sehr schwach, sie sagen uns nur, ob und wie sehr das Gehirn aktiv ist. Bei einem gesunden Schläfer entsprechen diese Informationen denen, die zu erhalten wären, wenn man an einer Fabrikmauer lauschen würde, um zu erfahren, was drinnen produziert wird. Man kann so einem Schläfer beim Träumen also nicht zuhören, wohl aber kann das Messgerät die Schwankungen der Gehirnaktivität aufzeichnen. Wir könnten wahrscheinlich auch an der Fabrikmauer anhand der Lautstärke darauf schließen, ob gerade viel produziert wird oder ob die Bänder still stehen, wann also die Produktivität hoch ist und wann niedrig. Genauso erfassen Schlafforscher den Verlauf unserer Gehirnaktivität während der Nacht. Sie unterscheiden dabei durchaus auch unterschiedliche Arten von »Geräuschen«, die alpha-Wellen (Gehirnwellen mit einer Frequenz von 8 bis 12 Hertz, Anzeichen für Entspannung) und die delta-Wellen (Gehirnwellen mit einer Frequenz von 1 bis 3 Hertz, Anzeichen für Tiefschlaf), und sie können bestimmte Muster erkennen.

Man kann einem Schläfer im Schlaflabor zwar nicht beim Träumen zuhören, wohl aber können Schwankungen der Gehirnaktivität aufgezeichnet werden. Schlafforscher unterscheiden dabei Anzeichen für Entspannung und solche für Tiefschlaf sowie bestimmte Muster.

Ambulante Voruntersuchungen

In der Schlafmedizin ist es üblich geworden, gezielte ambulante Voruntersuchungen bei Schlafstörungen durch den niedergelassenen Arzt durchführen zu lassen. Hierzu gehört vor allem das so genannte Apnoescreening. Wenn auch nur der leiseste Verdacht auf eine Schlafapnoe besteht, ist dieses einfache Verfahren gefragt. Der Arzt gibt Ihnen ein kleines Kästchen mit Kabeln mit, das u. a. den Atemfluss und die Sauerstoffsättigung im Blut misst und welches Sie zu Hause für eine Nacht tragen und dann wieder zum Arzt bringen. So kann schnell festgestellt werden, ob ein Schlafapnoe-Syndrom vorliegt. Bestätigt sich der Verdacht auf Schlafapnoe, ist dringend der Besuch eines Schlaflabors angesagt. Wenn nicht, dann wissen wir, dass ein anderes Schlafproblem behandelt werden muss. Bestehen Sie auf jeden Fall auf diese Untersuchung, wenn Sie an Tagesmüdigkeit leiden oder schnarchen. Nicht jeder Arzt kann diese Untersuchung durchführen. Erkundigen Sie sich notfalls bei Ihrer Krankenkasse oder im nächsten Schlaflabor.

Eine ambulante Voruntersuchung ist auch in manchen Schlaflaboren bei Verdacht auf das Syndrom der unruhigen Beine (RLS) möglich. Durch einen Bewegungsmesser, ein kleines Kästchen, welches am Bein befestigt wird, lässt sich nach einer Nacht zu Hause dann bei der Auswertung feststellen, ob eine solche Störung vorliegen könnte. Je nach Häufigkeit der Bewegungen kann dann festgestellt werden, ob dies ein Hinweis auf die Schlafstörung ist.

Den Schlaf messbar machen

Ähnlich funktionieren die Messungen der Augenbewegungen und der Muskelspannung. Dabei achten wir Schlafforscher besonders auf die Haltemuskulatur am Kinn, denn hier spannt sich die Muskulatur an, bevor wir merken, dass wir angespannt sind. Dann »feuern« die Kinnmuskeln und die erhöhte elektrische Aktivität lässt sich sehr genau messen. Damit nicht genug, kleben weitere Elektroden an der linken Brustseite des Schläfers, um die Herzfrequenz zu messen und an den Beinen, um nächtliche Strampeleien zu registrieren. Gurte um Brust und Bauch messen zudem die Atmung, unterstützt durch einen Atemflussfühler an der Nase. Ein Infrarotfühler, der an einem Finger befestigt ist, kann den Sauerstoffgehalt des Blutes bestimmen. Und nicht zuletzt erfasst ein Schnarchmikrofon am Hals die nächtlichen Geräusche – der Schlaf wird bis ins Detail überwacht.

Im Lauf einer Nacht hinterlässt der Schläfer in einem Schlaflabor eine Unzahl von Daten und viele verschiedene Schlafkurven, die den Verlauf all dieser Werte während des Schlafs wiedergeben. Ungestörter Schlaf bewegt sich in einem regelmäßigen Rhythmus, und charakteristische Abweichungen davon geben dem Fachmann entscheidende Hinweise, was mit dem Schlaf nicht stimmt.

Das Schlaflabor selbst ist meistens Teil eines so genannten Schlafmedizinischen Zentrums, zu dem auch eine Schlafambulanz und oft auch ein Forschungszentrum gehört. Die wenigsten Schlaflabore haben jedoch das gesamte Personal und Know-how zur Therapie aller Arten von Schlafstörungen.

Doch zur Behandlung ist es wichtig, nicht in irgendein, sondern in das richtige Schlaflabor zu kommen, das sich mit der diagnostizierten Störung auskennt. Eine Übersicht über die Schlaflabore in Deutschland und ihre Spezialisierungen findet man im Internet unter www.schlaf-medizin.de

Die Behandlung von Schlafstörungen

Schlafen lernen in der Schlafschule

Besser schlafen kann man lernen oder wieder erlernen. Manche schaffen das im Selbstunterricht, indem sie sich informieren und Bücher wie dieses lesen. Manche studieren die Regeln zur guten Selbsthilfe nicht nur, sondern wenden sie auch an. Vielen hilft das schon, aber manche brauchen doch noch zusätzliche Unterstützung, vor allem bei schwereren Schlafstörungen. Den meisten fällt das Lernen in der Gruppe und mit einem Lehrer leichter, und vor allem dann, wenn es darum geht, Gewohnheiten zu ändern, helfen Anleitung und Kontrolle ganz wesentlich.

Deshalb habe ich im Jahr 2001 die erste Schlafschule in Deutschland gegründet. Sie richtet sich sowohl an Patienten, die bereits wegen einer Schlafstörung behandelt werden, als auch an alle übrigen, die nicht, nicht mehr oder noch nicht in

> *Der Zweck einer Schlafschule ist es, eine professionelle Anleitung für einen besseren Umgang mit Schlafproblemen jeglicher Art zu bieten, um diese zu beheben oder zu verringern. Vor allem dann, wenn es darum geht, Gewohnheiten zu ändern, sind Anleitung und Kontrolle ganz wesentlich.*

medizinischer Behandlung sind, aber Probleme mit ihrem Schlaf haben. Der Zweck der Schlafschule ist es, eine professionelle Anleitung für einen besseren Umgang mit Schlafproblemen jeglicher Art zu bieten, um diese zu beheben oder zu verringern.

Kurse und Stundenpläne

Eine Schlafschule bietet also ein Training zur Selbsthilfe, in Form eines Seminars unterschiedlicher Länge und mit verschiedenen Stundenplänen. Für manche eignet sich ein Wochenendkurs, für andere eine Schulwoche, für wieder andere ein Kurs in mehreren kleinen Einheiten. Die Kosten werden zumindest derzeit noch von den Krankenkassen übernommen. Die Teilnehmer sollen in der Schlafschule unter Anleitung eines von mir ausgebildeten Schlaflehrers

- lernen, was ein gesunder und was ein gestörter Schlaf ist,
- die Ursachen eines gestörten Schlafs kennen lernen,
- ihre eigenen Probleme mit dem Schlaf erkennen,
- den natürlichen Umgang mit dem Schlaf wieder erlernen,
- die Regeln der guten Schlafhygiene und der Schlafkultur kennen und anwenden lernen;
- Techniken erlernen, um Stress abzubauen und
- über die Behandlungsmöglichkeiten von Schlafstörungen und Methoden der Selbsthilfe informiert werden.

Unsere Erfahrungen umfassen in der Zwischenzeit mehr als tausend Schlafschüler und sind überwältigend positiv. Mehr als 90 Prozent der Teilnehmer sagen nach dem Seminar, dass ihnen der Besuch geholfen hat und dass sie ihre Schlafgewohnheiten ändern, nach drei Monaten noch mehr als 80 Prozent. Besonders freuen wir uns darüber, dass drei Viertel der Patienten, die vor der Schlafschule nur mit Schlafmedikamenten schlafen konnten, ihren Konsum verringert haben, ein Fünftel kam mit der Schlafschule sogar ganz von den Schlafmitteln los. Alle Ergebnisse zeigen, dass die Schlafschule die richtige Strategie ist und auf sehr kostengünstige Weise ein großes Defizit im Therapieangebot deckt.

Die Standardbehandlung der Schlaflosigkeit

Nach jahrelanger Erfahrung und zahlreichen wissenschaftlichen Studien hat sich für die Behandlung der Schlaflosigkeit ein Stufenplan in drei Behandlungsabschnitten herauskristallisiert.

- An erster Stelle steht die Veränderung der eigenen Schlafkultur, die Sie mit den Regeln zur Selbsthilfe für den Tag und für die Nacht schon kennen gelernt haben (siehe Seite 223 bis 273).
- Wenn das nicht hilft, steht an zweiter Stelle die Verhaltenstherapie, eine besonders praxisnahe und bei einer Reihe von Erkrankungen äußerst wirkungsvolle Form der Psychotherapie.
- Die Behandlung mit Medikamenten ist erst dritter Stelle angesagt. Mit wenigen Ausnahmen erfolgen alle diese Therapieschritte ambulant. Sie müssen also außer den Diag-

nosenächten im Schlaflabor, die aber auch nicht immer erforderlich sind, nicht weiter in eine Klinik aufgenommen werden.

Verhaltenstherapie

Eine Verhaltenstherapie ist ein psychotherapeutisches Verfahren, das sich ganz auf das Hier und Jetzt konzentriert. Die Therapeuten fragen Sie nicht nach Kindheitserfahrungen wie in einer Psychoanalyse und sie führen auch keine problematisierenden Gespräche wie in einer Gesprächstherapie, sondern sie helfen den Patienten, ganz konzentriert nur für dieses eine Problem, die Schlafstörung.

Die Verhaltenstherapie geht davon aus, dass die Schlafstörung ein erlerntes Problem ist, das auch wieder verlernt werden kann. Warum die Patienten es sich angeeignet haben, ist zunächst einmal egal. Es hilft zwar, wenn man das weiß, ist aber nicht unbedingt notwendig für die Behandlung. Bei vielen Patienten steht zum Beispiel eine große Belastung am Anfang des Schlafproblems, etwa eine Scheidung, ein Trauerfall oder etwas Ähnliches, weswegen man eine Zeit lang nicht gut schlafen konnte. Irgendwann einmal ist diese Belastung aber weg und die Schlafstörung immer noch da. Warum? Verhaltenstherapeuten sagen: weil der Betroffene aus einer Vielzahl von möglichen Gründen gelernt hat, die Nacht mit etwas Unangenehmem zu verbinden und darauf konditioniert wurde, wie ein Pawlow'scher Hund, dessen Speichel schon läuft, wenn er die Glocke hört, es aber gar kein Futter gibt. Menschen, denen die Nacht Unangenehmes verheißt, können sich aber nicht entspannen und schlafen schon allein deswegen schlecht. Der Grund ist, dass es Bedingungen gibt, die diese Verknüpfung aufrechterhalten.

Die Verhaltenstherapie ist eine besonders praxisnahe und bei einer Reihe von Erkrankungen äußerst wirkungsvolle Form der Psychotherapie. Sie geht davon aus, dass die Schlafstörung ein erlerntes Problem ist, das auch wieder verlernt werden kann.

Den Knoten lösen

Genau hier setzt die Verhaltenstherapie an. Sie versucht, durch eine Reihe von ganz strengen Verhaltensanweisungen, die der Patient befolgen muss, diese fatale Verknüpfung im Kopf wieder zu lösen, den Knoten zu öffnen, der zu der Schlafstörung führt, sodass sich die Betroffenen wieder auf die Nacht freuen und gut schlafen können. Erstaunlicherweise funktioniert das in aller Regel gut, vorausgesetzt die Patienten machen mit. Denn eine Verhaltenstherapie ist nicht einfach, sondern sie erfordert vom Patienten an vielen Tagen eine gute Portion Willensstärke. Je besser aber der Therapeut ist, desto größer ist die begleitende Hilfe, die er dabei geben kann, und desto erfolgreicher ist die Therapie. Sie beschränkt sich natürlich nicht auf das Entgegennehmen und Befolgen von Anweisungen, sondern beinhaltet auch regelmäßige Gespräche darüber, wie leicht oder wie schwer das Einhalten der Regeln gefallen ist, wo die Schwierigkeiten liegen und wie man die verringern kann. Eine Verhaltenstherapie dauert zwischen sechs und acht Wochen.

Verhaltenstherapeuten gehen davon aus, dass Schlafgestörte aus verschiedensten Gründen gelernt haben, die Nacht mit etwas Unangenehmem zu verbinden, wie ein Pawlow'scher Hund, dessen Speichel schon läuft, wenn er die Glocke hört, es aber gar kein Futter gibt.

Der richtige Therapeut

Bei der Suche nach einem geeigneten Verhaltenstherapeuten, der sich mit Schlafstörungen auskennt, wenden Sie sich am besten an das nächstgelegene Schlaflabor. Die Fachleute dort arbeiten immer mit einigen Verhaltenstherapeuten zusammen und empfehlen ihre Patienten dorthin weiter. Vielleicht kennt aber auch der Arzt, der ihre Diagnose gestellt hat, eine geeignete Anlaufstelle. In jedem Fall sollte der Therapeut ein so genannter »psychologischer Psychotherapeut« sein, denn nur dann erstatten die Kassen die Behandlung. Sowohl die Kassen als auch die Kassenärztlichen Vereinigungen in Ihrer Nähe sollten Ihnen eine entsprechende Liste geben können. Ansonsten ist die Suche relativ schwierig und außerdem langwierig, denn die meisten Verhaltenstherapeuten haben lange Wartezeiten. Wenn Sie einen gefunden und einen Termin bekommen haben, probieren Sie ihn aus. Sie können auf

Kosten der Kasse bis zu fünf so genannte probatische Sitzungen haben und sich erst dann entscheiden, ob Sie hier weitermachen oder ob Sie doch noch einmal wechseln möchten, denn gerade in der Psychotherapie kommt es sehr auf die Zusammenarbeit zwischen Patient und Therapeut an. Wenn Sie ihn nicht akzeptieren oder schätzen können, ist auch der Erfolg der Therapie sehr fraglich.

Medikamente gegen die Schlaflosigkeit

Schlafmittel sind dort sinnvoll, wo es keine andere Möglichkeit gibt, den Teufelskreis rund um schlechten Schlaf und der Angst vor dem schlechten Schlaf zu durchbrechen, dann aber nur zur Überbrückung und von vornherein befristet. Die bessere Behandlung ist immer die ohne Schlafmittel, und Schlafmittel allein sind ohnehin keine Lösung, sondern sollten immer von anderen Maßnahmen begleitet werden.Bei der Auswahl des Medikaments hilft dem Arzt die so genannte 5-K-Regel:

1. Klare Indikationsstellung: Gegen welche Symptome oder Erkrankung genau soll das Medikament wirken?
2. Kontraindikation beachten: Bei welchen Erkrankungen sollte dieses Medikament nicht genommen werden?
3. Kleinste wirksame Dosis: wegen der Nebenwirkungen.
4. Kurze Anwendungsdauer: wegen drohender Abhängigkeit.
5. Kein abruptes Absetzen: wegen der Entzugserscheinungen.

Schlafmittel sind dort sinnvoll, wo es keine andere Möglichkeit gibt, den Teufelskreis rund um schlechten Schlaf und der Angst vor dem schlechten Schlaf zu durchbrechen, dann aber nur zur Überbrückung und von vornherein befristet.

Benzodiazepine: Klassiker mit Nachteilen

Wenn gemeinhin von Schlafmitteln gesprochen wird, sind meistens Benzodiazepine gemeint, die künstlich beruhigen und von ihrer Wirkung her als Hypnotika bezeichnet werden. Die Wirkstoffe heißen z. B. Brotizolam, Flurazepam, Oxazepam, Temazepam und Triazolam. Hiervon gibt es Arzneimittel, die nur ganz kurzfristig entspannen und deswegen gegen reine Einschlafstörungen verordnet werden können, und jene, deren Wirkung einige Stunden anhält und die deswegen beim Wiedereinschlafen in der Nacht helfen.

Diese Mittel wirken, sie haben aber auch gravierende Nachteile:

- Man schläft nicht mehr so tief und erholt sich weniger, am Morgen ist man nicht so richtig ausgeschlafen.
- Die künstliche Entspannung kann dazu führen, dass man sich nicht mehr so kontrolliert wie gewöhnlich bewegen kann. Vor allem ältere Menschen laufen dann leicht Gefahr, beim nächtlichen Toilettengang zu stürzen.
- Die Erinnerung kann eingeschränkt sein (Amnesie).

- Das Atmen fällt schwerer, man schnarcht eher oder stärker. Nächtliche Atemaussetzer kommen häufiger und stärker vor.
- Mit der Zeit braucht man immer höhere Dosen für die gleiche Wirkung. Ab drei Wochen regelmäßiger Einnahme besteht Suchtgefahr. Beim Absetzen kann es zu Entzugserscheinungen kommen, und man kann deutlich schlechter schlafen als vorher.
- Es gibt das Phänomen der paradoxen Reaktion: Manche Patienten reagieren umgekehrt auf das Medikament und drehen, anstatt beruhigt zu sein, eher auf.

Der richtige Umgang mit Schlafmitteln

Deswegen heißt die Empfehlung: Wenn man auf Schlafmittel schon nicht verzichten kann, dann sollte man sie kontinuierlich höchstens drei Wochen lang einnehmen, dann drei Wochen lang nicht, dann eventuell wieder für drei Wochen. In der Schlafmedizin nennen wir das Intervalltherapie. Dabei muss man darauf achten, dass man das Mittel am Ende eines Intervalls nicht abrupt absetzt, sondern sich über mehrere Tage »ausschleicht«, also die Dosis herunterfährt.

Eine andere sinnvolle Methode ist, ein Schlafmittel nur gelegentlich bei Bedarf einzunehmen. Die Patienten bekommen bei dieser so genannten Bedarfsinvervalltherapie ein Medikament für zwei bis drei Tage pro Woche, über einen Zeitraum von mehreren Wochen und entscheiden jeweils selbst, an welchen Tagen sie es einnehmen und an welchen nicht.

Die Erfahrung zeigt, dass mit dieser Strategie die Patienten weniger nehmen als vorgesehen.

Außer bei akutem Bedarf sollte man Schlafmittel kontinuierlich höchstens drei Wochen lang einnehmen, dann drei Wochen lang nicht, dann eventuell wieder für drei Wochen.

Nicht-Benzodiazepine: weniger Nebenwirkungen

Nicht-Benzodiazepine (Z-Substanzen) wirken ähnlich wie Benzodiazepine, scheinen aber nach allen bisherigen Erfahrungen weniger Nebenwirkungen zu haben. Diese neueren Arzneimittel sind daher im Zweifelsfall die bessere Wahl. Die Wirkstoffe heißen Zolpidem (kurz wirksam), Zopiclon (kurz bis mittellang wirksam) oder Zaleplon (sehr kurz wirksam), weswegen die ganze Gruppe auch Z-Substanzen genannt worden ist.

Antidepressiva: langfristig eine Alternative

Antidepressiva sind eigentlich Arzneimittel gegen Depressionen. Es hat sich aber herausgestellt, dass manche von ihnen gerade für eine Langzeitbehandlung von Schlafstörungen eine gute Alternative sein können, vor allem, wenn die nächtlichen Probleme mit einer gedrückten Stimmung einhergehen. Für die Nacht und den Schlaf kommen nur die sedierenden Mittel unter den Antidepressiva in Betracht, mit ihren Wirkstoffen Trimipramin, Doxepin, Amitriptylin, Mirtazeptin oder Mianserin. Eine solche Therapie gehört in die Hände eines Facharztes, der sich mit diesen Präparaten und ihren Wirkungen auskennt, also ein Neurologe oder ein Psychiater.

Antidepressiva haben gegenüber den klassischen Schlafmitteln den großen Vorteil, dass sie kaum abhängig machen und beim Absetzen kaum Probleme verursachen.

Der Nachteil ist, dass Antidepressiva auch die natürliche Struktur des Schlafs verändern. Sie unterdrücken vor allem den Traumschlaf. Trotzdem möchte ich gerade dann, wenn eine Schlaflosigkeit ohne Medikamente nicht in den Griff zu bekommen ist, und wenn Baldrianpräparate nicht helfen, ausdrücklich diese Möglichkeit empfehlen, allerdings unter strenger fachärztlicher Kontrolle, vor allem, wenn zudem Anzeichen einer Depression bestehen.

Antidepressiva haben gegenüber den klassischen Schlafmitteln den großen Vorteil, dass sie kaum abhängig machen und beim Absetzen kaum Probleme verursachen.

Antihistaminika: nur für kurze Zeit

Diese Mittel werden eigentlich gegen die Symptome von Allergien eingesetzt und machen als Nebenwirkung müde. Arzneimittel mit dem Wirkstoff Diphenhydramin oder auch Doxylamin können deswegen auch als Schlafmittel angewendet werden und sind nicht verschreibungspflichtig. Harmlos sind sie deswegen nicht. Es kann nämlich zu Schwierigkeiten beim Wasserlassen kommen, zu Mundtrockenheit und Verstopfung, zu Sehproblemen und zu einer gefährlichen Erhöhung des Augeninnendrucks. Die Leistungsfähigkeit wird eingeschränkt, sodass Sie am besten während der Zeit der Einnahme nicht Auto fahren und keine Maschinen bedienen. Vor allem aber machen diese Arzneimittel noch schneller abhängig als Benzodiazepine. Schon nach ein paar Tagen lässt die Wirkung nach, die Dosis muss erhöht werden, und die Schlafprobleme beim Absetzen sind enorm. Deswegen sollten Sie diese Mittel keinesfalls länger als ein paar Tage einnehmen und sich besser ärztlichen Rat holen.

Noch mehr Schlafmittel

- *Melatonin* ist ein natürliches Hormon, das künstlich hergestellt werden kann und unter anderem als Schlafmittel im Ausland rezeptfrei angeboten wird. In Deutschland ist inzwischen ein Melatonin-Präparat zugelassen. Die Wirkung bei Ein- und Durchschlafstörungen ist aber eher milde und man weiß noch nichts über mögliche Langzeitwirkungen.

> *Es gibt gute Erfahrungen mit Melatonin gegen Schlafstörungen bei Jetlag, aber man weiß noch nahezu nichts über mögliche Langzeitwirkungen.*

- *Tryptophan* ist eine biochemische Vorstufe des Serotonins, eines natürlichen Botenstoffs, der unsere Stimmung und den Schlaf beeinflusst (siehe Seite 100). Tryptophan kann zu einer Erhöhung des Serotoninspiegels im Körper führen. Als Schlafmittel ist es jedoch zu gering wirksam und von daher nicht zu empfehlen.
- *Chloralhydrat* ist das wohl älteste Schlafmittel und hat den Vorteil, dass es die nächtliche Schlafstruktur kaum stört. Es darf aber nicht länger als zwei Wochen eingenommen werden, da ansonsten Suchtgefahr entsteht, die sogar zu Persönlichkeitsveränderungen führen kann. Es wirkt ohnehin nur kurz. Außerdem bestehen viele Neben- und Wechselwirkungen. Bei Überdosierung kommt es leicht zu Vergiftungserscheinungen.

Der Placebo-Effekt

Egal, welches Medikament Sie nehmen, Sie sollten wissen, dass ein Teil der Wirkung immer auch auf dem Placebo-Effekt beruht. Der kann im Vergleich zum Wirkstoff groß oder klein sein, das hängt von der Psyche des Patienten und von der tatsächlichen Wirksamkeit des Medikaments ab. Aber es gibt ihn immer, das haben wissenschaftliche Studien längst bewiesen, und das hat auch Eingang in die klinische Prüfung jedes neuen Medikaments gefunden.

Placebo heißt übersetzt aus dem Lateinischen »ich werde gefallen«, aber eingebürgert hat sich die deutsche Bezeichnung »Scheinmedikament«, die im Grunde falsch ist. Ein Scheinmedikament ist ein scheinbares Medikament, also keines. Placebos sind aber Medikamente, denn sie wirken häufig und bei jeder Erkrankung, auch bei Schlafstörungen. So zeigten Studien, dass wirksame Schlafmittel in 29 Prozent der Fälle geholfen haben, Placebos in 10 Prozent. Sie beinhalten nur keinen spezifischen Wirkstoff.

Keine Einbildung, sondern messbar

Wie können sie dann wirken? Mittlerweile weiß man, dass sich allein durch die Tatsache, dass eine Behandlung stattfindet, egal welche, die Psyche der Patienten verändert. Man ist nicht mehr hilflos dem unangenehmen Geschehen ausgeliefert, sondern unternimmt etwas dagegen. Dieses Bewusstsein verändert die Zusammensetzung der Botenstoffe im Gehirn, verändert die Hormonlage im Körper und beeinflusst das Immunsystem. Die Selbstheilungskräfte werden aktiviert. Außerdem hofft man ja als Patient, dass die Behandlung wirkt, und registriert deswegen positive Veränderungen im Körper genauer als sonst, was diese wiederum über Gehirn und Immunsystem rückwirkend verstärkt.

Placebos wirken allein durch die Tatsache, dass eine Behandlung stattfindet, egal welche, und verändern die Psyche der Patienten. Dieses Bewusstsein verändert die Zusammensetzung der Botenstoffe im Gehirn, verändert die Hormonlage im Körper und beeinflusst das Immunsystem.

Der Placebo-Effekt beruht also nicht auf Einbildung, sondern ist ein psychisch ausgelöster, dann aber körperlich messbarer Effekt.

Selbst entscheiden

Vielleicht brauchen Sie also gar kein Medikament mit einem Wirkstoff. Das ist nun kein Plädoyer dafür, Zuckerpillen zu schlucken. Was ich meine, ist, dass Sie sich noch einmal überlegen sollten, ob Sie wirklich ein Arzneimittel brauchen oder eher einen guten Arzt oder Therapeuten, dem Sie vertrauen.

Die zweite Konsequenz des Wissens um den Placebo-Effekt ist, dass man sich klarmachen kann, dass jede professionelle Hilfe entscheidend von der Erwartungshaltung und der Mitarbeit des Patienten abhängt. Die Haltung »mach mich gesund, aber verlange nichts von mir« wird nicht zum Erfolg führen. Wir müssen als Patienten selbst etwas tun, um eine Lösung zu finden. Das kann auch bedeuten, mit dem Problem umgehen zu lernen und eine Einstellung dazu zu finden, die das Leben mit all seinen Unzulänglichkeiten trotzdem lebenswert macht.

Einschlafen durch Hypnose

Die Hypnose ist ein uraltes suggestives Verfahren, das zur Behandlung aller möglichen Störungen schon seit dem Altertum bekannt ist, das aber durch eine ganze Reihe von Scharlatanen, die sie missbräuchlich angewendet haben, um damit in Shows viel Geld zu verdienen, etwas in Verruf geraten ist – zu

Unrecht. Denn professionell und mit der richtigen Zielsetzung von entsprechend ausgebildeten Ärzten oder Psychologen angewendet, hilft die Hypnose tatsächlich in zahlreichen Feldern der Medizin. In der Schlafmedizin kann die Hypnose dazu eingesetzt werden, das Einschlafen zu lernen.

Selbsthypnose zu Hause

Durch die Stimme und die Worte des Hypnotiseurs wird der Patient in eine Art Halbschlaf versetzt. Die eigene Kontrolle wird ausgeschaltet, und der Patient überlässt sich den Anweisungen des Therapeuten. Das kann nicht jeder, weswegen die Hypnose sich nur für solche Patienten eignet, die das nötige Vertrauen aufbauen können und bereit sind, die Kontrolle über sich selbst zeitweise abzugeben.

Natürlich kann man nicht an jedem Abend einen Hypnotiseur kommen lassen. Es ist aber möglich, nach einigem Training die Methode so weit zu verinnerlichen, dass man zu Hause eine Selbsthypnose durchführen kann, die zur nötigen Entspannung und damit auch zum Einschlafen führt. Der biologische Mechanismus ähnelt einer Konditionierung in der Verhaltenstherapie oder der Selbstsuggestion bei Entspannungstechniken.

Entsprechend empfehle ich die Hypnose zumindest versuchsweise all jenen Menschen, die dafür offen sind und einen guten Therapeuten ausfindig machen können. Aus ärztlicher und aus wissenschaftlicher Sicht ist nichts dagegen einzuwenden, und viele Krankenkassen übernehmen auch die Kosten.

In der Schlafmedizin kann die Hypnose dazu eingesetzt werden, das Einschlafen zu lernen. Nach einigem Training kann man die Methode so weit verinnerlichen, dass man zu Hause eine Selbsthypnose durchführen kann.

Homöopathie: individuelle Heilmittel

Die Homöopathie ist ein Heilverfahren, welches Samuel Hahnemann (1755–1843) entwickelt hat und dem eine ganz eigene Sicht von Krankheit und Gesundheit zugrunde liegt. Der Homöopath versucht, den Kranken mit seiner Krankheit als etwas Einmaliges und Ganzes zu verstehen. Es steht also nicht die Krankheit oder das Krankheitssymptom im Vordergrund, etwa eine Schlafstörung, sondern der ganze Mensch mit seinen Eigenarten und möglichen anderen Problemen.

Das Ähnlichkeitsprinzip

Die homöopathische Therapie beruht auf dem Ähnlichkeitsprinzip, auf dem Grundsatz, Gleiches mit Gleichem zu heilen. Dieses Prinzip wendet die naturwissenschaftlich orientierte, mitunter so genannte Schulmedizin auch bei Impfungen an. Der Krankheitsauslöser wird in geringer Dosis zugeführt, das Immunsystem reagiert und stellt Antikörper her. Da die Dosis niedrig gehalten wird, geschieht dies ohne Auslösung der eigentlichen Erkrankung. In der Homöopathie allerdings sind die Heilmittel, die aus Pflanzen, Tieren oder Mineralien stammen können, derart verdünnt, dass von dem Urstoff mit den üblichen chemischen Methoden nichts mehr nachweisbar ist. Trotzdem, so die Theorie, entfalten sie ihre Wirkung noch in Form eines Gedächtnisses, das die wirkenden Substanzen in dem Verdünnungsmittel Weingeist hinterlassen haben, und mobilisieren die Selbstheilungskräfte.

Die Kunst des Therapeuten

Um für jeden individuellen Menschen mit seinem individuellen Problem das richtige homöopathische Heilmittel zu finden, brauchen die homöopathischen Ärzte eine umfassende Ausbildung und viel Zeit. Schließlich geht es um ein Verständnis des ganzen Menschen. Der homöopathische Arzt vergleicht am Ende ausführlicher Gespräche das individuelle Krankheitsbild mit den über 2000 bekannten homöopathischen Arzneimittelbildern und sucht eine Übereinstimmung, die dem des Patienten entspricht und verabreicht das Heilmittel dann in der geeigneten Verdünnung. Da er auch einmal danebenliegen kann, gestaltet sich die Suche nach dem richtigen Arzneimittel oft recht langwierig.

Um für jeden individuellen Menschen mit seinem individuellen Problem das richtige homöopathische Heilmittel zu finden, brauchen die homöopathischen Ärzte eine umfassende Ausbildung und viel Zeit.

Homöopathische Mittel gegen Schlafstörungen

Wissenschaftlich belegen lässt sich dieses Verfahren grundsätzlich nicht, da ja eine jeweils individuelle Diagnostik und Therapie durchgeführt wird und sich somit homogene Gruppen nicht vergleichen lassen. Die Erfahrung der Homöopathen bestätigt aber, dass ihr Verfahren auch bei Schlafstörungen wirkt. Zum Beispiel Passionsblume, Kaffeebohne oder Frauenschuh können bei Schlafstörungen in unterschiedlicher Verdünnung eingenommen werden, um nur einige der vielen Mittel zu nennen, die hier zum Einsatz kommen. Behandelt wird in diesem Fall aber nicht die Schlafstörung, sondern die Person als Ganzes.

Auch wenn die wissenschaftliche Absicherung fehlt, halte ich dieses Verfahren für eine Chance, bei chronischen Schlafstörungen einen Versuch zu wagen, zumal zwar die Diagnostik aufwändig und daher nicht billig ist, die Arzneimittel selbst aber allemal preiswerter als jedes synthetische Schlafmittel.

Die Erfahrung der Homöopathen bestätigt, dass ihr Verfahren auch bei Schlafstörungen wirkt. In unterschiedlicher Verdünnung kommen hier etwa Passionsblume, Kaffeebohne oder Frauenschuh zum Einsatz, je nach der Persönlichkeit des Patienten.

Fernöstliche Heilmethoden

Heilverfahren aus dem alten China haben in Mitteleuropa gerade Hochkonjunktur. Als Traditionelle Chinesische Medizin (TCM) haben sie gerade in Deutschland sehr großen Zulauf, vor allem bei Erkrankungen meist chronischer Art, für die die wissenschaftliche europäische Medizin zur Zeit keine adäquate Hilfe anbieten kann.

Die Medizin war im alten China weit entwickelt und konnte ein großes Spektrum an Wissen sammeln. Sie ging dabei von einem Grundprinzip aus, demzufolge das Universum von zwei gegensätzlichen Kräften, dem Yin und Yang, beherrscht wird. Die eine –Yin – gilt als weiblich und steht für Kälte, Dunkelheit und Passivität, die andere – Yang – gilt als männlich und bedeutet Wärme, Helligkeit und Aktivität. Während in der Entwicklung der TCM in erster Linie Heilkräutern und Tees der Vorrang gegeben wurde, kam zu uns in den Westen vor allem die Akupunktur, der in China allerdings eine weniger bedeutende Wirkung zugesprochen wurde, sowie sowie ein ähnliches, aber »nadelloses« Verfahren, die Akupressur.

Akupunktur: heilende Stiche

Die Akupunktur beruht auf der Vorstellung, dass es im Körper Energieströme gibt, die nach dem Prinzip von Yin und Yang vorgegebene Wege nehmen, entlang der so genannten Meridiane, von denen es 14 wichtige gibt. Bestimmte Punkte auf diesen Verbindungslinien sind mit bestimmten inneren Organen verbunden – die klassischen Akupunkturpunkte, mehr als 300 an der Zahl. Die TCM geht davon aus, dass im gesunden Körper Harmonie herrscht und der Energiefluss ungehindert verläuft. Wird dieser Zustand verändert, wird Energie blockiert, und es kommt zu Störungen oder Erkrankungen. Wenn der Heilkundige das Symptom kennt, weiß er auch den Meridianpunkt, den es mit Hilfe der Akupunkturnadel zu reizen gilt, um die entsprechende Blockade aufzuheben. Dies soll eine heilende Wirkung auf die entsprechenden Organe haben.

Mit den Methoden und der Weltanschauung der westlichen Wissenschaft lässt sich der Wirkmechanismus der Akupunktur nicht nachvollziehen. Plausibel ist zwar, dass Nervenbahnen im Organismus vorhanden sind, die sowohl mit bestimmten Organen und Körperteilen in Verbindung stehen als auch mit den Nervenzentren im Gehirn. Beeinflussungen dieser Bahnen, sei es über Druck (Akupressur) oder Reizung (Akupunktur), könnten bestimmte Reaktionen mit sich bringen. Vor allem bei Spannungs- oder Schmerzsymptomen wäre dann eine Wirkung zu erwarten. In der Tat zeigt eine neuere Untersuchung, dass die Akupunktur an ausgewählten Stellen des Handgelenks, des Unterarms und des Beins dazu führen kann, dass dort so genannte Neurotransmitter stärker

Die Akupunktur beruht auf der Vorstellung, dass es im Körper Energieströme gibt, die nach dem Prinzip von Yin und Yang vorgegebene Wege nehmen, entlang der so genannten Meridiane.

gebildet werden. Eine mögliche Erklärung für eine Wirkung wäre also, dass diese Botenstoffe dann bestimmte Bereiche im Gehirn aktivieren.

Wirksamkeit bewiesen

Vor einiger Zeit wurden die Ergebnisse einer groß angelegten Akupunktur-Studie bei der Schmerzbehandlung bekannt. Das Sensationelle daran war, dass in den untersuchten Fällen die klassischen schulmedizinischen Verfahren versagten, nicht jedoch die Akupunktur und ebenfalls nicht eine so genannte Schein-Akupunktur, bei der an Stellen, die ausdrücklich nicht die klassischen Meridianpunkte waren, eingestochen wurde. Daraus kann man schließen, dass die Akupunktur zwar wirkt, aber unabhängig davon, an welchen Stellen. Es käme, wenn sich die Ergebnisse in weiteren Studien bestätigen, also entgegen der bisherigen Meinung gar nicht darauf an, dass der Akupunkteur sein Handwerk besonders gut versteht und die Meridianpunkte trifft.

Zwar wurde diese Untersuchung bei der Schmerzbehandlung durchgeführt und nicht gegen Schlafstörungen, doch auch hier kann das Behandeln mit den Nadeln sinnvoll sein. Ob sie wirkt oder nicht, darüber geben die bisherigen Untersuchungen widersprüchliche Ergebnisse ab.

Da die Akupunktur als harmlos gilt, ist es einen Versuch allemal wert. Wenn sich jedoch nach rund fünf Sitzungen keine Besserung einstellt, sollte man die Therapie beenden, dann wird sie auch in weiteren Sitzungen eher nicht zum Erfolg führen.

Akupressur: einfach und wirkungsvoll

Die Akupressur benutzt die gleichen Meridianpunkte wie die Akupunktur. Es wird jedoch nicht mit Nadeln gestochen, vielmehr werden diese Punkte mit sanftem Druck der Hände massiert, was man prinzipiell auch selbst machen kann. Die Akupressur will Spannungen abbauen, durch Druck, Kneten, Reiben oder schnelles Klopfen auf die entsprechenden Meridianpunkte und unter Zuhilfenahme von Atmung, Dehnungs- und Entspannungsübungen. Für den Wirkmechanismus der Akupressur gibt es auch eine naturwissenschaftliche Erklärung: Wenn man an bestimmten Stellen sanften Schmerz erzeugt, wird die Übertragung anderer Schmerzreize blockiert und der ursprüngliche Schmerz lässt nach. Es gibt noch weitere vergleichbare Verfahren der Druckmassage wie die klassische Massage, der es um Dehnung und Entkrampfung der Muskulatur geht, das japanische Shiatsu, bei der auch bestimmte Druckpunkte bearbeitet werden und die Reflexzonentherapie aus den USA.

Die Akupressur ist älter als die Akupunktur, und man sagt ihr nach, dass sie auch wirksamer sei, sie benötigt jedoch längere Zeit, bis sich eine spürbare Wirkung einstellt. Gegen schwerwiegende organische Erkrankungen wird sie nicht helfen, doch bei Schlafstörungen kann man auf jeden Fall einen Versuch wagen. Drei Meridianpunkte sind dafür wesentlich: derjenige unter der Schädelbasis im Nacken, einer zwischen den Schulterblättern und einer an den Knöcheln, der nach der chinesischen Namensgebung netterweise »fröhlicher Schlaf« heißt. Am besten lässt man sich von einem Fachmann erklären, wie man vorgehen soll und probiert es dann selbst aus. Mir erscheint die Akupressur als eine sinnvolle Ergänzung schulmedizinischer Behandlung, die nach fachkundiger Anleitung auch in Eigenregie durchgeführt werden kann.

Die Akupressur ist älter als die Akupunktur, und man sagt ihr nach, dass sie auch wirksamer sei, sie benötigt jedoch längere Zeit, bis sich eine spürbare Wirkung einstellt.

Behandlung der Schlafapnoe

Patienten mit Atemstillständen müssen für ein paar Nächte in ein Schlaflabor, um das genaue Ausmaß untersuchen und um anschließend die Behandlung einleiten zu lassen.

Ruhig atmen mit Maske

Die Behandlung besteht darin, dass den Patienten eine Nasenmaske angepasst wird, die ihnen das Atmen erleichtert und Stillstände verhindert. Die Maske wird mittels eines Stirnbandes fixiert und soll die ganze Nacht getragen werden. Sie bedeckt nur die Nase und ist über einen Schlauch an einen kleinen und sehr leisen Kompressor angeschlossen, der einen geringen, einstellbaren Luftüberdruck erzeugt. Die Luft strömt in Nase und Rachen und drängt dort die Weichteile zurück, sodass die Atemwege frei gehalten werden.

Individuelle Anpassung

In rund 80 Prozent der Fälle hilft dieses Verfahren den Patienten, nachts gut durchzuschlafen, am Tag wieder wach und fit zu sein, und alle Folgen der Schlafapnoe wie eventuellen Bluthochdruck zu beenden. Wenn die Maske gut sitzt und der Luftdruck richtig eingestellt ist, beides eine Kunst des Schlaflabors, gibt es auch keine Probleme und die Schleimhäute trocknen nicht zu stark aus. Das ist wichtig, weil die Maske ein Leben lang getragen werden muss. Allerdings konnten schon viele Patienten, indem sie ihr Gewicht normalisierten, von der Maske befreit werden.

Operation selten nötig

Nur wenn Patienten die Maske nicht vertragen, kann man eine Operation der Atemwege erwägen. Sie ist aber nur dann sinnvoll, wenn die Schlafapnoe anatomische Gründe hat, was bei den wenigsten Patienten der Fall ist. Der einfachste Eingriff ist eine Begradigung der Nasenscheidewand durch einen HNO-Arzt.

Vorsicht bei bizarren Angeboten

Die vielfältigen operativen Veränderungen im Nasen-Rachen-Raum, die angeboten werden, sind zum Teil recht abenteuerlich. Im harmlosesten Fall werden die Mandeln entfernt, weniger harmlos ist das laserunterstützte Einbauen einer Gaumenplastik oder gar das Festnähen des Zäpfchens. Manchmal wird auch das Zungenbein am Kehlkopf verdrahtet. Man kann sich vorstellen, dass man dabei ein gehöriges Risiko in Kauf nimmt, dass es danach zu Sprechstörungen, Stimmveränderungen oder Schluckbeschwerden kommt. Insofern rate ich von derartigen, nicht wieder rückgängig zu machenden Operationen ab.

Keine Schlafmittel

Medikamente sind bei einer Schlafapnoe nicht sinnvoll. Früher versuchte man es zwar öfter mit Theophyllin, das die Atmung verstärken sollte, doch die Wirkung lässt schnell nach und führt zudem öfter zu Schlafstörungen. Schlafmittel dürfen Schlafapnoe-Patienten gar nicht nehmen, weil sie die Apnoe verstärken.

Informationen

Im Internet unter www.schlaf-medizin.de finden Sie weitere Links zu anderen Informationsquellen, Literatur, Listen der Schlaflabore, Selbsthilfegruppen, Schlafgesellschaften, Schlafschule und Veranstaltungen.

Wenn Sie spezielle Informationen benötigen, wenden Sie sich an die Deutsche Akademie für Gesundheit und Schlaf (DAGS). Hier können Sie kostenlos Informationen über den Schlaf und Schlafstörungen erhalten, telefonisch, per E-Mail oder Post. Auskünfte über Behandlungsmöglichkeiten aber auch über die Schlafschule:

DAGS
Universitätsstraße 84
93053 Regensburg
Telefon: 0941-9428271
Telefax: 0941-9411505
E-Mail: info@dags.de

Register

Bildnachweis

Bananastock: 5, 6, 31, 150/151, 346/347
Creativ Collection: 253
Johann Heinrich Füssli, Der Nachtmahr (1781): 388
Dynamic Graphics: 72/73
Jo Kirchherr: 244
Dr. Kai-Uwe Nielsen: 5, 9, 10, 14/15, 94/95, 107, 108, 114–119, 274/275, 294/295, 300/301, 322, 323, 326, 327, 334
Photodisc: 222/223, 404/405
Südwest Verlag, München: 257 (Tunger), 264 (Nagy)